国家卫生健康委员会"十三五"规划教材

全国高等职业教育教材

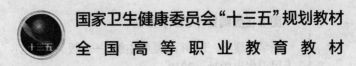

供临床医学专业用

医学伦理学

第3版

主　编　王柳行　夏　曼

副主编　李　超　周鸿艳　赵丽娜

编　者（以姓氏笔画为序）

王　萍（长春医学高等专科学校）

王柳行（吉林医药学院）

冯　巍（吉林医药学院）

刘　洋（南阳医学高等专科学校）

许宗友（湖北民族学院）

李　超（甘肃医学院）

张　槊（哈尔滨医科大学大庆校区）

周鸿艳（厦门医学院）

赵　炎（山东医学高等专科学校）

赵丽娜（沧州医学高等专科学校）

夏　曼（南阳医学高等专科学校）

傅伟韬（吉林医药学院）

人民卫生出版社

图书在版编目（CIP）数据

医学伦理学 / 王柳行，夏曼主编 . —3 版 . —北京：
人民卫生出版社，2018
ISBN 978-7-117-27741-9

Ⅰ.①医… Ⅱ.①王…②夏… Ⅲ.①医学伦理学 –
高等职业教育 – 教材 Ⅳ.①R-052

中国版本图书馆 CIP 数据核字（2018）第 265132 号

人卫智网	www.ipmph.com	医学教育、学术、考试、健康，购书智慧智能综合服务平台
人卫官网	www.pmph.com	人卫官方资讯发布平台

版权所有，侵权必究！

医学伦理学
第 3 版

主　　编：王柳行　夏　曼
出版发行：人民卫生出版社（中继线 010-59780011）
地　　址：北京市朝阳区潘家园南里 19 号
邮　　编：100021
E - mail：pmph @ pmph.com
购书热线：010-59787592　010-59787584　010-65264830
印　　刷：人卫印务（北京）有限公司
经　　销：新华书店
开　　本：850×1168　1/16　　印张：9　　插页：8
字　　数：285 千字
版　　次：2009 年 6 月第 1 版　　2019 年 1 月第 3 版
　　　　　2019 年 1 月第 3 版第 1 次印刷（总第 20 次印刷）
标准书号：ISBN 978-7-117-27741-9
定　　价：33.00 元

2014 年以来,教育部等六部委印发的《关于医教协同深化临床医学人才培养改革的意见》《助理全科医生培训实施意见(试行)》等文件,确定我国的临床医学教育以"5+3"(5 年本科教育 + 毕业后 3 年住院医师规范化培训)为主体,以"3+2"(3 年专科教育 + 毕业后 2 年助理全科医生培养)为补充,明确了高等职业教育临床医学专业人才培养的新要求。

为深入贯彻十九大精神,全面落实全国卫生与健康大会、《"健康中国 2030"规划纲要》要求,适应新时期临床医学人才培养改革发展需要,在教育部、国家卫生健康委员会领导下,由全国卫生行指委牵头,人民卫生出版社全程支持、参与,在全国范围内开展了"3+2"三年制专科临床医学教育人才培养及教材现状的调研,明确了高等职业教育临床医学专业(3+2)教材建设的基本方向,启动了全国高等职业院校临床医学专业第八轮规划教材修订工作。依据最新版《高等职业学校临床医学专业教学标准》,经过第六届全国高等职业教育临床医学专业(3+2)教育教材建设评审委员会广泛、深入、全面的分析与论证,确定了本轮修订的指导思想和整体规划,明确了修订基本原则:

1. **明确培养需求** 本轮修订以"3+2"一体化设计、分阶段实施为原则,先启动"3"阶段教材编写工作,以服务 3 年制专科在校教育人才培养需求,培养面向基层医疗卫生机构,为居民提供基本医疗和基本公共卫生服务的助理全科医生。

2. **编写精品教材** 本轮修订进一步强化规划教材编写"三基、五性、三特定"原则,突出职业教育教材属性,严格控制篇幅,实现整体优化,增强教材的适用性,力求使整套教材成为高职临床医学专业"干细胞"级国家精品教材。

3. **突出综合素养** 围绕培养目标,本轮修订特别强调知识、技能、素养三位一体的综合培养:知识为基,技能为本,素养为重。技能培养以早临床、多临床、反复临床为遵循,在主教材、配套教材、数字内容得到立体化推进。素养以职业道德、职业素养和人文素养为重,突出"敬佑生命、救死扶伤、甘于奉献、大爱无疆"的卫生与健康工作者精神的培养。

4. **推进教材融合** 本轮修订通过随文二维码增强教材的纸数资源融合性与协同性,打造具有时代特色的高职临床医学专业"融合教材",服务并推动职业院校教学信息化。通过教材随文二维码扫描,丰富的临床资料、复杂的疾病演进、缜密的临床思维成为了实现技能培养的有效手段。

本轮教材共 28 种,均为国家卫生健康委员会"十三五"规划教材。

教材目录

序号	教材名称	版次	主编		配套教材
1	医用物理	第7版	朱世忠	刘东华	
2	医用化学	第8版	陈常兴	秦子平	
3	人体解剖学与组织胚胎学	第8版	吴建清	徐 冶	√
4	生理学	第8版	白 波	王福青	√
5	生物化学	第8版	吕士杰	王志刚	√
6	病原生物学和免疫学	第8版	肖纯凌	吴松泉	√
7	病理学与病理生理学	第8版	张 忠	王化修	√
8	药理学	第8版	王开贞	李卫平	√
9	细胞生物学和医学遗传学	第6版	关 晶		√
10	预防医学	第6版	刘明清		√
11	诊断学	第8版	许有华	樊 华	√
12	内科学	第8版	韩清华	孙建勋	√
13	外科学	第8版	龙 明	张松峰	√
14	妇产科学	第8版	王泽华	王艳丽	√
15	儿科学	第8版	黄 华	崔明辰	√
16	传染病学	第6版	王明琼	李金成	√
17	眼耳鼻喉口腔科学	第8版	王斌全	黄 健	√
18	皮肤性病学	第8版	魏志平	胡晓军	√
19	中医学	第6版	潘年松		√
20	医学心理学	第5版	马存根		√
21	急诊医学	第4版	秦啸龙	申文龙	√
22	康复医学	第4版	宋为群	孟宪国	
23	医学文献检索	第4版	孙思琴	郑春彩	
24	全科医学导论	第3版	赵拥军		√
25	医学伦理学	第3版	王柳行	夏 曼	√
26	临床医学实践技能	第2版	周建军	顾润国	
27	医患沟通	第2版	田国华	王朝晖	
28	职业生涯规划和就业指导	第2版	杨文秀	王丽岩	

第六届全国高等职业教育临床医学专业 (3+2) 教育教材建设评审委员会名单

顾　问

文历阳　郝　阳　沈　彬　王　斌　陈命家　杜雪平

主 任 委 员

杨文秀　黄　钢　吕国荣　赵　光

副主任委员

吴小南　唐红梅　夏修龙　顾润国　杨　晋

秘 书 长

王　瑾　窦天舒

委　员（以姓氏笔画为序）

马存根　王永林　王明琼　王柳行　王信隆　王斌全
王福青　牛广明　厉　岩　白　波　白梦清　吕建新
乔学斌　乔跃兵　刘　扬　刘　红　刘　潜　孙建勋
李力强　李卫平　李占华　李金成　李晋明　杨硕平
肖纯凌　何　坪　何仲义　何旭辉　沈国星　沈曙红
张雨生　张锦辉　陈振文　林　梅　周建军　周晓隆
周媛祚　赵　欣　胡　野　胡雪芬　姚金光　袁　宁
唐圣松　唐建华　舒德峰　温茂兴　蔡红星　熊云新

秘　书

裴中惠

第六届全国高等卫生职业教育临床医学专业（3+2）教材
建设评审委员会名单

顾　问

主任委员

副主任委员

秘书长

委员
（按姓氏笔画为序）

秘　书

数字内容编者名单

主　编　周鸿艳　王柳行

副主编　夏　曼　李　超　赵丽娜

编　者（以姓氏笔画为序）

王　萍（长春医学高等专科学校）

王柳行（吉林医药学院）

冯　巍（吉林医药学院）

刘　洋（南阳医学高等专科学校）

许宗友（湖北民族学院）

李　超（甘肃医学院）

张　槩（哈尔滨医科大学大庆校区）

周鸿艳（厦门医学院）

赵　炎（山东医学高等专科学校）

赵丽娜（沧州医学高等专科学校）

夏　曼（南阳医学高等专科学校）

傅伟韬（吉林医药学院）

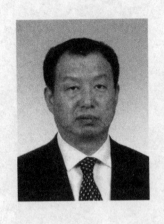

王柳行　三级教授,硕士研究生导师,吉林省有突出贡献中青年专业技术人才,吉林省教学名师,长期从事医学伦理学、社会医学、医学社会学的教学与研究工作,社会医学与卫生事业管理学科负责人、医学伦理学学术带头人,吉林省高等教育学会专家,吉林省医学人文教育研究基地负责人,主持完成省部级以上教研项目9项,主编国家级教材11部,获得省级教学成果一等奖2项、教学成果二等奖2项、优秀教材奖3项;近五年发表学术论文60余篇。曾获中国人民解放军总后勤部"教育管理先进工作者""吉林市五一劳动模范"等荣誉称号。

兼任中华医学会医学教育分会委员、全国高等职业教育教学指导委员会卫生管理类专业教学指导委员会委员、全国医学高职高专"十三五"规划教材评审委员会委员、吉林省高等学校管理类专业教学指导委员会委员、吉林省高等教育学会常务理事、吉林省预防医学专业委员会常务理事等职。

写给同学们的话——

"无恒德者,不可以作医,人命死生之系。"同学们,当你们选择了医学,也就选择了勤奋、付出和担当。希望同学们通过《医学伦理学》的学习,形成正确的医德价值观,真正感悟和体会"博学而后成医,厚德而后为医,谨慎而后行医"的深刻内涵。

主编简介与寄语

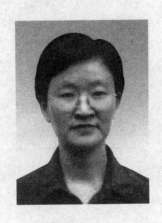

夏曼 河南省南阳医学高等专科学校公共教学部副主任,从事教育教学工作30年。主要从事医学伦理学、人际沟通、大学生礼仪等课程的教学管理和研究工作。近年来,完成省部级课题5项,出版学术专著2部,主编国家级和省部级规划教材10余部,发表学术论文近20篇。

写给同学们的话——

同学们,步入大学,意味着我们走向了成年,肩负着爱自己、爱家庭、爱国家的重要使命,希望大家能牢记伟大领袖毛主席"好好学习,天天向上"的教导,努力学习专业文化基础知识,不断提升综合素养,为塑造完美自己、建设幸福家庭、实现中国梦贡献自己的青春和力量!

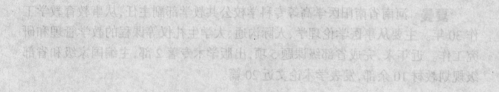

前　言

　　医学伦理学是研究医疗卫生实践和医学发展过程中医学道德问题和医学道德现象的学科，随着医学和社会的进步而不断发展。在我国全面深化改革进入新阶段、中国特色社会主义发展进入新时代、市场经济体制进一步完善的过程中，人们的价值观念日益多元化，如何建立能体现时代性、把握规律性、富于创造性的新型医德观，以适应医学模式转变和我国社会经济发展的需要，一直是我们致力于《医学伦理学》教材编撰的目标和动力。

　　《医学伦理学》(第2版)出版至今已近四年的时间。这期间我国医学科技发展和医务工作实践在医学道德领域出现了许多新问题，教育部等部门先后印发了《关于医教协同深化临床医学人才培养改革的意见》《助理全科医生培训实施意见(试行)》等文件，以及《"健康中国2030"规划纲要》的实施，对临床医学人才培养提出了新要求。为适应我国高职高专临床医学教育改革与发展的需要，编写组对近年来高职高专临床医学专业相关《医学伦理学》教材，特别是《医学伦理学》(第2版)使用情况进行调查分析，广泛征求编者和教学一线教师的意见和建议，对教材内容结构进行了更科学合理地调整，对具体内容特别是公共卫生伦理、人体实验伦理和动物实验伦理部分进行修订，并对本教材使用的数据和素材进行适时更新，使教材更加体现时代精神与科技进步，体系结构更加科学严谨，更加契合医学人才素质教育的需要。本教材继续坚持了"三基五性"和"三特定"的编写原则，结合我国医药卫生事业改革的实践，努力探索社会主义医学道德规范和价值体系，突出教材的针对性和实践性，既继承发扬我国传统医德精华，又突出生命与健康的时代特点。教材编写力争做到以下几点：

　　1. 编写体例服务教学　教材每个章节都有明确的学习目标、知识拓展模块、案例练习和小结，使医学伦理学的理论知识更加明晰化、直观化，使理论变得更加生动，增强学生学习兴趣。

　　2. 注重理论与现实结合　将伦理思想、道德观念与严峻的社会现实、社会需求紧密结合，围绕医学模式的转变和市场经济条件下凸显的伦理问题进行伦理分析。将我国当前许多重大的医疗卫生改革问题与新的医学科研问题纳入医学伦理学的研究视野，突出学科的时代性和实践性，增强前瞻性。

　　3. 注重伦理与法律结合　适应法治国家建设的需要，增加与医学伦理规范密切联系的法律规范的介绍和学习，培养医学生和医务人员的伦理素养和法律意识，德法并重，更好地服务社会。

　　本教材还配套编写了《医学伦理学实训及学习指导》，以利于学生自学和知识的拓展，提高学习效率和学习质量。本书在编写过程中，学习借鉴了国内外医学伦理学研究的最新成果，秉承了第1版和第2版《医学伦理学》教材的传统和精粹，承蒙编者所在单位的大力支持，在此向第1版、第2版主编及各相关院校、有关编者表示衷心感谢。

　　医学伦理学是十分年轻的学科，由于我们知识、理论水平有限，加之编写时间仓促，疏漏之处在所难免，恳请伦理学界的前辈、同行和广大学者提出宝贵意见，以便再版时进一步修订和完善。

王柳行　夏　曼

2018年4月

目 录

第一章　绪　论

01章课件

PPT

学习**目标**

1. 掌握：医学道德的特点；医学伦理学研究对象、内容；学习意义。
2. 熟悉：医学道德的作用；医学伦理学的主要任务和新进展；医学伦理学的学习方法。
3. 了解：道德的要素、特征和主要功能；职业道德的特征；伦理学的价值和意义。
4. 学生能够认识到，一名医务人员或医学生要达到人格的自我完善，使自己成为德才兼备、服务于社会的医学人才，除具有专业素质外，还必须努力学习和研究医学伦理学，培养医学伦理素养。

医学伦理学是伦理学的分支学科，是研究医学道德的一门学科。它以马克思主义道德学为指导，随着医学和社会的发展而不断丰富和完善。面对医学高度社会化的挑战和日益激烈的道德价值冲突，系统地学习、研究和应用医学伦理学，对于培养和提高医学职业精神、调节医务工作者与他人和社会之间的关系、提高医疗服务的质量、促进医学科学的发展以及建设和谐社会，都具有重要的作用和意义。

第一节　道德、职业道德、医学道德

一、道德

(一) 道德的概念

人们生活在社会上，结成一定的社会关系，进行各种生产和生活活动，必定会产生各种矛盾，在这些复杂的、多方面的矛盾中，最根本、最直接的就是经济利益的矛盾，这就要求人们对彼此之间的关系，经常自觉地进行必要的调整，对个人行为加以必要的约束。这样就会产生如何处理人们之间错综复杂的社会关系、解决这些矛盾的态度和行为以及对这些态度和行为的看法和评价等一系列问题。因此，道德是人类社会的一种重要的意识形态，是由人们在社会生活实践中形成并由经济基础决定的，是依靠社会舆论、传统习俗和人们的内心信念，以善恶评价的方式来调节人与人、人与社会、人与自然之间关系的心理意识、原则规范和行为活动的总和。

(二) 道德的要素

道德是由道德意识、道德规范和道德活动构成的有机整体。道德意识是指在道德活动中形成并影响道德活动的各种具有善恶价值的思想、观点和理论体系，如道德观念、道德情感、道德理论观点、道德原则等；道德规范是指在一定社会条件下评价和指导人们行为的准则，如道德戒律、道德格言、道

1

德要求等;道德活动是指在道德意识支配下,体现利益追求并可以用善恶加以评价的群体活动和个人行为的客观表现,如道德教育、道德评价、道德修养等。

在以上三者之间,道德活动是形成一定道德意识的基础,并能使已经形成的道德意识巩固、深化和提高。道德意识一旦形成,又起着指导和制约道德活动的作用。道德规范是人们在一定道德活动和道德意识的基础上形成和概括出来的,同时作为一种社会的特殊规范又约束和制约着人们的道德意识和道德活动,它集中体现了道德意识和道德活动的统一。

(三) 道德的特征

1. 阶级性与全民性的统一 道德的阶级性指在阶级社会或有阶级存在的社会中,道德反映各个阶级不同的经济地位和阶级利益,各阶级有不同的善恶意识和行为规范,为本阶级的利益服务。道德的全民性是指即使在阶级社会或有阶级存在的社会中,道德也反映全社会所有成员的共同利益,具有某些统一的善恶意识和行为规范,以此来调节全民参与的社会公共生活。比如古今中外都用扶老携幼、见义勇为、不偷盗、遵守公共秩序等道德规范来调节人们的社会公共生活。道德总是阶级的道德,不过阶级道德中或多或少包含着全民道德的成分,即道德的阶级性与全民性是统一的。

2. 变动性与稳定性的统一 道德的变动性是指不同的历史时代,由于经济关系的性质不同,生产力发展的水平、文化背景及社会的具体条件也不同,因而具有不同性质的道德。道德的稳定性是指道德除了随人类社会的发展变化外,还有继承性和保守性。道德变动性中蕴含着相对的稳定性,稳定性中孕育着变动性,传承中有发展并不断地完善,道德的变动性与稳定性是辩证统一的。

3. 自律性与他律性的统一 道德的自律性是指道德的本质、功能和力量最终以主体自我道德教育、评价、修养等方式实现,具有将外在的规范内化为自己的信念,从而养成高尚人格的性质。道德的他律性则是指通过外部的道德教育或道德影响,客观的道德评价标准等形式,来提高人们道德素质的过程。对于一个人来说,道德自律是基础,他律是条件,缺一不可,道德的自律性与他律性是统一的。

4. 现实性与理想性的统一 道德的现实性是指道德产生于社会生活实践,由现实经济关系决定和制约,受政治、法律、宗教、文化等上层建筑、意识形态的影响,而且必须适应社会的现实需要和大多数人的觉悟程度。道德的理想性是指道德反映社会的发展趋向,引导人们积极向上并达到人格完善。道德的现实性是道德理想性的基础,而道德的理想性又是道德现实性的升华,两者是统一的。

(四) 道德的主要功能

道德的功能主要体现在它是处理个人与他人、个人与社会之间关系的行为规范及实现自律完善的一种重要的精神力量。道德的主要功能包括认识功能、规范功能和调节功能。道德的认识功能是指借助于道德观念、道德标准和道德理想等特有方式,帮助人们正确认识社会道德生活的规律和原则,正确认识自己与他人、社会的关系以及对家庭、社会、民族、国家和环境应负的责任或义务,使人们的道德选择、道德行为建立在明辨善恶的认识基础上,从而正确选择自己的道德行为,积极塑造自身的善良道德品质。道德的规范功能是指在正确善恶观的指引下,规范人们在职业领域、社会公共领域和家庭生活领域的行为,并规范个人品德的养成。道德的调节功能是指通过评价、示范和劝诫等方式,指导和纠正人们的行为,从而协调社会关系和人际关系逐步完善和谐。

道德的三大功能中认识功能是基础,规范功能是认识功能的发挥和体现,调节功能是主导功能。道德的积极功能如果充分释放出来,就会对社会及人们的全面发展产生重大的推动作用。

二、职业道德

(一) 职业道德的内涵

职业道德是指从事一定职业的人们在特定的工作环境中或劳动中的行为规范的总和。人类的职业生活属于历史范畴,它是在历史过程中产生并随着历史条件的变化而不断发展变化的。职业道德也可以称为行业道德,有医学道德、商业道德、教师道德、司法道德等。

(二) 职业道德的特点

1. 在范围上,职业道德具有行业性 从社会整体看,社会对各行业有共同的职业道德要求,如爱岗敬业、公正廉洁等。但就某种职业道德的核心内容而言,则是在特定的职业生活中形成的,并在一定的范围内发挥调节作用,如教书育人是对教师的职业道德要求,救死扶伤是对医务工作者的职业道德要求。

2. 在内容上，职业道德具有稳定性　世代相袭的职业传统会形成比较稳定的职业心理和职业习惯，每一种职业的社会责任和义务，职业服务的对象、手段、方式等在不同时代大体是相同或相似的，并被一代一代的新人继承和完善，以确保职业活动的顺利进行。

3. 在形式上，职业道德具有多样性　职业道德适应各种职业活动的内容、交往形式的要求、职业活动的环境和具体条件而形成原则性的规定或具体要求，表现在规章制度、工作守则、生活公约甚至漫画标语等之中，使从业人员易于接受、践行和形成习惯。

三、医学道德

(一) 医学道德的概念

医学道德是职业道德的一种，简称为医德，是指医务人员在医疗、保健等医疗卫生服务的职业活动中应遵循的道德规范和应具备的道德品质，是在医疗卫生工作实践中形成的，并依靠社会舆论和内心信念指导的，用以调整医疗卫生人员与服务对象之间、医疗卫生人员之间相互关系的行为规范的总和。

(二) 医学道德的特点

1. 医学道德的实践性　医学道德形成于长期的医学实践活动过程中，它的发展和完善与医学职业活动本身紧密结合，不可分割。医德各种原则、规范体系是对医学实践活动的具体要求和反映。医德教育、医德修养的内容、形式和目的既源于医学实践需要，又归于医学实践需要。实践性是医学道德最基本、最重要的特征。

2. 医学道德的继承性　医学在其知识和技术运用的长期实践中，逐步形成并积累了大量的医学道德的思想精华，在发展与嬗变过程中，医德的内在本质、基本精神、基本原则伴随着稳定的医学职业传承下来，为后世医家所遵循和继承。如治病救人、关心病人的疾苦、尊重病人的人格、实行医学人道主义等自古至今都是医学道德的宗旨和要求。因此，继承传统医学道德精髓、完善当今医学道德体系是医德思想发展的显著特点。

3. 医学道德的全人类性　健康利益是人类最一致的合理诉求，医学是人类同疾病作斗争的通用手段，医德是人类追求和实现健康利益的共同保障。即使在有阶级存在的社会里，医德活动、医德关系、医德意识虽然不可避免地受到阶级道德及其意识形态的影响甚至左右，但都具有更多、更显著的人类共同性。医德的全人类性表现为敬畏生命、恪守人道、不伤害病人等通用、通行于世界的医学职业"金规则"。

(三) 医学道德的作用

1. 维护作用　医学服务的对象和目的，是维护人的健康。医德水准之高低，直接影响到人的生活质量和生命的安全。所以医德高尚、医术精湛，关心病人、爱岗敬业、有高度负责精神的医务人员，就会真正起到人类健康"守护神"的作用。

2. 协调作用　医务人员在医疗服务的过程中，通过医学道德的原则和规范，在医学服务中发挥团队精神，调节各种关系，战胜疾病，维护人类健康。

3. 约束作用　医务人员具备高尚医学道德的修养，表现在把救死扶伤作为自己神圣义务的内心信念，因而能形成一种自觉的、自我约束的医学行为。

4. 促进作用　医学道德作为一种特殊意识形态，既是医学实践的产物，又能够能动地促进医疗质量的提高、医院管理的改善、医学科学的发展，乃至整个社会的道德风尚和社会精神文明建设。

图片：道德、职业道德、医学道德关系、特点和作用

第二节　伦理学、医学伦理学

一、伦理学

(一) 伦理学的含义及与道德的关系

伦理学 (ethics) 又称道德哲学，是研究社会道德现象及其规律的科学。从词源学上看，无论在中

图片：伦理与道德的联系与区别

国还是在西方，"伦理"与"道德"两个概念的基本意义大体相同。两者均突出了行为准则在人们行为中的重要性，强调社会生活和人际关系要符合一定的准则和次序。但是，从严格的意义上讲，伦理与道德是两个既相互联系又有所区别的概念。"伦理"更侧重于社会，更强调客观方面，主要指社会的人际"应然"关系，这种关系概括为道德规范；而"道德"则侧重于个体，更强调内在操守方面，指主体对道德规范的内化和实践，即主体的德性和德行。

（二）伦理学及其思想发展

伦理学是一门古老的学科。两千多年来，它以各种不同的形式在人类文化史上发展着。伦理学思想早在奴隶社会就开始出现。古希腊著名的哲学家苏格拉底曾阐述过当时社会流行的道德规范，提出了"美德即知识"的著名论断。他的再传弟子亚里士多德被称为"伦理学之父"。亚里士多德的儿子尼可马可将其讲义加以整理，写成《尼可马可伦理学》，西方伦理学自此形成，此书成为西方最早的伦理学著作。在中国，尧舜禹时期就有了伦理思想的萌芽。春秋时期，儒家学派的创始人孔子开始讲授伦理思想，此后，伦理思想经诸子百家争鸣立著，各成体系，但并未形成严格意义上的伦理学。作为一门学问的称谓，"伦理学"一词在我国最早出现于清代末年。

伦理学包括中国传统伦理思想、埃及印度伦理思想以及西方伦理思想三个不同的体系。它们经过长期的交汇融合、发展演变而成为当代伦理学。马克思主义伦理学在批判地吸收了历史上伦理学的优质成果的基础上，以马克思主义原理和方法来研究人类社会的道德生活，揭示出道德的本质和发展规律。

（三）伦理学的价值和意义

伦理学的价值和意义可概括为五个方面：一是道德通过社会舆论、风俗习惯、榜样感化和思想教育调整人们的道德关系的能力，这是道德的最基本功能；二是一定社会或阶级依据其道德原则和规范，有目的、有计划、有组织地对人们施加系统的道德影响，使人们在内心形成某种善恶、荣辱等道德观念；三是使人们认识客观存在的道德关系以及处理这种关系的原则和规范；四是促使每个人在社会生活中自觉不自觉地根据自己的道德观点和政治观点，运用善恶概念去评价别人的行动，权衡自己的行为；五是引导人们通过公正制度的理想模式，借助道德预想，预测历史的进步趋势。

二、医学伦理学

（一）医学伦理学的含义

医学伦理学（medical ethics）是指以医德为研究对象的一门科学，是人类尤其是医者认识医德生活的产物；是运用一般伦理学原理和主要准则，解决医学实践中人与人之间、医学与社会之间、医学与生态之间的道德问题而形成的学说体系；是医学与伦理学相互交叉的新兴学科，属于应用伦理学的范畴。

（二）医学伦理学的学科性质

医学伦理学属于医学交叉学科，它既是伦理学的重要分支，也是现代医学不可缺少的组成部分。

关于伦理学的分类，西方伦理学界主流认为伦理学分为描述伦理学、规范伦理学和元伦理学三大类型。描述伦理学主要对道德进行经验性描述和再现，又称记述伦理学。元伦理学又称分析伦理学，主要对道德语言，即道德概念和判断进行研究。规范伦理学一直是伦理学的代表，主要是围绕着道德价值、道德义务和道德品质展开其理论形式，确定其道德原则、准则等行为规范。规范伦理学涵盖理论伦理学和应用伦理学的内容。理论伦理学研究普遍的道德理论、原则、规范；应用伦理学则研究上述理论、原则和规范在各行业的运用。据此而言，医学伦理学归属于应用伦理学。

随着医学科学与实践的发展，现代医学已形成庞大的体系。过去人们通常认为医学大厦由基础医学、临床医学、预防医学三足鼎立支撑，而现在许多人都赞成把医学的构成分为四个部分：基础医学、技术医学、应用医学和理论医学。其中，医学伦理学与医学心理学、医学法学、医学社会学等都是理论医学的组成部分。

（三）医学伦理学特点

医学伦理学作为一门学科，除了具有医学道德的特点之外，还具有如下特点：

1. **哲理性** 它从哲学的高度，运用分析、综合、归纳、演绎、从具体到抽象等思维方式对医德进行

笔记

全面深入地探讨。

2. 综合性 它与医学、伦理学、医学法学等诸多人文社会学科和医学人文学科相互渗透、相互融合。

3. 人道性 人道主义是医学伦理学的永恒主题,在医学伦理的历史发展中,不管是义务论、公益论,还是生命价值论,都体现着医学人道主义思想的深化和发展。

4. 时代性 医学伦理学伴随着医学发展和社会进步而不断发展。医学的发展,不仅表现为诊治疾病手段的进步,而且表现为医学道德的进步。与新的预防、诊断、治疗方法相对应的伦理原则的制定是医学道德进步的重要标志。医学伦理学的内容、原则、规范以及医德评价、医德修养、医德教育等也是随着时代变迁而不断变化的,伴随着医学实践的发展而发展。

(四) 医学伦理学的主要任务

医学伦理学的主要任务就是研究医德基本理论、构建医德规范体系、指导医疗卫生实践,通过医德教育、医德修养和医德评价,抑恶扬善,更好地发挥医学效益,为人民的健康服务,即反映社会对医学的需求,为医学导向、为符合道德的医学行为辩护。

1. 研究医德现象,阐述医德关系 医学伦理学要在统一的医务人员活动中,在医务人员形形色色的意识和行为中,在与其他活动现象有机相随的现象中区别出医德现象。医德现象是医德关系的外在表现,医学伦理学通过揭示医学道德产生的原因、医学道德的本质特点及社会作用,总结医学道德发展的规律,正确阐述医德关系,来确立社会主义医德的基本原则、规范和范畴,确立医德评价标准、途径和方法,推动医学科学及社会文明的进步。

2. 发展医德基本理论,构建医德规范体系 医学伦理学的基本理论直接影响着建立什么样的医疗模式,确立什么样的医德关系。随着社会主义市场经济体制的确立,社会道德领域发生了巨大的变化,同时也给医疗领域带来纷繁复杂的道德问题。而医学科学的发展也需要医德理论进一步发展,因此研究医德理论的任务也颇显迫切。医学伦理学应当构建起适应时代要求的医德原则和规范体系,帮助医务人员树立明确的道德意识,形成个人的道德信念和习惯。

3. 指导医学实践,倡导医德 医学伦理学作为一门应用伦理学,力图通过对所有的医学实践领域和实践环节的伦理道德问题进行探讨,揭示医疗实践活动中诸多的本质、特点,指导医学实践,在明医德是非、辨医德善恶的基础上,利用有效的手段和方式,祛贬邪恶的医德医风,褒扬优良的医德医风。这是医学伦理学的直接目标。

因此,医学伦理学的宗旨就是在医务人员医学实践的基础上,由阐述医德——对医德进行感性认识,上升到研究医德——构建起医德规范体系,最终上升到倡导医德——回到医学实践,指导医务人员的思想和行为。

第三节 医学伦理学的研究对象和内容

一、医学伦理学的研究对象

医学伦理学的研究对象包括医学实践中所有的医德关系及其所反映出来的医德现象,即以医患关系道德为核心的医疗、预防、科研、健康诸方面的医德意识、医德活动、医德关系等。

(一) 医德意识

医德意识是医务人员医学道德的观念、思想和理论,即构成医德关系的主观方面,其表现形式就是医务人员所应共同遵守的医德原则和医德规范。医务人员的医德意识是有差别的,它是以医务人员的个体医德意识而存在的,但它又反映了一定社会和阶级的道德意识,既包含着一定社会的公共道德意识,也包含着反映医学职业目标和道德责任的普遍的统一的道德意识。医学道德意识主宰着医学道德活动,对其进行认真地研究意义重大。

(二) 医德活动

医德活动是医学道德的行为和医学道德的评价、教育、修养,这些内容构成了丰富多彩的医德关系的客观活动。医务人员在医学领域中的道德关系,不仅表现为医务人员的医德意识,体现在一定的医德原则和医德规范中,而且还体现在医务人员的医德实践中。医学伦理学在研究医德意识的基础上研究医德活动,进行全面的、历史的、具体的考察和研究,从而揭示医学道德的发展规律和本质。

(三) 医德关系

医德关系是指由经济关系决定的,并且按照一定的医德观念、医德原则和医德规范构成的一种特殊的社会关系。在医疗卫生活动中无时无刻不发生着医务人员与病人、与同行、与社会之间的各种复杂关系。这些关系主要包括四种:

1. 医务人员与病人及其家属的关系　这是医疗关系的核心,也是医疗活动中最基本的关系,即医患关系。在诸多研究对象中,这仍是现代医学道德中的基本内容,也是现代医学伦理学主要的研究对象。这种关系是否协调、密切、和谐,将直接关系到医护质量和病人安危,影响到医院的工作秩序和社会的精神文明。医务人员尽职尽责地为病人服务,是正确处理医患关系的根本医德准则。但是,由于受主客观因素的影响,目前的医患关系出现了物化的趋势、分离的趋势和扩大化的趋势。如何正确地评价和分析这些现象,并合理地协调这种关系,促进其健康发展已成为医学伦理学研究的核心问题。

2. 医务人员相互之间的关系　医务人员相互之间的关系包括医生、护士、医技人员、行政管理人员及后勤人员本身之间与相互之间的关系,即医际关系。在现代医疗条件下,医学出现高度分化的同时,还出现了高度综合的趋势,独立的、单人的医疗活动已不适应医疗技术的发展要求。在医疗活动中,医务人员相互之间有着广泛的联系,彼此之间是否相互尊重、相互支持和密切协作,将直接影响医疗活动的开展,直接关系到集体力量的发挥和医疗质量及行政、后勤管理质量的提高,从而也影响医际关系的性质及水平。因此,医学伦理学把医务人员相互之间的关系作为重要的研究对象。

3. 医务人员与社会之间的关系　这是医学和医德价值日益社会化的产物。医疗和预防活动总是在一定的社会关系中进行的,并对整个社会产生直接或间接的影响。在医疗和预防实践中,医务人员对许多问题的处理,不仅要考虑某个病人、某个健康人的局部的利益,而且还要顾及到对他人、后代及社会的责任。诸如计划生育、卫生资源分配、传染病的控制和卫生防疫等问题,如果不从整个社会利益着眼,医务人员就很难进行行为的选择,也很难确定其行为是否合乎道德。因此,医务人员与社会的关系也必然成为医学伦理学研究的对象。

4. 医务人员和医学科学发展的关系　随着医学科学的迅速发展以及医学高技术的临床应用,出现了许多道德难题,如人体实验、人类辅助生殖技术、基因的诊断和治疗、器官移植和死亡控制等,都涉及许多伦理问题。因此,医务人员与医学科学发展之间的关系,也成为医学伦理学研究的对象。

二、医学伦理学的研究内容

(一) 医学伦理学内容体系

1. 医学伦理学的基本理论　医学伦理学基本理论是医学伦理学得以构建的理论基石。现代医学伦理学基本理论包括两部分的内容:一是支撑整个医学伦理学体系的基础理论,主要有生命神圣论、生命质量论、生命价值论、功利论、公正论、美德论等;二是医德客观规律性基本理论,主要有医德的产生、发展规律的理论,医德的本质、特点及其社会作用的理论,医学模式的转变、医学伦理学与相关学科的关系等。

2. 医学伦理学的规范体系　医学伦理学作为规范伦理学,总结、归纳医学活动中的行为规范和准则并为医务工作者的医学实践提供指导是其主要任务。作为医学伦理学的核心内容,医学伦理学的规范体系由分工互补的三个层次构成:阐明医务人员对病人、社会以及医务人员之间应承担的道德责任,指出医务人员在行医过程中应遵循的医德的基本原则、规范;揭示医德原则和规范在不同领域、不同学科及医院管理等的特殊要求;对医学伦理学的范畴作出必要的阐释。

3. 医学伦理学的教育、评价和修养　阐述医学道德评价的标准,研究医务人员在医疗卫生实践中如何进行医德教育和医德修养,指出进行医德教育和医德修养的正确途径和方法。

4. 医学伦理学的现实问题　随着人类文明程度的提高和医学科学的发展,一些传统的医学伦理道德观念受到挑战,新的医学伦理观念必然产生。人们在应用高新科学技术的同时,人类生命的奥秘不断地被揭示,传统的医学伦理道德观念与新的医学伦理问题相互冲撞,产生一系列新的医学伦理观念。

(二) 医学伦理学的新进展

随着社会经济、文化和医学科学技术的发展,尤其是近几十年生命科学异军突起,医学伦理学经历了从传统的医德学→近代和现代医学伦理学→生命伦理学几个发展阶段,进展趋势如下:

1. 医学伦理学研究范围不断扩大　由于医学科学的发展,当今的医学职业活动已从主要由医患之间的个体交往,变为医院及整个医药卫生事业和整个社会的群体活动;医学职业活动由主要面向单个病人,扩大为面向整个社会。因此,医学伦理学研究的视野已经超出单纯医学价值的圈子,应着眼于整个人类的健康及整个社会的利益和发展。

2. 医学伦理学研究内涵不断加深　随着人类文明程度的提高和医学科学的发展,一些原来被认为是天经地义的传统观念正面临新的挑战或被新的观念所取代。比如人工流产历来被认为是不道德的,但随着控制人口数量、提高人口质量的社会需要,道德观念也发生了相应的变化,目前人工流产和控制生育技术已得到了不少国家有限制的道德认可。

图片:医学伦理学的研究对象和内容

人类社会的发展和科学技术的进步,在生命科学和医学的各个领域中广泛采用了先进的科学技术,人们在享受生物高科技成果的同时,也与传统伦理观点发生了冲撞。一系列伦理、法律和社会问题需要进行深入地探讨,这就促成了生命医学伦理学的诞生。

> **知识拓展**
>
> 中国台湾学者李瑞全教授在《生命伦理学五十年》一文中,将生命伦理学主要研究课题概括为七组课题:一是传统的医病关系;二是关于生死的课题;三是生育的伦理争议;四是近20年基因科技研究成果所引出的新的伦理情境;五是以人体和动物做实验的伦理规范;六是关于医疗资源的分配问题;七是涉及公共健康的流行疾病的课题。

三、医学伦理学与相关学科的关系

医学伦理学是一门交叉学科,它与许多相关学科有着广泛的联系。医学伦理学的发展离不开这些学科提供的理论成果,而医学伦理学的研究成果又对这些学科有重要影响,它们之间相互渗透、相互促进,推动着科学不断地向前发展。

(一) 医学伦理学与医学

1. 医学伦理学与医学密不可分　首先,医学的进步推动了伦理学的发展,丰富了医学伦理学的思想内容。其次,医学道德是医务工作者实现为人类健康服务的保障。如果医务工作者不熟知医学伦理学理论在当代的变化和发展,就很难去面对医学及科技发展给人类带来的伦理困惑和挑战。

2. 医学伦理学与医学在研究对象上有着明显区别　医学主要研究人类的生命活动,特别是研究疾病的发生、发展、转归及防治的规律,为增进人类健康服务。而医学伦理学则是研究医学道德的学科,通过调整医学活动中人与人、医学与社会的关系,提高医务人员的道德水平,为推动医疗卫生保健事业的发展服务。

(二) 医学伦理学与生物学

生物学是研究生命现象的一门科学。在分子生物学迅速发展的今天,医学与生物学的界线越来越模糊。当人们审视医学领域一切新的进展和新的成就时,不难发现如基因组学、克隆技术、胚胎干细胞等,已经超越了传统的医学领域而涉及整个生命科学领域,再如人类社会在家庭、两性、生与死等问题上都受到新的生物学和伦理学观念的撞击。面对这些矛盾和冲突,我们只有扩大自己的科学视野,与时俱进地更新观念,从大卫生、大生态的角度,把医学及医学伦理学置于生命科学这一更大的范畴中来考察,从人的自然属性和社会属性的双重属性出发,去研究和处理医学问题。

(三) 医学伦理学与医学心理学

医学伦理学和医学心理学既有严格的区别又有紧密的联系,两者常互相影响和配合。医学伦理

笔记

学是研究医务人员应遵循的行为规范的总和,目的是使医患关系和谐协调,不断提高医务人员的道德修养,为心理治疗提供道德前提和保证。医学心理学是研究疾病中的心理学问题及其对疾病病理过程的影响,并应用心理学的理论和实验手段,为医学提供诊断、治疗和预防的方法,使医务人员提高对医学心理学的认识,为医学心理学的研究和医务人员选择美的语言、良好的行为,为和谐协调医德关系提供丰富的心理学知识。医学伦理学和医学心理学知识相得益彰,必将共同促进医学科学的发展、医德医风的建设、医学人才的培养及病人疾病的康复。

(四) 医学伦理学与卫生法学

1. 医学伦理学与卫生法学的联系　医学伦理学与卫生法学的研究对象同属于行为规范的范畴,共同具有意识形态的特征,两者都用于调整医学领域中的人际关系。医学伦理学的研究为卫生立法提供伦理依据,从一定意义上来说,法律就是对公认的社会道德的确认。器官移植、安乐死、人工辅助生殖技术等同属于医学伦理学与卫生法学研究内容,但能否上升为法律制度,伦理上的论证是其必要条件。另外,医学伦理学可以弥补卫生法学调整范围的不足,为卫生法学的实施提供精神支撑。反过来,卫生法学的研究可以强化人们的医德观念,增强医德的约束力和权威性,推动医学伦理学的道德建设,两者相辅相成,互相促进。

2. 医学伦理学与卫生法学的区别　医学伦理学侧重于道德教化,启发医德主体的道德自觉与自律,运用社会舆论、内心信念和传统习惯的方式来调节医学领域中人与人、人与社会、人与自然的关系;而卫生法学侧重于通过国家权威及强制力来对卫生主体的行为和生命科学技术带来的风险进行规制。两者在功能上存在着互补,共同维护医学领域的和谐秩序。

(五) 医学伦理学与医学社会学

医学伦理学与医学社会学都以医学人际关系中的某些问题作为研究对象。两者的共同使命是旨在通过医学人际关系的研究,建立医学领域的正常秩序及其与社会之间的和谐关系。然而,两者又是有区别的,他们以不同的理论、方法,从不同的角度去研究医学人际关系,并以各自的研究方法和成果来实现上述使命。医学社会学运用社会学的一般原理,着重探讨医学人际间的社会关系,把医务人员和病人作为不同的社会角色。医学社会学采用社会调查法、非社会调查法和统计等手段,提示医务人员、病人、医疗保健机构这些社会人群、社会机构之间,以及它们与其他社会现象之间关系的特点和规律,协调它们之间的关系。医学伦理学则以伦理学的一般原理,着重研究医学活动中的人际关系和行为规范,并以历史与逻辑、批判与继承等方法,提示医学道德的意识现象与活动现象的特点和规律,协调各种医学道德关系。随着现代医学的发展,在医学伦理学的研究中出现了许多具有深刻社会性的问题,需要医学社会学和医学伦理学及其他相关学科的协同研究。

此外,医学伦理学还与医学哲学、医学史、卫生经济学、卫生管理学、行为科学、环境科学等诸多学科有着内在联系。探讨上述相关学科之间的关系,有利于界定医学伦理学的独特研究内容、对象和学科地位。通过相关学科之间知识的交叉与融合,医学伦理学的研究范围不断延伸,医学伦理学的新领域、新成果不断涌现,医学伦理学的社会影响和作用越来越深远。

第四节　学习医学伦理学的意义与方法

一、学习医学伦理学的意义

(一) 有利于推动社会主义精神文明建设

学习和研究医学伦理学的过程就是促进精神文明进步的过程。道德建设是精神文明建设的重要内容,而医学道德作为一种职业道德,是整个社会道德体系中的一个重要组成部分。因此,医德水平的高低是衡量医疗卫生部门精神文明程度的试金石。随着医疗卫生工作社会化程度的提高,医德医风与社会成员的联系也更趋紧密,其社会影响也越来越大。一方面医德医风受社会道德水平的制约;另一方面医德医风又影响着整个社会的道德风气。良好的医德医风能使病人获得安全感、信任感和温暖感,从而有助于病人早日康复,并且病人和家属还可以从医务人员高尚的医德、优质的服务中得到启迪,受到感染,产生感情上的共鸣,并通过他们传递到家庭、单位和社会,促进社会良好风气的形成。相反,不良的医德医风,常常引起医患关系的紧张以致矛盾丛生,这不仅影响医院的管理和医疗工作的正常进行,而且还会影响病人的生命安危及其家庭的幸福和社会的安定。所以,医务人员高尚的医德医风起着形象的道德示范作用,使病人和他人在享受医疗服务的过程中受到精神文明的熏陶,并通过他们放大到社会,为整个社会创造良好的道德环境,产生积极的社会效果,有利于发挥医疗卫生单位精神文明建设的窗口作用,推动社会主义精神文明建设的发展。

(二) 有利于提高医疗质量和管理水平

医疗质量是医院管理工作的永恒主题。医疗质量的高低,不只限于具有知识和能力的效能,许多医疗差错、事故的发生,并非是因为医院设备条件简陋和医务人员技术水平不高,往往是由于医德低劣直接造成的。所以加强医务人员责任伦理的教育,有利于培养医务人员的道德责任感、道德情感和道德意志,使之不仅要把热爱医学科学、掌握医学科学知识和技术看做自己的权利,而且应当看做是自己义不容辞的光荣义务,把刻苦钻研业务、在技术上精益求精以及严谨求实的医疗作风等作为重要的职业道德规范去遵循,从而实现在医疗服务工作中技术与伦理的统一,不断提高诊疗行为的效率和效果。

(三) 有利于培养合格的医学人才

医学是科学更是人学,需要人文精神的滋养。社会主义医学教育的目的是培养造就为社会主义建设服务的德才兼备的新型医学人才。医学生和医务工作者学习医学伦理学,掌握有关医德知识和规范,就能从思想上重视并加强医德修养。特别是对医学生来说,今天所学的专业同明天所从事的职业是直接联系的,如果只重视专业知识和技术的学习,而忽视医德修养,那么,再高的医术也会失去它的价值。因此,要求医学生和医务工作者在提高医术的同时,认真学习医学伦理学,促进自身职业道德修养,不断提高自己的道德水准,做一个德才兼备的医务工作者。

二、学习医学伦理学的方法

正确的学习方法是取得成效的重要手段。学习和研究医学伦理学,应当注意坚持以下基本方法:

(一) 坚持辩证唯物主义和历史唯物主义的方法

医学伦理学作为社会道德的组成部分,既受经济基础的影响,又受意识形态的影响。无论何种社会形态,医德观念是一定社会经济关系的反映,同时反作用于社会物质生活条件,医德的发展又受当时科学技术和医学发展水平的影响。因此,在学习和研究医学伦理学的整个过程中,只有坚持辩证唯物主义和历史唯物主义的世界观和方法论,才能对医德意识、医德现象和医德关系作出正确的结论,才能正确认识社会主义医德的本质和发展规律,掌握社会主义医德的真谛。也只有批判地继承我国医德的丰富遗产和国外医学伦理学的有益思想,从病人、社会的利益和我国医疗实践的需要出发,对医德遗产以及表现于个人的医德思想和医德品质进行清理、检验,取其精华、剔其糟粕,才能真正掌握和发展社会主义医学伦理学。

(二) 坚持理论联系实际的方法

理论联系实际是马克思主义的最基本方法,也是学习医学伦理学的基本方法之一。理论联系实际就是要始终坚持理论与实践、知与行的统一。一方面要认真学习医学伦理学理论;另一方面要坚持从实际出发,密切联系医学科学实际,密切联系医药卫生事业改革发展的实际。

> **本章 小结**
>
> 医学伦理学的使命就是对广大医学生和现代医务工作者进行医学人道精神和医学人文精神的教育。面对医学高度社会化的挑战,面对日益激烈的道德价值冲突,医学生从了解伦理、道德、医学伦理学、医学道德等基本概念和特征出发,认识医学伦理学的作用,把握医学伦理学的研究内容和研究方法,在总体上了解医学伦理学,从而能认真反思医学的功能和本质,努力地自觉地提高自身的医学伦理素养,在实践中提升医学人文精神。

案例讨论

　　病人,郑某,男,35岁,律师。因左膝关节半月板损伤住进北京某区医院骨科准备手术,与因外伤致截瘫的王某同住一病室。郑某的手术比较顺利,但与他同屋的王某却在郑某的术后第二天臀部出现疖肿。又过了两天,王某的疖肿化脓,细菌培养为凝固酶阳性金黄色葡萄球菌。当郑某的手术切口拆线时,伤口出现感染,于是郑某提出是主管医生给王某换药后不洗手即检查他的伤口造成的,并认为是医疗事故。主管医生认为手术切口感染是并发症,并非罕见,并且术前已向家属作了交待,不属于医疗事故。故而,医患之间发生了医疗纠纷,并很快反映到医院医务科。医务科出面调查调解,并对手术切口感染进行细菌培养,结果也培养出凝固酶阳性金黄色葡萄球菌。于是,医务科答应减免郑某的一部分医疗费用和给予一次性营养补助,并保证伤口愈合后出院,这样医疗纠纷才予以平息。

(选自袁俊平、谷桂菊主编《医学伦理学》)

(傅伟韬)

思考题

1. 结合思想实际谈谈为什么要学习医学伦理学? 你打算做一名什么样的医生?
2. 简述医学伦理学的研究对象。

第二章　医学伦理学的历史发展

1. 掌握：中国医学伦理道德优良传统；国外医学伦理道德优秀思想。
2. 熟悉：中国社会主义医学伦理学的发展；国外当代医学伦理学的发展。
3. 了解：中国古代传统医德思想；国外古代医德思想。
4. 通过中外医学伦理学形成、发展和优良传统的学习，培养医务工作者良好的医德意识，为更好地服务病人做理论铺垫。

医学伦理道德思想是伴随着人类的医疗实践活动而产生和发展的，但是医学伦理学作为一门学科是在 19 世纪初才确立的。我们研究和考察医学伦理学产生和发展的历史，可以帮助我们循着医德的本源，寻求医学伦理的真谛，继往开来，促进今天的医疗实践，更好地担负起社会伦理使命。

第一节　中国医学伦理学的历史发展

我国医德思想源远流长，与祖国悠久的历史和灿烂的文化分不开。中国医学伦理学的发展可以分为古代、近代和现代三个阶段。

一、中国古代传统医德思想

(一) 起源和萌芽时期

我国医德起源于远古时代，人类在与伤病的斗争中产生了克己利他的思想。原始社会初期，生产力极其低下，生存能力极其有限，我们的祖先只能群居生活，靠共同劳动维持生存。这使群体利益、他人利益在人们的思想观念中打下了深深的烙印。我国古代民间传说"神农尝百草，一日而遇七十毒"是为了"令民知所避就"，于是"医道立矣"。殷商时期的甲骨文中病是把人与床连在一起，医是一只手放在病人的腹部，表达了人们对医生仁爱助人职业思想的理解。这表明克己利他、仁爱助人是我国古代朴素医德思想的萌芽。

(二) 形成和发展时期

奴隶社会末期到西汉，生产力不断发展，文化思想进一步繁荣，出现了百家争鸣时期。许多思想家致力于人性和自然的探讨，为医学伦理思想注入了活力。儒家称医术为"仁术"，"医乃仁术"，即医学是一门"救人生命""活人性命"的技术，体现了医学的人道精神，也反映出医学的社会职能和医生的职业道德特点，把"医乃仁术"贯穿于医德内容之中。战国时期《黄帝内经》是我国第一部医学理论专著，分为《素问》和《灵枢》两部分。它总结了西汉以前的医学实践，其中"疏五过论""征四失论"和

"师传篇"中专门对医德做了论述,指出了医生诊治过程中容易出现的五种过错、四种失误,其原因是"精神不专,志意不理,内外相失,故时疑殆"医疗作风、工作态度等医德方面的问题,标志着我国古代医德思想初步形成。

进入封建社会后,秦汉时期的社会发展,为医学进步和医德发展奠定了基础。东汉时期著名医生张仲景,著有《伤寒杂病论》一书,在序言中表达了医德思想。他以"仁爱救人"为准则,"救人活命"为目的,主张"上以疗君亲之疾,下可治贫贱之厄,中可保身长全"平等待患,一视同仁的思想。他反对医生对病人"按寸不及尺,握手不及足""相对斯须,便处汤药"的不负责任态度。

隋唐时期药王孙思邈总结前人经验,积累自己五十多年治疗实践,著成《备急千金要方》,以其"人命至重,有贵千金"而命名,流传后世。其书序"大医精诚论"成为中国传统医德经典之作,直至今日仍不失为医德教育和学习的必读篇。"精"是医生技术要精湛,精益求精,必须要有广博的知识,"博极医源""精勤不倦"。"诚"则指医生应具有高尚的品德,对待病人应坦诚忠诚,具有"大慈恻隐之心""好生之德""可为苍生大医,反此则是含灵巨贼"。

(三)进一步完善时期

宋元时期,祖国医学进一步发展,涌现了一大批受人爱戴、医德高尚的医学家,如"金元四大家"的李杲、刘完素、张从正、朱震亨,在医学实践中继承了孙思邈的医德思想,并进一步加以丰富和完善。

宋代医家林逋所著《省心录·论医》中批判庸医贪图私利,误人性命,指出"无恒德者,不可以作医"。南宋《小儿卫生总微论方》告诫医家"疾小不可言大,事易不可云难,贫富用心专一,贵贱使药无别"。

明代的陈实功是著名的外科学家,医术高超,医德高尚。他所著的医书《外科正宗》中提出的医家"五戒""十要"闻名于世,在世界医德史上被称为东方的"希波克拉底誓言"。"五戒"是医生出诊治疗贫富差异不歧视,对待女性病人的态度要尊重,不可假借药物配制索取病家珍贵物品,不可行乐登山,携酒游玩,"凡娼妓及私伙家请看,亦当正己视如良家子女,不可他意见戏"等。"十要"鲜明指出"先知儒理然后知医理"。医家要勤于学习,谨慎工作,对待同道要谦和,防治疾病,拒绝病人馈赠,贫困病人要赠药,个人生活要节俭等,是对我国古代医德思想规范的系统总结。

清代对医德的论述较多,喻昌《医门法律》主张医生对病人要"笃于情",结合临床"四诊"、辨证施治等行为阐述了诊治的规律为"法",诊治中易出现的错误作为"律",提出了医德评价的具体标准,标志着我国传统医德理论体系得以确立。

我国古代医德思想发展也有其历史局限性。古代医学以经验医学为主,巫与医并存,受封建礼教束缚、宗教观念影响,迷信盛行,人为设定许多禁区。如"身体发肤受之父母""男女授受不亲"等。清代王清任为研究人体结构,亲自挖开坟冢,解剖死刑犯人的尸体写成《医林改错》。这种敢于冲破禁区,大胆探索的科学精神值得我们继承和发扬。

二、中国近代医学伦理学

1840年鸦片战争后,中国人民开始了反帝反封建的百年民主革命斗争的历史。西方列强的侵入,西方传教士在各地开办教会医院、诊所,西医传入中国,给我国几千年来的传统中医带来了巨大的冲击和挑战,促使中国传统医德思想与国际近代医学伦理学接轨。

宋国宾是我国近代著名医学教育家和医学伦理学的先驱者,早年留学巴黎,获医学博士,鉴于当时"国道之争论,医病之纠纷,日充而不休"著成《医业伦理学》,1932年6月于上海出版。书中指出:"医业伦理一言以蔽之曰仁义而已矣。博爱之谓仁,行而宜之谓义",系统阐述了医师人格、医生与病人、与同道、与社会的关系等内容,既体现了中华民族文化传统,又使用了当时国际医学伦理学的理论形式,标志着我国传统医德学进入现代医学伦理学阶段。

新民主主义革命时期,中国共产党领导革命军队和人民继承祖国医德优良传统,在艰苦的战争年代,在根据地创建红色医院和卫校,培养了大批忠诚于党和人民革命事业的医务人才。他们艰苦奋斗、自力更生,在缺医少药的恶劣医疗条件下,常常冒着枪林弹雨抢救伤员,紧急时献出自己的血液乃至生命挽救战士,为人民解放事业作出了巨大贡献。对待俘虏实行人道主义。加拿大白求恩医生、印度柯棣华医生、英国哈里森医生都是为中国人民解放事业献出宝贵生命的国际主义战士,中国人民永远都不会忘记。他们用行动诠释了全心全意为人民服务的深刻内涵。

1941年毛泽东同志在给延安医大题词时概括了这一时期的医德思想:"救死扶伤,实行革命的人道主义"。这是一种为共同的伟大事业凝聚起来的集体主义精神,是同志式的平等医患关系,是不畏艰险、忠实履行自己职责的大无畏革命精神,表明新民主主义时期的医德既有别于传统医德,又为社会主义现代医德奠定了基础。

三、社会主义医学伦理学

1949年中华人民共和国建立,在中国共产党的领导下,医疗卫生事业进入新的发展时期,经历了三个阶段:

第一阶段,1949~1966年,是社会主义医学伦理思想和基本原则形成和广泛发展的时期。

中华人民共和国的成立,特别是社会主义制度的确立,极大地激发了医务人员的主人翁责任感和为人民服务的工作热情,民主革命时期的革命人道主义精神进一步升华,社会主义医学人道主义开始形成和发展。防病治病、救死扶伤、全心全意为人民群众服务的思想原则在医务人员中被普遍认可和践行。

这一时期,党和政府着手制定了一系列医疗卫生工作方针,明确规定医疗卫生工作必须为广大人民群众服务。1952年制定了"面向工农兵,预防为主,团结中西医,与群众运动相结合"的方针,组织医务人员普查治疗常见病、多发病、地方病。1966年明确提出了新时期卫生工作方针:"以农村为重点,预防为主,中西医并重,为社会主义现代化建设服务。"涌现了一大批农村基层医疗保健人员,普及宣传卫生保健知识,保障和促进了广大人民群众的身体健康。

第二阶段,1966~1976年,"十年动乱"时期,医疗卫生工作受到严重影响和冲击。医德观念混乱,颠倒黑白,医护工作分工取消,医患关系错位,严重影响和阻碍了我国医学伦理道德的发展。但不可否认,这一时期还有许多医务人员坚守医德原则,始终以救死扶伤为己任,恪尽职守,忠于医业,是值得我们学习的楷模。

第三阶段,1978年至今,社会主义医学伦理学取得了长足发展,我国卫生事业逐步步入法制化轨道。

1981年6月,全国第一次医学伦理道德学术讨论会在上海召开,确定了"防病治病、救死扶伤,实行社会主义人道主义,全心全意为人民服务"为我国社会主义医德的基本原则。原卫生部制定和颁布了《医院工作人员守则》。1988年中华医学会医学伦理学会成立,同年原卫生部颁布了《医务人员医德规范及其实施办法》,1997年全国卫生工作会议通过了《中共中央和国务院关于卫生改革和发展的决定》,1999年5月1日《执业医师法》施行,标志着我国卫生事业进入法制化轨道,医德医风建设已融入医院常规管理工作内容。我国医学伦理学走上了稳定繁荣发展时期。

四、中国医学伦理道德的优良传统

(一)仁爱助人,赤诚济世

"仁爱"思想是我国儒家文化的精华,自古以来有医儒同理之说。古代医家继承"仁""爱"思想,提出"医乃仁术""医以活人为务",要求医家必须为仁爱而学医,为后世医学指明了方向。

古代医家怀着赤诚之心,不畏劳苦,一心赴救,把及时救治病人作为自己的天职。孙思邈"见彼苦恼,若己有之,深心凄怆,勿避崄巇、昼夜、寒暑、饥渴、疲劳,一心赴救。无作功夫形迹之心,如此,可为苍生大医,反此则是含灵巨贼。"清代医家傅青主为救病人行路数百里,风雨无阻,昼夜赶路,五天五夜到达病人家中,充分体现了他的赤诚济事思想。

(二)不畏权势,一视同仁

我国封建社会等级森严,医家能够克服封建礼教局限,无论达官显贵,还是平民百姓,力争做到一视同仁。"若有疾厄来求救者,不得问其贵贱贫富,长幼妍媸,怨亲善友,华夷愚智,普同一等,皆如至亲之想。"

张仲景在长沙任职时,不忘为百姓治病,被称颂为"坐堂大夫"。孙思邈历经隋唐两世三代皇帝请他做官都被拒绝,90岁高龄时还坚持为前来求救的病人治病。

（三）淡泊名利，清廉正直

祖国医学重义轻利，把淡泊名利、清廉正直作为医家必备的道德品行。强调医者要有善良之心地，不可存私欲邪念。清代徐廷祚认为："欲救人而学医则可，欲谋利则不可。""我之有疾，望医之相救者何如？我之父母妻子有疾，望医之相救者何如？""易地以观则利心自淡矣。利心淡则良心现。"

三国时期名医董奉，医术精湛，品行高尚，隐居庐山，专为贫民治病。"日为人治病，也不取钱。重病愈者，使栽杏五株，轻者一株。"如此数年，董家周围杏树成林，杏子换成粮食接济贫民，后人称为"杏林佳话"。直至今日"杏林春暖"已成为人们称颂医生优秀品质的代名词。

（四）医行庄重，正己正物

医家德行外现于言行举止，内要注重品行修养。明代李中梓讲到："宅心醇谨，举动安合，言勿轻吐，目无乱视，忌心勿起，贪念罔生。"医生不能在病人面前"谈虐喧哗，道说是非，谈论人物，炫耀声名，摧毁医生"。南宋《小儿卫生总微论方》指出医生要"正己正物"。"正己"应是严格要求自己，精通医理，严肃医风；"正物"是指医生诊断正确，用药恰当。先"正己"，然后才能"正物"，取得病家的信赖。

（五）谦和谨慎，尊重同道

祖国医德注重行医处事谦和谨慎，同道之间要互尊互学，不断提高医技，反对骄傲妒忌，败坏医德。孙思邈提出医生应"志存救济，勿骄勿妒，尊师重道，切磋医术。"陈实功也提出"凡乡井同道之士，不可生轻侮傲慢之心，切要谦和谨慎。年尊者恭敬之，有学者师事之，骄傲者谦让之，不及者荐拔之。"这些至理之言为医家指明了正确处理同行之间关系的行为方法。

宋代医生钱乙受皇帝召请进宫为皇太子仪国公治病。此前几位御医都治不好，钱乙用黄土汤治愈了皇子的病，宋神宗大加赞赏，钱乙却说："诸医所治垂愈，小医适当其愈。"钱乙谦和谨慎，尊重同道，用行动为后人做出了榜样。

（六）刻苦钻研，精勤不倦

古代医家认为医学知识博大精深，医生要有广博的知识，精良的技术，必须"博极医源，精勤不倦""上知天文，下知地理，中知人事""医本活人，学之不精，反为夭折"。

孙思邈勤奋好学，"白首之年，未尝释卷"。清代医家叶天士，祖传中医，十几岁医术远近闻名，就诊病人不断，先后在十年内拜了十七位老师学习，体现出了精勤不倦的学习精神。

第二节 国外医学伦理学的历史发展

崇尚医德是中外医学的共性内容。外国医德思想与其各国社会状况、文化传统、宗教信仰密切联系在一起，大致可以划分为古代、近代和现代医学道德三个发展阶段。

一、国外古代医德思想

国外古代医学道德思想是指文艺复兴以前包括传统医学为特点的医学道德，其中具有代表性的是古希腊、古罗马、古阿拉伯及古印度医学道德思想。

（一）古希腊医学道德

古希腊是西方文明的发祥地，大约公元前6~4世纪西方医学也在这里产生。当时的一般医德观认为医生收取报酬是合理的，但对过分贪婪者会予以谴责。

希波克拉底以其自有的医学观念和道德思想成为古希腊医学和医德的代表人物。在医学领域，他提出"体液学说"和"整体机能说"，被尊称为西医之父。其代表作《希波克拉底全集》中《希波克拉底誓言》被后世奉为古希腊医德思想的经典文献，论述了行医的目的，医生要注重品德修养，尊师重道，为病家保密等。为西方医德思想奠定了基础，对中世纪和近代医学伦理学都产生了深远影响，成为许多国家制定医德规范的标准及医学生毕业宣誓的内容。希波克拉底也成为西方医学伦理学的奠基人。

（二）古罗马医学道德

古罗马医德与古希腊医德有继承性，又有其特点。

古罗马时期著名医生盖伦继承了希波克拉底的"体液学说",发展了机体的解剖结构和器官生理概念,创立了医学和生物学知识体系。他认为医学是一门伟大的艺术,反对医生利用职业谋利,其医德思想受到后世敬仰。但由于他的学说带有的目的论和唯心论色彩而被中世纪宗教神学所推崇和利用,阻碍了后世医学的发展。

古罗马医学道德规范形式多见于法典或法令。如公元前450年颁布的"十二铜表法"规定:"禁止将死者埋葬于市之外壁以内""孕妇死时应取出腹中之活婴"等,公元160年安东尼奥颁布法令及533年查士丁尼帝王法典都有要求医生救治贫民的条文。

(三) 中世纪——阿拉伯医学道德

中世纪的欧洲处于基督教神学统治之下,医德观依附于基督教道德,没有其独立的形态。大约公元6~13世纪,阿拉伯医学出现并开始发展,它继承了古希腊以来的医学,成为世界医学史上的重要发展阶段。迈蒙尼提斯是阿拉伯医学的代表人物,他以《迈蒙尼提斯祷文》的形式阐述了他的医德思想:"启我爱医术,复爱世间人,愿绝名利心,尽力为病人,无分爱与憎,不问富与贫,凡诸疾病者,一视如同仁。"在医德史上可与希波克拉底誓言相媲美。

(四) 古印度医学道德

古印度医学源于其古老的文明,最早的医学著作是公元前600年的《阿输吠陀》,据传记载了古代印度把死亡视作循环不息的过程,鼓励生育等思想观念。公元前5世纪的《妙闻集》和公元前1世纪的《阇罗迦集》被作为古印度医学的两部巨著,阐述了丰富的医德思想。印度外科鼻祖妙闻提出医者四德即"正确的知识,广博的经验,聪明的知觉和对患者同情。"思想深刻,概括精炼,得到后世医家的认同和赞赏。阇罗迦是印度的内科始祖,较早提出反对医学商品化思想,认为"医生治病既不为己,亦不为任何利欲,纯为谋人类幸福,所以医业高于一切",提出"使人健康者即正确的医学,除人病痛者即为最好的医生",这些思想在今天仍有其现实意义。

二、国外近代医学伦理学

西方文艺复兴运动以后,医学的发展进入到实验医学阶段。比利时医学家维萨里发表了《人体构造》,英国的哈维医生发现了血液循环,西班牙医生塞尔维特用生命为代价宣告了肺循环的正确理论。随之而来的魏尔啸细胞病理学的出现,微生物学和免疫学等生命科学体系的形成,使人们从生物学角度明确了疾病原因,形成了生物医学模式,医生个体行为走向群体合作。医学模式的转变和研究方法的进步影响着人们医学伦理观念的改变,这些成果为医学摆脱宗教的束缚做出了贡献,他们的探索和奉献精神也带来了医德的复兴。

18世纪德国名医胡弗兰德所著《医德十二箴》是近代医德的经典文献之一。他提出:"医生活着不是为了自己,而是为了别人,不要追求名誉和个人利益,而应忘我工作。"医生在病人面前要考虑的是病人的病情,绝不能玩弄病人,要用言语和行动取得病人的信任。在查房、会诊和处理病人与其经治医生之间关系时要讲究道德,慎重仔细,不要随便议论和评价其他医生。胡氏箴言形式规范,思想内容明确而为医家所认可,广为流传。

1803年英国医生托马斯·帕茨瓦尔(Thomas Percival)出版了世界上第一部《医学伦理学》,书中阐述了医患关系、医际关系和医院管理等内容,突破了医生个体形式的自我行为规范的传统医德阶段,而走向系统的群体规范,使医学伦理学建立在一定的哲学和伦理学的理论基础之上,成为一门独立的学科。

18、19世纪英美等国先后制定了医德规范或守则,19世纪末万国红十字会成立,医学人道主义精神得以确立。

三、国外当代医学伦理学的发展

进入20世纪,伴随现代医学的迅猛发展,医学国际交往与合作日益增多,医疗行为的国际规范和法律相继产生,生命伦理问题受到广泛关注。

1946年针对第二次世界大战中纳粹医生所犯下的罪行,国际法庭通过了《纽伦堡法典》,规定了关于人体实验的基本原则有二:一是必须利于社会,二是应该符合伦理道德和法律观点。

世界医学大会在探讨医师道德行为和准则方面取得了一系列重要成果。1948 年颁布了《医学伦理学日内瓦协议法》,1949 年通过了《世界医学会国际医德守则》,1964 年通过的《赫尔辛基宣言》进一步规范人体实验的原则,1968 年《悉尼宣言》规范了死亡确定的道德责任和器官移植道德原则,1975 年二十九届大会通过《东京宣言》规定了医师在对待拘留犯和囚犯时的行为准则,1981 年世界医学大会制定了《病人权利宣言》等。

《日内瓦宣言》

准许我进入医业时:

我郑重地保证自己要奉献一切为人类服务;

我将要给我的师长应有的崇敬及感激;

我将要凭我的良心和尊严从事医业;

病人的健康应为我的首要的顾念;

我将要尊重所寄托给我的秘密;

我将要尽我的力量维护医业的荣誉和高尚的传统;

我的同业应视为我的手足;

我将不容许有任何宗教,国籍,种族,政见或地位的考虑;

介于我的职责和病人间;

我将要尽可能地维护人的生命,自从受胎时起;

即使在威胁之下,我将不运用我的医学知识去违反人道;

我郑重地,自主地并且以我的人格宣誓以上的约定。

此外,1953 年国际护理行业颁布了《护士伦理学国际法》,1972 年齿科医学会议通过了《齿科医学伦理的国际原则》,1977 年《夏威夷宣言》通过了关于精神病医生道德原则等。期间世界各国也相继制订了医德规范和文件,一些像残疾人群等特殊群体的医疗道德日益得到关注。这标志着医学伦理学无论在规范体系还是理论基础方面更加完善和成熟,到 20 世纪 70 年代发展到了高峰。

但是,现代生物技术的发展,尤其基因工程、生育控制、器官移植与死亡标准、克隆技术、卫生资源分配等领域的研究,使人们传统的医德观念受到了巨大地冲击,在生命科学发展应用过程中遇到了伦理难题,它预示着医学伦理学发展进入了生命伦理学阶段。它涉及人类利益,需要世界各国医学、伦理学、哲学、社会学、法学等各领域广泛合作,积极探索。

四、国外医学伦理道德传统

我们循着国外医学伦理道德发展的轨迹,可以看到许多古今中外医学共同的价值标准,值得我们研究和借鉴。

(一)奉行人道,服务病人

人道主义是西方文化的基本精神,其本质是以人为中心,维护人的尊严和权利。从希波克拉底的誓言到胡弗兰德的医德十二篇言都体现了人道主义,为病家谋利益、服务病人的医学宗旨。希波克拉底指出:"我愿尽我的所能及判断力所及为病家谋幸福"。迈蒙尼提斯在祷文中强调愿绝一切名利之心,尽力服务病人。医德十二篇更明确指出:医生活着不是为了自己,而是为了病人。这些都体现了外国古代医学家较早就有了为人道主义而行医的思想实践。

(二)平等待患,一视同仁

平等待患,一视同仁是医务人员道德的普遍要求,它体现了医生对病人人格尊严和权利的尊重。迈蒙尼提斯坚守"不分爱与憎,不问富与贫,凡诸疾病者,一视如同仁"的医德,胡弗兰德的箴言是:在病人面前,该考虑的仅仅是他的病情,而不是病人的地位和钱财。《日内瓦宣言》规定医生在职责和病人之间不容许把对宗教、国籍、种族、政党和社会党派等因素掺杂进去。

(三) 尊师重道,团结协作

尊敬师长,敬重同道是医生品德和人格魅力,团结协作是医疗工作需要和医生协调人际关系能力的表现。这一传统在国外医德历史上得到重视。希波克拉底把"授我艺者敬之如父母",帕茨瓦尔的《医学伦理学》中讲到:医生之间关系平等,应彼此尊重,会诊有争议时,不要公开争吵、彼此揭短、随便批评同道等,医家主张同行皆兄弟。

(四) 关注仪表,重视修养

外国医德强调医生关注仪表,重视修养是取得病人信任、建立良好医患关系的必要条件。希波克拉底认为医生应"永不存一切邪恶之念",阇罗迦则提出:医生应该"仪容端庄,一不酗酒,二不害人,三不教唆别人犯罪"。医者外表朴实无华,言词温和谦虚,会让人感到爽心悦目,有益于病人的身心健康。若医生需要进入病人家中诊疗,必须有病人或其亲属中的认可者陪同。

(五) 尊重隐私,保守秘密

保守病人隐私秘密是外国医德传统的重要内容。希波克拉底发誓"凡我所见所闻,无论有无业务关系,我认为应守秘密者,我愿保守秘密。"法国刑法第378条规定,医务人员因职务关系得悉病家秘密,除特殊情形法官使之宣布外,如无故泄露者,应处1~6个月监禁及100~600法郎罚款。可见这一规范的约束力。

本章 小结

医学伦理思想总是伴随着人类的医疗实践活动而产生,并随着人类的医疗实践活动的发展而不断进步和完善。医学伦理学的形成和发展,大致经历古代医德学、近现代医学伦理学以及当代生命伦理学三个阶段。全面分析医学伦理学形成和发展的历史,对我们继承和弘扬我国传统医学伦理学思想的精华,借鉴国外医学伦理学发展的先进经验,促进社会主义医德建设和医学伦理学的不断发展有十分重要的意义。

案例讨论

孙某问刘医生:"现在医务人员收'红包',你是怎样对待的?"刘医生十分明确又坦率地回答说:"其他行业也有'红包'现象,医务人员为什么不能收? '红包'能够表明我们的社会价值,有人送'红包'我也要。"

（夏 曼 刘 洋）

案例讨论

思考题

1. 我国医学道德的形成和发展经历了哪几个阶段? 各阶段的主要内容是什么?
2. 我国医学道德的优良传统有哪些?
3. 国外医学道德的形成和发展经历了几个阶段? 各阶段的主要内容是什么?

第三章　医学伦理学的基础理论与规范体系

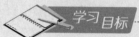

1. 掌握:医学伦理学的基础理论、原则、规范和范畴的内容及要求。
2. 熟悉:医学伦理学的基础理论、原则、规范和范畴的含义及指导作用。
3. 了解:医学伦理学的基础理论、原则、规范和范畴在医疗实践中的意义。
4. 在实践中运用理论,坚持原则,运用规范严格要求自己,努力提高职业道德修养。

　　任何一门学科发展到一定程度都会形成一个比较完整的理论体系,医学伦理学也不例外。医学伦理学基础理论与规范体系共同构成了医学伦理学基本理论体系,也是医学伦理学的核心内容。其中,医学伦理学规范体系包括原则、规范与范畴三个部分。医学伦理学基础理论是医学伦理学规范体系的理论基础,医学伦理学的基础理论和规范体系都源于医疗实践,又是指导和评价医疗实践行为的根本依据和标准,正确理解和把握医学伦理学的基础理论和规范体系是全面培养医务工作者医学伦理素质的根本要求,对于加强医德教育,提高医务工作者医德修养具有十分重要的意义。

第一节　医学伦理学的基础理论

　　医学伦理学作为一门学科体系有一定的思想观点和基本理论。医学伦理学的理论观点有很多,其中主要的有生命论,包括生命神圣观、生命质量观、生命价值观;人道论与权利论;美德论与义务论(道义论);功利论、公益论和公正论。医学伦理学基础理论为医学伦理学原则和规范的形成、为医学实践提供强大的理论支撑。

一、生命论

　　生命论是关于人的生命本质和意义的理论思想或观点。在医学伦理学角度,人的生命论主要是关于医学实践中人的生命尤其是病人的生命地位、价值等的理论思考成果,并且随着社会进步和医学科学的发展不断发展变化,主要表现为生命神圣观、生命质量观和生命价值观。

　　(一) 生命神圣观

　　1. 含义　生命神圣观是强调人的生命至高无上、神圣不可侵犯的医学道德观点。人的生命神圣观是一种古老的观念,是古今中外长期普遍存在的伦理思想。人的生命是宝贵的,人类对自身生命的认识经历了漫长的过程。任何社会意识的形成都离不开社会实践,生命神圣观也是如此。它是在人类社会发展到一定阶段,生产力发展达到一定水平之后,人类自身价值实现的产物,在中世纪末欧洲人文主义运动中得到进一步强化和发展,并最终成为医学伦理学的重要理论观点。

2. 意义 第一,生命神圣观促使人们珍重生命:《黄帝内经·上古天真论》中记载,"天覆地载,万物悉备,莫贵于人",上天覆盖的和大地上承载的,所有的都已经准备好了,然而没有东西可以比得上"人",人是最宝贵的。第二,生命神圣观促进了医学发展:它强调尊重和维护人的生命,促进病人健康是医务工作者的神圣职责,使医学的社会使命及宗旨从道德的角度得到进一步强化。激励医务人员热爱和珍惜生命,努力钻研和掌握医学知识和技术,竭尽全力救死扶伤,延长人的生命。

3. 局限性 第一,传统的生命神圣观缺乏人类成熟的理性基础,它重视和尊重生物学意义上的生命存在,片面地强调生命的数量和生物属性,忽视了人的生命质量和人的社会学属性,把生命绝对化。容易出现片面追求人口数量,导致人口的数量与质量、个体生命维系与社会卫生资源分配的矛盾等问题。第二,生命神圣观强调个体生命的意义而忽视人类整体利益,造成实践标准的模糊和矛盾,导致大量医学伦理难题的出现,如能否实施生育控制、安乐死、器官移植等问题,阻碍了医学科学的进步。随着医学的现代化,社会伦理道德观念也在演变,人们对生命的认识发生了质的飞跃。生命神圣的观点增加了相对性和辩证性,主张尊重人的生命神圣,不仅是尊重生物学生命的存在,而且还要尊重生命的社会存在,即生命的质量和价值。

(二) 生命质量观

1. 含义 生命质量观强调人的生命存在质量状态,强调从人的生物学角度即体能和智能方面判断是否具备作为人的基本要素,作出生命质量高低、优劣的评价和判断的医学伦理观念。

体能是生命存在的生理基础,智能是人区别于其他生命体的本质,是否具有意识和实践能力,能否实现社会化是衡量人区别于其他动物的生命质量的根本标准。随着医学的发展和社会的进步,人们已经不能满足只维持生命和延长生命,而是更加重视生命的质量。这对医疗决策和卫生工作产生了直接影响,也使生命质量观成为医学伦理学理论的重要内容。

2. 意义 第一,生命质量观的提出是人类思想观念的一次巨大进步,认识到人口素质事关人类命运、民族兴衰和国家前途,表明人类追求自身完美的认识已进入自觉阶段。追求生命质量的新观念,有利于医疗资源的合理配置,有利于减轻病人的痛苦及家人和社会的负担,更加适合现代医学科学发展的实际。第二,生命质量观为高新技术的使用和推广,为医务工作者面对不同生命质量的病人采取治疗决策提供了理论依据,帮助医务工作者为追求高质量的生命作出抉择。第三,生命质量观为提高人口质量,采取避孕、人流、节育、遗传咨询等措施,为制定人口、环境和生态政策提供了重要的理论依据。

3. 局限性 生命质量观只把病人当作自然人和抽象人而忽视人的社会性。单纯强调高质量的生命个体对自身存在的意义,忽视了低生命质量存在的某些病人对家人和社会所具有的精神激励作用;生命质量观采用的生物医学判断标准,在实践中会遇到道德和法律的阻碍。如对没有质量的生命放弃保护义务,这明显带有偏颇,单纯凭生命质量决定个体生命是否延长、维持、结束或缩短是缺乏道德依据的。

(三) 生命价值观

判定人的生命存在不仅是生物体生命的客观物质存在,而且还取决于两个要素——生命的内在价值和外在价值。内在价值是指这个生物体生命的自我感知的存在,也就是生命的自然状态即生命质量,能够满足个体自身生理和生存的基本需要;外在价值是指这个生物体生命存在对他人和社会的意义。一个人生命存在的过程能被他人需要,给他人带来幸福,为社会创造价值越大,生命的价值也越大。

1. 含义 生命价值即生命存在的社会价值。生命价值论主张以某一个体生命的存在对他人和社会的价值大小为标准作出相应取舍的伦理观念,是对人生命存在的社会学意义判断。

生命价值论包括三个方面的内容:尊重人的生命,强调把尊重生物学生命与尊重社会学生命有机地结合起来;尊重生命的价值,尊重人的生命的内在价值与外在价值的统一,既要重视其生物学生命的存在,也要重视其社会学生命的意义;人的生命是有价的,衡量一个人的生命价值大小必须依据某一生命对他人、对社会和对人类的意义。

2. 意义

(1)生命价值观的问世标志着人的生命理论更加全面和深刻。生命价值论是对生命神圣论和生命质量论的扬弃和升华,是从人的自然属性和社会属性相统一的辩证立场出发,实现了生命神圣论、生命质量论与生命价值论的有机统一,从而构成了现代生命伦理学的核心理念。生命价值论和生命质量论一起弥补了生命神圣论的不足,为全面认识人的生命存在的意义提供了科学的依据。

(2)生命价值观使人类的生命观和伦理观发生历史性转变,使医学伦理学的研究方法和理论基础更进步、更科学。生命价值论将传统医学伦理学单纯强调维护生命的理论格局拓展到完整的伦理境界,它把个体生命利益与群体及人类的生命利益联系起来,把动机与效果联系起来,把珍惜生命与尊重生命质量和价值联系起来,使医学伦理学体系更加科学化、完善化。在视野上更加开阔,在情感上更加理智,在思维上更加辩证。

(3)生命价值观为化解当代医学伦理难题提供了理论基础,并作出比较正确的生命伦理论证和结论。就现实意义而言,生命价值观为医学新技术的推广和应用提供了新的思路。

传统生命神圣观受到社会历史条件的限制,也受到医学发展水平的影响。生命有价值大小之分,生命的价值与生命质量、治愈率、预期寿命、医疗需要和社会需要成正比,与挽救生命所付出的代价成反比。那种无条件的维持生命不一定是善的,而有条件的任其死亡也不一定是恶的。从而为解决如生殖技术、器官移植、不可逆转病人的医疗救治措施应用等带来的冲突提供了伦理道德的依据,我们应当在维护生命质量和价值的前提下去维护生命的神圣和尊严。这为促进医学发展开辟了新的出路,提供了导向和规制,保证了其健康发展。

二、人道论与权利论

从医疗实践对象病人的地位而言,医务工作者应本着人道主义精神,充分尊重病人的尊严和权利。人道论和权利论的产生是社会发展的必然结果,也是医学伦理学适应医学实践需要在理论上的进步表现。

(一)人道论

1. 含义 人道论亦称人道主义论。人道主义论源于人道主义,是欧洲文艺复兴时期,新兴的资产阶级反对封建主义、反对宗教神学的一种思想文化运动。主张维护人的尊严、权利和自由,重视人的价值,要求人能得到充分的自由发展等思想。

2. 医学人道主义 是研究医学领域中的人道主义的一种道德理论,是古今中外医家从长期的医疗实践中概括和总结出来的医德思想准则。它要求医务工作者以人道主义的态度对待病人,尊重病人的生命和人格,同情和关心病人的痛苦,并以解除这些病痛的仁爱思想为特征。

3. 医学人道主义内容 医学人道主义核心内容是尊重病人。具体表现为以下三个方面:

(1)尊重病人的生命及生命价值:这是医学人道主义最基本的思想内容。医学是以挽救人的生命为己任的神圣而高尚的职业。生命对于人只有一次,医务工作者应当尊重病人的生命,既要尊重病人的生命质量,又要尊重病人的生命价值,尽全力挽救病人的生命。

(2)尊重病人的人格和尊严:这是提高医疗质量,保证医疗效果的必然要求。医生要尊重和维护病人的人格尊严,同情、关心、爱护病人。

(3)尊重病人平等医疗的权利:这是医学人道主义的基本主张和重要目标。平等待患,一视同仁。医务工作者在医疗实践中,应尽力排除非医疗因素的干扰,让每位病人都能获得人道的救助和平等的医疗权利。尊重病人的人格和尊严是提高医疗质量,保证医疗效果的必然要求。

4. 医学人道主义的伦理意义 医学人道主义打破了宗教的束缚,促进了医学伦理学的发展。人道主义在与封建迷信、宗教神学的斗争中更新了人们的道德观念,使医学面向自然,面向真正的人,为生命科学和医学伦理学的研究揭开了崭新的篇章。医学人道主义对保证医学为人类健康服务的性质,推动医学科学的发展也起了积极的作用。医学人道主义体现了医学的道德价值,代表了全人类的共同价值,驱动着医学为人类社会造福;也体现了医患之间的平等关系和医疗事业的公益性质,规定了医疗行为的方向,医务工作者也以人道主义的崇高形象,赢得了社会的尊重。

5. 医学人本论 随着社会的进步和医学科技的不断发展,19世纪末20世纪以来,医学受到高度技术化、高度社会化的影响,"以人为本"的思想理论得到关注,传统的医学人道主义向医学人本主义转化。21世纪以后医学人本论已成为我国当代医学伦理学理论体系的基本理论之一。

(1)含义:医学人本论是以人为本的理论在医疗活动领域的必然体现,也是对医学人道主义理论中对关于人的价值观的继承和发展。它是关于在医学利益关系中以病人为本的医学伦理学理论。它研究和回答的是为什么应将病人的生命和健康放在首位,为什么要同情、关心病人并尊重病人的人格和权利等问题。

(2)内容:明确提出医学是人学,医学是属于人的,医学目的是为了人,医学是服务全人类的事业;明确强调人性化的医学服务,坚决反对利用医学残害人类、伤害人性;明确强调尽可能充分地满足与人的全面发展密切相关的健康需求。以病人为本是医学人本论的核心与本质。

(3)意义:现代医学人本论是医学伦理学理论在新的时代发展需求中的自我完善与提升。以病人为本是坚持"医乃仁术"和医疗保健服务公益性质的理论渊源;是将传统生物医学模式转变为现代医学模式的前提条件,也是判断医学行为善恶的根本依据。现代医学在社会变革的转型期陷入多元价值的追求与多元主体利益的满足,坚持医学人本论就是强调以病人为本,只有病人的健康利益才是第一位的,以此反思和克服医院重经营指标以钱为本,医务服务重病理参数以物为本、以病为本的市场化、技术化等弊端。

(二) 权利论

1. 含义　权利论特指病人的权利论。在医学活动中,特别是在医患关系中,病人有权要求医方珍视自己的生命价值和质量、同情和关心自己、尊重自己的人格、维护自己的利益的伦理思想和权利观念。

病人权利产生于法国病人权利运动,理论上来源于医学人权观。世界许多国家颁布法律规定病人权利,美国等国家还有专门的《病人权利法案》。病人权利包括法律权利和道德权利。我国宪法和民法明文规定了病人享有物质帮助权和生命健康权,同时拒绝治疗、享受人性化服务等权利应得到伦理道德的保障和维护。

2. 内容　在我国,立足我国国情和医疗实践,医学伦理学归纳的病人基本权利包括:生命权、健康权、平等的医疗保健权、疾病认知权、知情同意权、保守个人医密和隐私权、免除一定的社会责任和义务权、监督医疗过程权、医疗诉讼权、医疗索赔权。

病人权利论并不否认病人的义务,并且认为病人权利的实现是以病人应尽相应义务为保障的,医务工作者要正确处理病人权利与病人义务的关系。

三、美德论与义务论

美德论和义务论是对医疗实践的主体医务工作者的素质要求,强调医务工作者的品德修养和行为的自觉自律。

(一) 美德论

1. 含义　美德是指人应当具有的完美品德。美德论又叫德性论或品德论,是研究人应该具有的完美道德品质以及如何培养和形成完美道德品质的伦理学理论。美德论是传统伦理学中最古老又最权威的基本理论,不同国家、不同社会及其发展阶段、不同的阶级立场对美德的理解也会有不同。我们的医务工作者要继承中华民族的传统美德,以服务病人为本,不断提高自身的道德水平和境界。

2. 医学美德　医学美德是医务工作者应当具备的完美品德。具体包括:

(1)仁慈:就是仁爱慈善,有同情心和关心病人。这是医务工作者首要的伦理素质,只有具备仁慈素质的医务工作者才能提供人性化的医疗服务。

(2)公正:就是公平正直。医务工作者对待病人一视同仁,不徇私情,刚正不阿。

(3)忠诚:就是忠于职守,诚实守信。医务工作者要忠于医学事业,忠于病人,对病人以诚相待,真诚无欺。

(4)审慎:就是周密而慎重。医务工作者在分析病情时要仔细思考,反复分析,尤其对待危重病人,更要小心谨慎地作出判断。

(5)廉洁:就是清清白白,光明磊落。医务工作者在工作中要清廉正派,不谋私利。

(6)进取:就是努力上进,力图有所作为。医务工作者要在工作中不断学习,不断提高医疗技术,为祖国医药事业的发展添砖加瓦。

21

(7)奉献:就是默默付出,心甘情愿,不图回报。医务工作者要在工作中培养不计较得失、全心全意为病人服务的精神。

3. 医德品质的培养　医务工作者优秀的道德品质是在长期的医疗实践中培养而形成的,是基于他们对医学道德原则和规范的认识,经过培养和锻炼,在行为中表现出来的具有稳定性的行为习惯和倾向。医德品质的培养要通过医德理论的学习,美德情感的陶冶,医德意志的锻炼,医德信念的确立,逐渐养成良好的医德行为习惯。

4. 医学美德论的意义和局限性　医学美德论是医学伦理学理论体系的重要组成部分,它揭示了医学伦理素质养成的规律,为医务工作者塑造完美职业人格提供了直接的理论指导。但是医学美德论是个体经验性的自律标准,存在理想化缺陷,在应用中会遇到社会医德问题的挑战,需要不断地加以完善。

知识拓展

董奉(220—280),字君异,侯官(今福建长乐)人。少时治医学,医术高明,与南阳张机、谯郡华佗齐名,并称"建安三神医"。

董氏医德高尚,对所治愈病人不取钱物,只要重病愈者在山中栽杏 5 株,轻病愈者栽杏 1 株,以示报答。日久郁然成林,董氏每于杏熟时于树下作一草仓储杏,如欲得杏者,可用谷易之。

董奉以所得之谷赈济贫穷,后世以"杏林春暖""誉满杏林"称誉医术高尚的医学家,据载今江西九江董氏原行医处仍有杏林。

(二) 义务论

1. 含义　义务论又称道义论,是关于责任的理论,以道义、义务和责任作为行动的依据,以行为的正当性、应当性作为道德评价标准的伦理学理论。通过规范或准则的形式确定应该做什么、不应该做什么,以及如何做才是道德的。

2. 医德义务论　以医德义务和医德责任为中心,研究医务工作者的行为准则和规范,回答什么是医务工作者的道德责任,把医务工作者的行为限于合理范围内的道德理论。

医德义务论强调医务工作者对义务的敬重和无条件地服从而不管行为的结果如何。通过医德的培养和训练,医务工作者将医德义务规定变成自己的医德义务感,再将这种义务感转化为医德行为,使医务工作者的行为达到他律与自律的统一,履行对病人应尽的职责。义务的实现最终靠医务工作者的良心和自律,在承担、履行医德义务的时候,医务工作者主观动机上不能以对方能否给予自己相应的好处或回报来决定是否尽医德义务或何等程度的义务,而且在必要时还应作出或多或少的奉献甚至自我牺牲。

3. 医德义务论的历史意义和局限性

(1)意义:医德义务论对医德建设发挥了指导作用。医德义务论是最早形成的医学伦理学基本理论,在相当长的历史时期,义务论是指导医务工作者认识并履行自己的医德责任的理论依据。它强调对病人的道德责任感,有助于医务工作者加强道德修养,注重养成良好的动机和行为谨慎,对改善医患关系和医际关系,促进医学科学的发展发挥了积极的作用。

(2)局限性:医德义务论也存在一些局限性。首先,它单纯强调以对病人个体负责为中心,忽视了对病人的尽责任与对他人、社会应尽责任的统一;其次,强调医务工作者对病人尽义务的绝对性和无条件性,忽视了病人在诊疗活动中的主动性和积极性,应尽义务的相对性;最后,强调医务工作者的主观动机,不重视医疗行为本身的价值及其导致的后果,疏忽了动机与效果的统一性。在市场经济条件下,义务论遇到功利论、效果论的挑战。

四、功利论、公益论与公正论

功利论、公益论与公正论是侧重以结果或效果来判断和评价医疗行为道德与否的伦理学理论。功利论强调个体行为的直接利益;公益论会考虑到集体利益和长远利益、行为对他人和社会的利益;

公正论则是强调追求公平正义的伦理理论。

（一）功利论

1. 含义 功利论也叫功利主义，主张利益是道德的基础，是以人们行为的实际功效和利益作为判断行为善恶标准的一种伦理学理论。

功利论源于19世纪以边沁和穆勒为代表的欧洲功利主义思想，主张"最大多数人的最大幸福"为功利原则，因其只强调行为的后果极易把人们的行为引向极端，不能适应现代科学的发展和社会现实的急剧变化，如环境污染、人口老龄化、资源短缺以及新技术推广应用等社会问题的公平和效率矛盾，迫使人们重新考虑效用和利益问题，从而推进了功利论的不断发展。

2. 医德功利论 主张以医务工作者的行为是否满足病人和社会大多数人的利益为标准的一种伦理观。医务工作者医疗措施的选择要考虑行为后果对病人个人的健康功利，如痛苦小、见效快等眼前利益，还要兼顾病人的长远利益和社会群体利益。把满足病人健康功利与医务工作者功利、医疗单位的功利、社会的功利统一，坚持经济效益与社会效益统一。从而使医德功利论成为调整医患关系、医务工作者个人利益、集体利益和社会利益之间关系的道德准则。

3. 意义 功利论与义务论相对立，它避免了义务论单纯强调动机与责任而忽视行为效果的评价方式带来的现实矛盾，为解决生命科学和医学新技术应用条件下生与死、资源的有效利用、医疗保健制度的选择等现实问题提供了理论依据。但是我们也必须认识到功利主义的本质是利己主义。功利论容易导致偏重行为效果而忽视主观动机，强调经济效益，忽视社会效益等错误。由于功利、效益价值标准的不唯一性，功利论在实践中还有待完善。

（二）公益论

1. 含义 是强调以社会公众利益为原则的，社会公益与个人利益相统一的一种伦理理论。主张以社会、人类和后代的利益，从整体和长远利益角度评价人们的行为。

2. 医德公益论 是以符合公共利益即大多数人的利益作为医疗选择的依据，主张从社会、人类和后代的利益出发，公正合理地分配医疗卫生资源，解决医疗实践冲突。要求医务工作者把对病人的责任与对社会、人类及后代的责任统一起来，在医疗服务中，坚持经济效益与社会效益并重，社会效益优先于经济效益的原则。

3. 意义 医德公益论的应用更好地适应了医学社会化趋势的要求，有助于解决医疗工作中病人个人利益与社会利益、卫生资源有效利用与公平合理分配等矛盾，克服了义务论的不足，弥补了功利论可能导致的片面性，有助于加强医务工作者及医疗卫生部门的社会责任感，对环境的改善、人类及其后代的长远利益，以及医学科学的发展产生积极的影响。在实践中公益论思想已成为世界共识，但由于受到物质条件和医学水平的限制，还需要努力创造条件，不断地把公益思想转化为现实。

知识拓展

杰里米·边沁（Jeremy Bentham，1748年2月15日—1832年6月6日）是英国的法理学家、功利主义哲学家、经济学家和社会改革者。他是一个政治上的激进分子，以功利主义哲学的创立者、动物权利的宣扬者及自然权利的反对者而闻名于世。他还对社会福利制度的发展有重大的贡献。

约翰·穆勒（John Stuart Mill，1806年5月20日—1873年5月8日），或译约翰·斯图尔特·密尔，也译作约翰·斯图亚特·穆勒，英国著名哲学家、心理学家和经济学家，19世纪影响力很大的古典自由主义思想家，支持边沁的功利主义。

（三）公正论

1. 含义 公正论是一种强调医疗卫生领域的社会服务要体现公平、均衡与效益的伦理理论。

2. 医学公正论 是强调健康公益，主张合理地兼顾医疗卫生领域中多元主体的健康利益、坚持医疗卫生资源分配的正义性、医疗卫生服务公平性的医学伦理学理论。这是现代医学及医患关系发生深刻变化在医学伦理学理论上的必然表现。

3. 主要内容

（1）医学事业的公益性：医学公正论认为医学事业是由人类所创造、由人类美德所维持的社会性的公正、公益事业。追求多元健康利益的合理兼顾，病人与其他病人、病人群体、健康人群、社会整体的健康利益，社会公正与人际公正统一；公平与效率合理统一，坚持社会效益与经济效益的辩证统一；强调健康利益实现的全局理念，把公正的医患关系扩展到群体之间、代代之间、人类与生态之间的全面公正。

（2）医疗卫生服务的公平性：公平就是坚持医疗服务平等性、均衡性。肯定人人享有平等的健康权利，个人健康权利与义务相对应。

4. 意义 医学公正论是当代以来卫生事业蓬勃发展、医学服务高度社会化的产物，是现代医学伦理学的基本理论之一，在卫生政策伦理、医疗卫生资源分配伦理、医院管理伦理等领域中的作用不断凸显，也必将在医疗保健、基本医疗、医院公益性改革实践中不断完善。

约翰·博德利·罗尔斯（John Bordley Rawls，1921—2002），美国著名哲学家、伦理学家。20 世纪 70 年代西方新自然法学派的主要代表之一，同时也是 20 世纪最伟大的哲学家之一。

罗尔斯 1921 年生于马里兰州的巴尔的摩，1943 年毕业于普林斯顿大学，1950 年获该校博士学位。先后在普林斯顿大学、康奈尔大学、麻省理工学院和哈佛大学任教。他专注于社会正义问题，潜心构筑一种理性性质的正义理论，并着手撰写《正义论》一书，前后三易其稿，终成 20 世纪下半叶伦理学、政治哲学领域最重要的理论著作，于 1971 年正式出版发行，旋即在学术界产生巨大反响。

第二节 医学伦理学的基本原则

医学伦理学的基本原则是具体原则、规范和范畴的总纲和精髓，在医学伦理学规范体系中居于主要地位，起指导作用。医学伦理学的具体原则、规范和范畴是医学伦理学基本原则的表现和细化。

一、基本原则

（一）医学伦理学基本原则的含义和地位

1. 含义 医学伦理学的基本原则，是指被同行和社会认可的、比较具体的医德观念和行为准则，是专门的研究者抽象和概括出反映医学道德基本精神、统帅一系列医学伦理准则的基本原则。

2. 地位 医学伦理学的基本原则是医学伦理学理论体系的核心，居于主要地位，起指导作用。原则又分为基本原则、具体原则和应用原则，基本原则是 20 世纪 80 年代中期提出的，指导医务工作者行为的根本规则。

（二）医学伦理学基本原则的内容

我国医学伦理学的基本原则是 20 世纪 80 年代中期提出的，是指导医务人员行为的根本规则。

1981 年，在上海举行的全国第一届医德学术讨论会，首次明确提出了我国的"社会主义医德基本原则"，其内容表述为："防病治病，救死扶伤，实行革命的人道主义，全心全意为人民服务。"80 年代中期，经修改，把上述提法确定为："防病治病，救死扶伤，实行社会主义人道主义，全心全意为人民身心健康服务。"

1. 防病治病、救死扶伤 防病治病、救死扶伤是医务工作者的基本职责。防病治病体现了预防为主、防治结合的医学道德精神。在现代医学发展中预防和保健职能已经成为医学不可分割的一部分，对于健康人群和亚健康人群的预防措施和健康宣教，既有利于提高人口素质又有利于节约资源。预防与治疗相结合指明了医学所承担的完整的医学道德责任。要求每一位医务工作者，任何医疗卫生单位,都要正确地认识和处理对病人、对健康人群、对生态环境、对社会等多重义务关系,承担起防病与治病的使命。

救死扶伤是医务工作者的天职,也是古今中外医家的共识。医圣张仲景以"救人活命"为己任,以"仁爱救人"为准则,指导自己的医疗实践。西医之父在《希波克拉底誓言》中也明确指出"为病人谋利益"。在当代中国对救死扶伤更是赋予了全面、深刻的意义。要求医务工作者以仁爱、同情之心,高度负责的态度,严谨科学的作风对待每一位病人。加强医德修养,刻苦钻研医学技术,不断提高医疗服务的水平和质量。

2. 实行社会主义的人道主义 实行社会主义的人道主义是医务人员工作的最普遍和最现实的要求。人道主义一词起源于欧洲 14~16 世纪的文艺复兴时期,资产阶级在反对封建特权、宗教神学过程中提出了人性自由、人格尊严、平等博爱等人道主义的思想,推动了人类社会的思想解放,促进了社会进步,同时这一思想主张因其与医学精神的一致性而成为医务工作的指导原则。

我国古代传统医学虽然没有提出人道主义的概念,但自古以来医德大家都是医学人道主义精神的倡导者和践行典范。孙思邈在《大医精诚》里提出,"华夷愚智,普同一等"的人格平等的思想,并且提出"人命至重,有贵千金"的尊重生命的伦理主张,这些先进理念一直影响着历代医家潜心医学,尊重生命,平等待患,以维护病人利益为自己的终身职责。

3. 全心全意为人民的身心健康服务 全心全意为人民的身心健康服务是医德的最高境界,也是对医务人员行为的最高要求。这一原则充分体现了医学伦理学原则的社会主义性质。人民是社会主义国家的主人,医学事业是人民的事业,"学医为民"是医学事业的宗旨,它要求每一位医务人员在职业活动中热爱人民,关心人民,把人民的健康利益放在第一位,不仅满足病人的生理健康需求,而且还要照护病人心理的、社会的及环境的健康;正确处理个人利益与病人利益、集体利益和国家利益的关系,恪尽职守,敢于奉献和牺牲。

(三) 医学专业精神的三项基本原则

医学专业精神的三项基本原则是 2000 年由欧洲内科联合会、美国内科协会、美国内科医师协会、美国内科理事会等共同发起和倡议的医师宪章,将医学专业精神归纳为三条基本原则:

1. 病人利益至上原则 尊重病人的权利,维护病人的利益,把病人的利益放在首位。

2. 尊重病人自主原则 尊重病人及其家属在充分知情条件下对诊疗决策的决定权。

3. 社会资源公平原则 正确处理各种利益关系,努力消除不利于医疗公平的各种障碍。充分利用有限的医疗资源,为病人提供有效适宜的医疗保健服务。

这三条原则与上述"防病治病,救死扶伤,实行社会主义人道主义,全心全意为人民身心健康服务"具有共通性,但是我国作为社会主义国家,更强调社会主义的人道主义,突出了社会性质的不同。

二、具体原则

医学伦理学的具体原则是基本原则的表现和细化。我国目前比较通用的"四原则"是源自于美国生命伦理四原则,引入的同时赋予了中国文化的内涵和特质,称为不伤害原则、尊重原则、有利原则和公正原则。

(一) 不伤害原则

1. 含义 不伤害原则是指在医疗诊治活动中不使病人身心受到损伤。这一原则强调的是医务工作的主观过失应当通过努力加以避免,医务工作者应该最大限度地降低对病人的伤害。

2. 分类 依据伤害与医务工作者主观意志的关系,可分为故意伤害和无意伤害、可知伤害和不可知伤害、可控伤害和不可控伤害、责任伤害和非责任伤害等类型。那些医疗上必需的,属于适应证范围的医疗行为是符合不伤害原则的。

不伤害原则不是绝对的,医疗伤害在临床实践工作中是客观存在的。人们已经认识到绝大多数医疗行为在客观上都会给病人带来生理上或心理上的损伤,例如药物治疗的毒副作用,检查、手术也伴生不同程度的身心疼痛。

3. 意义 不伤害原则的意义并不在于消除任何医疗伤害(这既不现实也不公平),而是针对那些怀有主观恶意或不负责任、应该预见而未预见、能够控制却放任伤害发生的行为而提出的,目的在于强化医务工作者的主观动机,树立以病人为中心的观念,以高度的责任意识把维护病人健康利益放在第一位。要求医务工作者刻苦学习,钻研技术,审慎工作,胆大心细,恪尽职守。坚决杜绝有意伤害和责任伤害,加强防范无意但可知伤害及意外伤害的发生。

当不伤害原则与其他原则发生冲突时,在利害并存的情况下,要权衡大小,尽力减小伤害程度,不给病人造成不必要的伤害和损失。

(二)有利原则

1. 含义　有利原则也称行善原则,是指医务工作者在医疗实践活动中把对病人健康有利放在第一位,并为病人谋利益的伦理原则。有利既包括医务工作者的主观动机,也包括客观结果;既有利于病人身体心理的健康利益,也应包括有利于病人的经济利益等。

2. 表现　有利原则在实践中表现为两方面的要求:一是低层次的有利,是指医务工作者自觉维护病人的利益,努力做到自己的每一个行为对病人确有益处,不对病人施加伤害,也就是不伤害病人原则;二是高层次的有利,要求医务工作者在医疗实践中积极为病人谋取利益,追求最优化决策原则。

医务工作者要树立全面的利益观,每一项医疗措施的选择都能经过深思熟虑,考虑病人的各方面利益需求,对利害得失全面权衡,争取以最小的投入获得最大的效果,努力做到疗效最好、伤害最小、痛苦最轻、费用最少,为病人提供最优化的服务,使病人多受益。

3. 意义　第一,有利原则是人类优秀道德思想的传承。"普救含灵之苦"是我国医德思想的精髓,在《迈蒙尼提斯祷文》中也表明了"医生一切要为病人着想"的行医信条。第二,有利原则要求医务工作者要尽可能减轻或消除病人的痛苦。我国《医务工作者医德规范》要求"救死扶伤,实行社会主义的人道主义,时刻为病人着想,千方百计为病人解除病痛。"第三,在医疗活动中,有利原则也不是绝对的,会遇到有利原则与不伤害原则、有利原则与公正原则的冲突,需要医务工作者权衡利害大小,权衡对他人和社会的利益,坚持公益原则,把对病人有利与对社会有利相统一。当医务工作者的行为对病人利害共存时,有利原则要求医务工作者的行为能给病人带来最大的益处和最小的危害。

(三)尊重原则

1. 含义　尊重作为医学伦理学的原则是指医患交往中要尊重对方的人格和尊严。广义地讲医务工作者要尊重病人的人格,还要尊重病人的自主权。这是医务工作职业特点决定的,也是医学人道主义的必然要求。尊重原则的实现是保障病人根本权益和建立和谐医患关系的必要条件和可靠基础。

2. 内容　尊重原则的内容主要包括尊重病人的人格权和自主权。

(1)人格权:人格权是法律赋予公民的基本权利,是一个人与生俱来的权利。医学伦理学主张尊重病人的人格权应该包括物质性人格权和精神性人格权两个方面。在医疗实践中物质性人格权有自然人的生命权、健康权、身体权及其死后的遗体权等;精神性人格权指姓名权、肖像权、名誉权、荣誉权、隐私权、尊严权、人身自由权及具有人格象征意义的财产利益权等。尊重病人的人格权利,也包括对病人家属人格权的尊重,同时病人及其家属也要尊重医务工作者及其劳动,这是医患交往的前提和基础,是建立和谐医患关系的保障,有利于医患沟通和协调。

(2)自主权:尊重病人自主权是尊重病人人格权利的延伸,是指尊重病人在理性状态下对诊疗措施独立作出的决定。包括尊重病人及其家属的自主性,从自主选择医生到对诊断治疗的知情同意,及要求医务工作者保守病人的隐私秘密等。因此病人自主权利不是病人单方面意愿就能实现的,需要医疗单位以及医务工作者的充分认知和有效工作提供保证。首先医务工作者尊重病人的知情权,提供病人能够理解的、正确并且足够作出理性决定的医疗信息;其次确定病人具备自主能力,年龄、身体、智力或精神状况正常;再次还要明确病人是在理性状态下,不受外界环境压力或胁迫,与他人及社会利益不冲突,病人的自主决定方能有效。

3. 正确运用医疗干涉权　对病人权利的尊重决不意味着放弃医务工作者自己的责任,必须正确处理病人自主与医务工作者作主之间的关系,正确使用医疗干涉权。当病人处于昏迷状态,又急需采取抢救措施,来不及征得家属知情同意;"无主"病人的紧急抢救;当自主的决定明显不利于病人的健康和利益;当自主的决定对他人、社会利益有危害时,医务工作者有权实施干预,采取必要的医疗措施或进行必要的劝导、纠正。坚决反对借助尊重原则推卸医务工作者的责任。同时也要防止随意滥用干涉权,切实保障尊重原则的有效实施。

(四) 公正原则

1. 含义 所谓公正是指公平、正义,不偏不倚。公正原则是指在医疗实践中对于有同样医疗需要的人给予同样的待遇。一般包括形式公正原则和内容公正原则两个方面。形式公正原则主张在分配医疗负担和收益时,同样的人给予同样的对待,不同的人给予不同的对待。内容公正原则是指根据哪些因素分配负担和收益,具体依据个人能力、社会地位、贡献大小、个人需要等条件确定应享有的待遇。

2. 要求 公正原则要求基本医疗需求人人享有,努力做到绝对公正,特殊医疗保健需求相对公正,有同样条件的病人给予同样的待遇。反对在医疗实践中不顾及病人条件差异医疗方案一刀切,也要正确理解市场经济条件下满足病人多种医疗需求的必要。

3. 形式 医疗实践中公正原则体现为人际交往公正和资源分配公正。

(1) 人际交往公正要求医患交往中医务工作者平等待患,一视同仁,不能因为病人千差万别的医疗需求而导致医疗服务态度和质量的差别。

(2) 资源分配公正则要求公平优先,兼顾效率,优化配置和使用医疗卫生资源。我国是发展中的人口大国,在医疗卫生资源的宏观分配中努力做到统筹兼顾,优化配置,确保人人享有基本医疗基础上满足人们多层次医疗保健需求。微观卫生资源分配,尤其稀有卫生资源的分配公正要权衡医学标准、社会价值标准、余年寿命、家庭角色、科研价值等综合标准作出选择。在实践中尚存在许多矛盾需要根据基本原则作出具体的判断,给予解决。

第三节 医学伦理学的基本规范

一、医学伦理学基本规范概述

(一) 含义和本质

1. 含义 规范一词可以分解为规则、范围,所以又解释为行为标准。医学伦理学规范是指医务工作者在医疗实践活动中应遵守的行为标准或准则。它是依据一定的医学伦理学理论和原则制定的,用以调整医疗人际关系、约束和控制医疗行为的道德规范的总和。

2. 本质 医学伦理学基本规范从本质讲是医务工作者的医德意识和医德行为的具体标准,是医学伦理学基本理论、基本原则的具体化。它一方面把理论和原则具体体现为医务工作者的行为要求,另一方面又是评价和判断医务工作者行为善恶的标准。

(二) 形式

医学伦理学的基本规范是对人们长期医疗实践中的道德行为的总结和概括,与当时社会的道德理念、风俗习惯相适应,规定"哪些应该做""哪些不应该做",早期在医家之间约定俗成,一般主要采用书面条文形式表达。有"戒律",如我国宋代陈实功的"五戒十要";有"誓言""宣言""箴言""祷文"形式,如古希腊《希波克拉底誓言》、德国胡弗兰德《医德十二箴言》、古阿拉伯时期《迈蒙尼提斯祷文》;有法典、法规、守则、公约等形式,如中华人民共和国原卫生部颁布的《医务工作者医德规范及实施办法》《医务工作者工作守则》《护士伦理学国际法》《临床医师公约》等。

二、我国医学伦理学基本规范的内容

我国医学伦理学规范主要表现为医务人员职业道德行为规范,它规定了医务人员的职业道德,是医务人员应具备的思想品质。

(一) 医务人员职业道德行为规范的依据

为了加强医务人员的道德素质,提高医疗服务质量,1988年12月15日,中华人民共和国原卫生部颁布的《医务人员医德规范及实施办法》对医务人员道德行为作出了规定,它是目前我国医疗界普

遍采用指导医务人员进行医疗活动的行为准则。

（二）医务人员职业道德行为规范的内容

1. 救死扶伤，实行社会主义的人道主义 这是医务人员工作的基本职责。无论身在哪一个具体岗位，医务人员的工作都关系到病人的生死安危，这就要求医务人员在工作中把病人的利益放在首位，急病人之所急，想病人之所想，忠于职守，尽职尽责，时刻为减轻病人的病痛、挽救病人的生命努力工作。

2. 尊重病人，一视同仁 尊重病人的人格与权利，对待病人，不分民族、性别、职业、地位、财产状况，都应尽心尽责。尊重原则的具体要求是尊重病人和平等交往。尊重病人的人格与权利，要求医务人员做到对待每一位病人人格尊严平等，资源分配公正。医患交往双方处于同等的地位，尤其医务人员要尊重病人平等的医疗权，平等待患，一视同仁。

3. 文明礼貌，注重仪表 举止端庄，语言文明，态度和蔼，同情、关心和体贴病人。这些在临床诊疗中主要体现在医疗工作的作风和工作态度上。举止端庄、语言和蔼是对医务人员言行的素质规范。举手投足，穿衣戴帽蕴含医务人员职业身份象征，一个人的举止言谈也代表着一种内在的精神风貌。医务人员衣着整洁、规范，举止大方，语言和蔼，有利于医患沟通交往，有效传达出一种积极向上的正能量，感染、促进病人战胜疾病。

语言可以治病，也可以致病。语言对病人心理有重要的影响作用，语言和蔼是要求医务人员用语文明礼貌，善于使用安慰性的语言、鼓励性的语言、暗示性和保护性的语言。这也是医务人员道德素质和修养善行的行为表现。

4. 遵纪守法，廉洁奉公 自觉遵守法规法纪，不以医谋私。廉洁行医，遵纪守法是对医务人员道德品质的要求，也是衡量医德医风状况的重要内容。医务人员因其掌握特有的专业知识，又关系到人的生死安危，使得其手中的医疗权力尤显重要。但是医生的诊断治疗不是特权，而是为了更好地开展医疗工作的需要，最大程度地实现病人利益而获得的。绝不允许乘人之危，向病人及家属索要或收受好处，以医谋私。这既有悖医德良知，也为法律所不容。

在我国改革开放、实行社会主义市场经济的今天，医疗卫生行业面临经济效益与社会效益的考验，廉洁行医，遵纪守法，要求医务人员加强医德教育和修养，提高医德境界，淡泊名利，时时处处以病人利益为中心，增强法制观念，自觉抵制行业的不正之风。

5. 保守医密，实行保护性医疗，不泄露病人隐私与秘密 诚实守信，保守医密是对医务人员职业道德品质的要求。诚信是社会普遍的道德要求，而对于医疗服务行业又有特殊性，它是与保守医密联系在一起的，使医务人员处于讲真话与保密双重责任之中。诚实守信、讲真话是医务人员建立医生和病人之间信任、和谐关系的必要条件，也是实现病人知情同意、选择医疗决策、积极配合医疗工作的保障。讲真话就是要如实告知，但出于保护性医疗的需要，在实践中把明显不利于病人的医疗信息避免本人知道，而采取向病人家属告知的方法是可以接受的。此外，讲真话也有讲话方式、表达方法等艺术要求，需要医务人员学习和研究。

保守医密，与诚实守信相关联，它承载着病人对医务人员的一份信任和责任，是医务人员对病人的职业承诺和使命。由于诊疗工作的特殊性而了解到的病人隐私和秘密在不影响他人和社会利益的情况下，医务人员不得予以公开，这是医疗职业的道德准则，也是法律规范。

6. 互学互尊，团结协作 同事之间相互尊重，相互学习，团结友爱，共同进步。互尊互学，团结协作是建立医际关系、正确处理同行同事间关系的行为准则。尊重师长，敬重同道，是古今中外医疗行业的传统美德。我国《临床医师公约》倡导"敬业尊师，积极扶植后学"，医务人员之间、医务人员与病人之间团结合作，共同以维护病人利益为重。

7. 严谨求实，精勤不倦 刻苦钻研医术，精益求精，不断更新知识，提高技术水平。刻苦钻研医术，精益求精，不断提高专业知识和技术，是医务人员做好医疗服务工作的前提条件。随着现代医学的迅猛发展，医学知识和技术以惊人的速度推陈出新，医学的社会责任更加全面，要求医务人员知识全面、素质精良、技术精准，刻苦钻研医术，精益求精，必须活到老学到老，不断更新知识，提高技能。

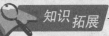

1991年国家教委高等教育司颁布了《中华人民共和国医学生誓词》,是我国医学生和从业人员学习和执业的思想道德准则。其内容如下:

健康所系、性命相托。

当我步入神圣医学学府的时刻,谨庄严宣誓:

我志愿献身医学,热爱祖国,忠于人民,恪守医德,尊师守纪,刻苦钻研,孜孜不倦,精益求精,全面发展。我决心竭尽全力除人类之病痛,助健康之完美,维护医术的圣洁和荣誉。救死扶伤,不辞艰辛,执着追求,为祖国医药卫生事业的发展和人类身心健康奋斗终生!

第四节　医学伦理学的基本范畴

医学伦理学的范畴是医学伦理学理论体系的重要组成部分,也是构成医学伦理学理论体系的最小基石。

一、医学伦理学基本范畴概述

(一) 医学伦理学基本范畴的含义

1. 范畴的含义　范畴是指概括性最高的基本概念。它是一个学科领域具有特定内涵的专门用语,是人的思维对客观事物本质的一般概括和总结。

2. 医学伦理学范畴的含义　是医学道德实践普遍本质的概括和反映,是医学道德及其特征、现象和关系等普遍本质的基本概念,可为分广义和狭义两种类型。从广义上说,医学伦理学这个学科所使用的基本概念,都可以看成是医学道德范畴。狭义的医学道德范畴,是构成整个医学伦理准则体系的第三个层次,主要有:权利与义务、良心与荣誉、情感与理智、审慎与胆识。

(二) 医学伦理学基本范畴的意义

1. 医学伦理学范畴是阐述医学伦理原则,分析医学伦理问题的出发点　医学伦理学范畴是以医学伦理学原则、规范为基础,在原则规范指导下形成的,医学伦理学范畴又是对医学伦理学原则、规范的补充和具体化。没有确定的医学伦理学范畴,就无法明确表达医学道德原则和规范。

2. 医学伦理学范畴是指导医疗实践,进行医德教育和培养的基础内容　医学伦理学的原则和规范是表达社会对医务工作者的外在、客观的道德要求,体现道德的他律性,医学伦理学范畴反映的是医务工作者内在的自我要求,体现道德的自律性。所以医学伦理学范畴是把医学伦理学原则、规范要求从外在的他律约束转化为内在的自觉行为,有助于医务工作者在实践中把握医德要求,开展医德教育,不断地提高医德修养。

二、医学伦理学基本范畴的内容

(一) 权利与义务

1. 权利　是公民依法享有的权利和利益。包括两个方面的内容:一是病人在医学关系中所享有的权利;二是医务工作者在医学关系中所享有的权利。

(1)病人的权利:是病人在患病就医期间所拥有的而且能够行使的权力和应该享有的利益,也称病人权益。在实践中,病人权利主要包括法律权利与道德权利。根据相关法律法规规定,病人法律权利主要有:生命权、健康权、身体所有权、平等医疗权、疾病认知权、知情同意权、保护隐私权、因病免除相应社会责任权、诉讼索偿权等。其中,平等医疗权、自主权、知情同意权是医学伦理学中经常讨论的问题。

(2)医务工作者的权利:①在注册的执业范围内,进行医学检查、疾病调查、医学处置、出具相应医学证明文件,选择合理的医疗、预防、保健方案等的权利(不得出具与自己执业无关或者执业类别不相

29

符的医学证明文件)。②有获得本人执业活动相当的医疗设备基本条件。③从事医学研究、学术交流、参加专业学术团体的权利。④参加专业培训,接受医学继续教育的权利。⑤在执业活动中,人格尊严、人身安全不受侵犯的权利。⑥获得工资报酬和津贴,享受国家规定的福利待遇的权利。

2. 义务 指人们意识到的、自愿承担的对社会、集体和他人的道德责任。

(1)病人的义务:①如实提供病情和有关信息。②在医师指导下接受并积极配合医生诊疗。③避免将疾病传播他人。④尊重医务工作者和医务工作者的劳动。⑤遵守医院规章制度。⑥支持临床实习和医学发展。

(2)医务工作者的义务:医学道德义务主要是指作为一名医务工作者在道德上应该履行的职责。不以享有某些权利和报偿为前提;不是外部强制,而是建立在对社会和他人利益的正确理解、对病人怀有深厚情谊的基础上,自觉自愿履行义务。

《执业医师法》规定执业医师的义务:遵守法律、法规,遵守技术操作规范;树立敬业精神,遵守职业道德,履行医师职责,尽职尽责为病人服务;关心、爱护、尊重病人,保护病人隐私;努力钻研业务,更新知识,提高专业技术水平;宣传卫生保健知识,对病人进行健康教育。

(二) 良心与荣誉

1. 良心 是人们在履行义务过程中所形成的一种自我道德意识,是人们对自身行为是否符合社会道德准则的自我认识和评价。

(1)医学道德良心的含义:医学道德良心的实质就是自律,是医务工作者内心的道德活动机制,是发自内心深处的情感呼唤、道德律令,是自我选择、自我监督、自我调节、自我评价的自律过程。

(2)医学道德良心的作用:

第一,导向作用。医务工作者在诊疗开始之前,良心需依据道德价值和道德责任的要求,对自身行为动机进行检查,符合道德要求的,予以肯定;不符合的,予以否定,并按照道德要求,做出正确选择。

第二,监督作用。医务工作者在诊疗过程中,一旦产生异常的情感、欲念,行为主体通过"良心发现"及时地发现问题,从而调整自己的行为,改变行为方向,避免不良行为的发生。

第三,评价作用。医务工作者在诊疗之后,对自己的诊疗行为进行反思和审视,对符合道德要求的行为感到满意,并给予鼓励;对不符合道德要求的行为感到愧疚和羞耻,且受到良心的谴责。

2. 荣誉 是指由于成就和地位而得到广为流传的名誉和尊荣。一定的社会或集团对人们履行社会义务的道德行为的肯定和褒奖,是特定人从特定组织获得的专门性和定性化的积极评价。个人因意识到这种肯定和褒奖所产生的道德情感,通称荣誉感。

(1)医务工作者的荣誉:是医务工作者理性上自尊的表现,在社会层面表现为对医务工作者道德行为及其价值的肯定和褒奖。在中国,孟子最早从伦理方面使用荣辱概念,"仁则荣,不仁则辱。"所以古代医家多把"医乃仁术"作为约束自己行为规范的准则。

(2)荣誉对医务工作者的作用:

第一,评价作用:通过社会舆论来判断社会赞成什么,反对什么,以促进医务人员注意自己言行的社会效果,对自己的言行负责。

第二,培养荣誉感:培养医务工作者以诚实劳动和辛苦付出获得荣誉为荣,弄虚作假、骗取个人荣誉为耻的思想。

(三) 情感与理智

1. 情感 指在一定社会条件下,人们根据社会道德观念和准则,去感知、评价个人和他人行为时的态度、体验。

(1)医学道德情感:是指医务工作者在医疗活动中,对自己和他人行为之间关系的内心体验和自然流露。

(2)医学道德情感内容:包括同情、责任感和事业感。

同情感是医德情感中最基本的内容,是医务工作者对病人的遭遇和不幸产生的共鸣,并对其表现出的怜悯和同情。在临床诊疗中,面对受疾病折磨、盼望救治的病人时,医务工作者会产生一种对病人遭遇的同情以及愿为其解除病痛的愿望,其实质就是对他人痛苦的认知和理解,也是医务工作者为病人服务的原初动力。

责任感是医德情感中的重要内容,它已经上升到了职业责任的高度,是一种自觉的道德意识。在临床诊疗中,医务工作者会把病人利益放在首位,以减轻病人痛苦、挽救病人生命为己任,满腔热忱、千方百计地提高医疗技术水平和服务质量。

事业感是同情感和责任感的升华,也是最高层次的道德情感,表现为医务工作者自觉地把本职工作与医学科学发展及人类健康联系在一起,产生崇高而神圣的情感动力,忘我投入工作,把全心全意为人民的身心健康服务作为一种崇高的价值追求。

2. 理智　是指一个人用以认识、理解、思考和决断的能力,或辨别是非、利害关系以及控制自己行为的能力。

(1)医学道德理智:是指作为医务工作者必备的医学道德理性修养,包含较低层次的医学道德认知素质和自制能力,以及较高层次的医学道德决定能力和智慧素质。

(2)医学道德理智的体现:在医疗实践中,医务工作者热爱病人的情感并不是盲目冲动的,而是建立在医学科学基础之上的,必须在医学科学允许的范围内去满足病人及其家属的要求。比如,当待产孕妇分娩出现难产时,如果家属坚持顺产,医生应该用理智加以判断。

(四) 审慎与胆识

1. 审慎　指人们在行为之前的周密思考与行为过程中的谨慎认真。

(1)医德审慎的含义:医务工作者在为病人服务的过程中,处事慎重、严谨、周密、准确、无误。

(2)审慎的作用:能保障病人的身心健康和生命安全;能保证及时做出正确的诊断;能选择最优化的治疗方案;有利于建立良好的医患关系。

2. 胆识　指人们在事物处理过程中敢于承担风险和善于化解风险的勇气和能力。

(1)医德胆识的含义:医务工作者在病人面临风险和难题而自己可以有所作为的时候,能为病人预见到风险,敢于承担风险,并善于化解风险。胆识的深层本质是关心病人和尊重科学。

(2)胆识的价值:可能帮助医务工作者把握住有效抢救危、重、急、险病人的时机;可以帮助医务工作者在病人损伤不可避免时,做出争取最大善果和最小恶果的合理选择;可能帮助医务工作者尽快对疑难病症及时做出正确诊断和处理。

本章小结

通过医学伦理学的基础理论与规范体系的学习,了解医学伦理学的基本理论观点,深入理解掌握医学伦理学的基本原则和具体原则,严格遵守医务工作者的职业伦理规范,以医学伦理学基础理论为指导,以医学伦理学原则为标准,把医学伦理学的权利与义务、良心与荣誉、情感与理智、审慎与胆识范畴的思想落实到医疗实践中,努力提高医德修养。

案例讨论

亨利·诺尔曼·白求恩(Henry Norman Bethune,1890年3月4日—1939年11月12日),医学博士,加拿大医师、医疗创新者、人道主义者。他的胸外科医术在加拿大、英国和美国医学界享有盛名。

1938年3月31日,白求恩率领一个由加拿大人和美国人组成的医疗队来到中国延安,毛泽东亲切接见了白求恩一行。1938年11月至1939年2月,率医疗队到山西雁北和冀中前线进行战地救治,4个月里,行程750千米,做手术300余次,救治大批伤员。1939年11月12日因败血症医治无效在河北省唐县黄石口村逝世,终年49岁。

(周鸿艳)

案例讨论

思考题

1. 简述生命论的主要内容。
2. 简述医学伦理学的具体原则。

第四章 医疗人际关系伦理

04章课件

学习目标

1. 掌握：医患关系的基本模式；医生、病人的权利与义务；医患关系的主要影响因素；医患沟通的伦理意义。

2. 熟悉：医患关系的含义；医际关系的含义和模式；医际关系的主要影响因素；医患沟通的伦理准则。

3. 了解：医际关系的基本类型；建立良好医际关系的意义；临床实习的伦理要求；医患沟通的伦理目标。

4. 学生能够从伦理视角审视医疗人际关系，重视医患沟通，努力建立新型医际关系，为人民身心健康服务。

医疗人际关系是指在医疗活动中医务人员产生的一种特殊的社会关系。和谐的医疗人际关系依赖于道德的规范和制约，改善医疗活动中的人际关系已经越来越受到人们的重视。医疗人际关系包括医患关系、医际关系，重点是医患关系。

第一节 医患关系伦理

一、医患关系概述

（一）医患关系的含义

医患关系是指医方与患方在医疗实践活动中基于病人健康利益所构成的一种医学人际关系。医患关系是医学人际关系中最基本、最核心的关系。著名医史学家西格里斯特（H.E.Sigerist）曾精辟地表述过医患关系："每一种医学活动始终涉及两类当事人：医生和病人，或者更广泛地说，医学团体和社会。医学无非是这两群人之间多方面的关系。"因此，医患关系有广义和狭义之分。广义的医患关系，既是指医师与病人之间构成的医学人际关系，又是医方与患方群体之间构成的医学人际关系。其中"医方"并不简单地指医生，而是包含医疗卫生机构、医务人员、医疗卫生行政管理部门和关于医的知识和意识（包括医学知识、医疗知识、预防知识、医务知识等）。"患方"从存在论角度讲是人（病人）和病的总和，具体包括病人、病人的家属、亲朋好友、病人的病情、病势及心理活动等。特别是当病人失去或无行为判断能力时（如昏迷病人、精神病病人和儿童），与病人相关的人群往往会代表病人，充当其监护人。病人这个群体可以涵盖社会的每个成员。狭义的医患关系是指医疗活动中医生或医务人员和病人之间构成的医学人际关系。

笔记

（二）医患关系的性质

医患关系是基于特定的医疗活动而建立的人际关系。这种人际关系以医疗活动为前提,在医疗活动中双方的目的是一致的,医患双方的目的都是为了使病人恢复健康。这种人际关系具有以下两种性质:

1. 信托关系 医患关系的本质是一种信托关系。信任在先,托付在后。病人看病求医,本身就隐含着对医生的信任,相信医生会把病人的利益放在优先地位,运用其掌握的医学知识和技术努力维护病人的生命健康,完成病人赋予的托付,在此前提下,病人才敢放心地把生命托付给医生。医患信托关系建立的基础是双方的信任,医务人员应注意医德修养,提升医术水平,不辜负病人的信任。

2. 契约关系 医患关系是建立在平等基础上的契约关系。医患之间是平等关系,即医生尊重病人的医疗权利,一视同仁地提供医疗服务;病人尊重医生的劳动,并密切配合诊治,共同完成维护健康的任务。医患关系是服务与被服务的契约关系,即医生以救死扶伤、防病治病为己任,国家赋予医生某种特权(对疾病诊治权和特殊干涉权等)并要求医生以医疗技术为病人提供服务;病人出于信任或与医生充分协商,接受医生的服务。医生具有医学知识,处于主动地位并具有某种特权,这就要求医生恪守职责、钻研技术,以高尚的医德、精湛的医术全心全意为病人服务,不辜负病人的信任。

由于医学服务的专业性和疾病发展过程中的复杂性和动态性,医患之间的契约关系不同于一般民事上的契约关系。国家为保障病人的身心健康,在相关法律法规中对医务人员的行为作出了一些强制性的规定。例如《中华人民共和国执业医师法》第 24 条规定:"对危急病人,医师应采取紧急措施进行诊治,不得拒绝急救处置。"医务人员签订契约并不表明只是简单地履行签字程序,而是真正地树立敬业精神,遵守职业道德,履行专业职责,在病人生命处于危险之中时,能够切实地为其健康负责。

二、医患关系的基本模式

医患关系的模式随着社会进步、医学科学的发展和社会制度的变化而发展变化。医患关系模式是医学模式在人际关系中的具体体现,国内外学者对医患关系的模式都有不同的看法,主要有维奇模式、布朗斯坦模式、萨奇曼模式和萨斯－荷伦德模式四种分类,其中萨斯－荷伦德模式已被医学界广为接受。

（一）维奇模式

美国学者罗伯特·维奇(Robert Veatch)提出医患关系三种模式。

1. 纯技术模式 纯技术模式又称工程模式。在这种模式中,医生从事医疗工作只管技术,仅充当纯粹科学家的角色。维奇认为,这种模式中医生将所有与疾病、健康有关的事实提供给病人,使病人接受这些事实,然后医生根据事实解决相应的问题。随着新的医学模式的出现,这种把病人当成生物体变量的生物医学阶段的医患关系已被淘汰。

2. 权威模式 权威模式又称教士模式。在这种模式中,一切均由医生决定,医生具有很大的权威性,不仅可以作出各项医疗决定,而且还具有作出道德决定的权利。病人缺乏自主权,不利于调动病人的主观能动性。

3. 契约模式 这种模式是指医患双方是一种非法律性的关于医患双方责任和利益的约定关系。虽然医患双方不感到彼此之间完全平等,但却感到彼此之间有一些共同的利益,同时分享道德权利和履行道德责任。

（二）布朗斯坦模式

布朗斯坦(Braunstein)在《行为科学在医学中的应用》一书中,提出了传统模式和人道模式两种医患关系的模式。

1. 传统模式 在这种模式中,医生拥有绝对权威,可以为病人的诊疗作出决定,病人则听命服从,执行医生的决定。

2. 人道模式 在这种模式中,医生不仅要给予病人医疗技术方面的帮助,而且要对病人有关切和负责的态度。人道模式体现了对病人意志和权利的尊重,在诊疗过程中,病人可以主动参与医疗过程,并在医疗决策中承担责任。这是一种具有优越性的模式。

以上医患关系模式在特定的适用范围内是正确的、有效的。在现实医疗实践中,医生应根据不同的病人和不同的疾病类型选用相应的医患关系模式。

(三) 萨奇曼模式

社会医学家萨奇曼(Edward Allen Suchman),通过对病人求医行为的研究,把病人从体验疾病症状到痊愈康复的求医过程分成了五个阶段:一是体验症状阶段;二是接受患病角色阶段;三是接触医疗照顾阶段;四是依靠医生的患病角色阶段;五是痊愈或康复阶段。他认为,每一阶段都是病人寻求帮助或在疾病行为过程中做出一个新的重要决定的时候,在每个阶段,病人都进行不同的决策并采取不同的行动。

萨奇曼强调,这只是一种理想化的模型,并非每一位病人必然经历这五个阶段,个人感觉是决定个人对健康和疾病状态作出反应的关键因素。由于这种模式适用于那些有严重症状的、最终接受了医疗照顾的求医者,我们可以以此为依据来分析门诊病人和住院病人的角色差异。

(四) 萨斯－荷伦德模式

美国学者萨斯(Szasz)和荷伦德(Hollender)在1976年发表的题为《医患关系的基本模式》的文章中,根据医生和病人的主动性大小将医患关系分为三种基本模式,即主动被动型、指导合作型和共同参与型,现已被医学界广泛接受。

1. 主动被动型 这种模式是一种古老的医患关系模式。在这一模式中,医生主动进行医疗活动,病人被动接受治疗,是一种不平等的医患关系。在现代医学实践中,这种关系主要适用于急诊治疗,例如病人发生严重创伤、昏迷、休克或严重精神病病人等。这种模式与生活中父母与婴儿之间的关系相似。

2. 指导合作型 这种模式是最广泛存在的一种医患关系模式。在这种模式中医患双方在医疗活动中都具有一定程度的主动性,医生仍然具有权威性,起技术指导作用;病人接受医生指导,忠实执行医嘱,配合治疗,并可以对治疗措施提出意见和要求。这种关系适用于能够表达自己主观意志的病人,特别是急性病的病人。这种模式与生活中父母与青少年之间的关系相似。

3. 共同参与型 在这种模式中,医生与病人具有近似同等的权利,病人与医生配合,双方相互尊重,共同参与治疗方案的决定和实施。这种关系适用于有一定教育水平的病人或大多数的慢性病病人,几乎所有的心理治疗也属于这种模式。这种模式与生活中成人与成人之间的关系相似。

图片:萨斯－荷伦德模式

三、医生的权利与义务

医生是医疗活动的主体,承担着救死扶伤、防病治病、实行人道主义的神圣义务和全心全意为人民的身心健康服务的重任。医生素质的全面提高对于提高医疗质量具有重要意义。医生素质的提高与其对自身权利和义务的自觉意识有直接关系。

(一) 医生的权利

医生的权利主要是指法律和道德上所赋予医生的权利。《中华人民共和国执业医师法》第二十一条对医师在执业活动中享有的权利做了具体的规定:

第一,在注册的执业范围内,进行医学诊查、疾病调查、医学处置,出具相应的医学证明文件,选择合理的医疗、预防、保健方案;第二,按照国务院卫生行政部门规定的标准,获得与本人执业活动相当的医疗设备基本条件;第三,从事医学研究、学术交流,参加专业学术团体;第四,参加专业培训,接受继续医学教育;第五,在执业活动中,人格尊严、人身安全不受侵犯;第六,获取工资报酬和津贴,享受国家规定的福利待遇;第七,对所在机构的医疗、预防、保健工作和卫生行政部门的工作提出意见和建议,依法参与所在机构的民主管理。

医生权利的行使是为了更好地实现救死扶伤的义务,如果偏离了此目的追求个人私利,就是不道德的行为。在特定情况下医生为保证病人自身、他人和社会的利益,可以行使特殊的医疗干涉权。比如精神病病人和自杀未遂等病人,如果拒绝治疗会带来严重后果或不可挽回的损失时,医生有权在认真解释的前提下行使干涉权。当病人了解病情及预后有可能影响治疗过程,甚至对病人造成不良后果时,医生有权隐瞒病情真相。

图片:医生的权利

(二) 医生的义务

《中华人民共和国执业医师法》第二十二条对医师的义务也做了明确的规定:遵守法律、法规,遵守技术操作规范;树立敬业精神,遵守职业道德,履行医师职责,尽职尽责地为病人服务;关心、爱护、尊重病人,保护病人的隐私;努力钻研业务,更新知识,提高专业技术水平;宣传卫生保健知识,对病人进行健康教育。概括来说,有以下三个方面:

1. 诊疗疾病和减轻痛苦　医疗执业的特点决定医生必须用所掌握的全部医学知识和治疗手段尽最大努力为病人服务。医生所从事的职业要以病人的利益和健康为前提。同时医生不仅要用药物、手术等医疗手段解除病人躯体上的痛苦,还要同情和理解病人,做好心理疏导,让病人摆脱心理上的痛苦。医生只有全面了解病人,才能取得好的治疗效果。

2. 解释、说明的义务　医生有义务向病人说明病情、治疗过程及预后情况。这种说明是为了让病人了解有关情况,并不是要去增加病人的心理负担,体现了医生对病人的尊重。

3. 保密的义务　医生不仅不能随意泄露病人的隐私,有为病人保守秘密的义务,而且还有对病人保密的义务,如对某些病人的病情及预后需要保密,对孕妇进行 B 超检查时,不能向孕妇透露胎儿的性别等,这既是医务人员应履行的义务,又是拒绝孕妇和家属不合理要求的权利。

此外,医生在对病人尽义务的同时,还必须对社会尽义务,如宣传、普及医学科学知识,发展医学科学等等。一般来说,对病人和对社会尽义务是统一的,但是,由于利益的基点不同和指向不同,也会发生矛盾和冲突。当产生矛盾时,必须首先考虑社会利益,以社会利益为重,再考虑病人个人利益。

四、病人的权利与义务

(一)病人的权利

病人的权利一般是指病人在患病期间应有的权利和必须保障的利益。病人权利的内容虽然也涉及法律范畴,如隐私的保护和知情同意等,但它不同于法律上的权利,它的实现有一定的社会和医疗卫生背景。参照国际上的有关规定,基于我国的国情,病人应享有以下的权利:

1. 平等医疗权　平等医疗权是指法律保障每一位公民都享有生命健康权,当其生命健康受到疾病的威胁时,病人有权利获得救治。任何病人都有权享受到基本的医疗对待,以恢复自身健康。医生对待病人则应该一视同仁,不应因民族、性别、年龄、职业、地位等因素有所差别。

2. 知情同意权　知情同意是病人自主的具体体现。知情同意权包括知情权和同意权两个方面。知情权是指病人在接受医疗服务时有权知晓自己所患疾病的相关情况及作出合理决定。医生在不损害病人利益和不影响治疗效果的前提下,应尽量提供有关疾病方面的知识、拟采取的诊治措施和方案、诊断结果、病情预后以及医疗费用等方面的信息。同意权是指在充分知情的基础上,病人对医生的医疗过程作出同意或不同意的表示。病人也有权拒绝一些治疗手段和各种类型的医学实验,不管是否有益于病人。

3. 保护隐私权　为了诊治的需要,病人有义务将自己与疾病有关的隐私如实地告知医务人员,但是病人也有权维护自己的隐私不受侵害,对于医务人员已经了解的病人隐私和有关生理、心理的情况,病人享有不被擅自公开的权利。《中华人民共和国执业医师法》第二十二条规定:"医师应关心、爱护、尊重病人,保护病人的隐私。"《中华人民共和国侵权责任法》第六十二条规定:"医疗机构及其医务人员应当对病人的隐私保密。泄露病人隐私或者未经病人同意公开其病历资料,造成病人损害的,应当承担侵权责任。"然而,如果病人的"隐私"涉及了他人或社会的利益,对他人或社会具有一定的危害性,例如患有甲类传染病,则医务人员有疫情报告的义务,应当如实上报,但应对无关人员保密。

4. 医疗监督权　医疗监督权是指病人有权利在医疗实践过程中监督自己的基本医疗权利是否得到实现。当自己的生命和健康利益受到影响时,病人有权对医疗机构提出批评和意见。

5. 休息与免除社会责任权　疾病使病人承担社会责任和义务的能力降低。经医生诊断,病人有权暂时或长期免除一定的社会责任和义务,有权休息和享受相关福利。

6. 损害索赔权　在医疗活动中,因医疗机构及其医务人员违反医疗卫生管理法律、行政法规、部门规章和诊疗护理规范、常规,造成病人人身损害、精神损害或财产损害时,病人及其家属有权提出经济赔偿的请求,并追究有关人员或单位的法律责任。对此,《中华人民共和国侵权责任法》已做出明确的规定,这也是对道德正义的维护。

(二) 病人的义务

医患关系的维系不仅需要医方正确履行自己的责任,行使自己的权利,也需要患方践行自身的义务。病人在享受社会给予权利的同时,也必须履行对他人、对社会应尽的义务,病人的义务可归结为:

1. 保持和恢复健康的义务　人一旦患病,社会和他人将耗费人力、物力、财力帮助其恢复健康。同时,一个人患病后,最大限度承担社会责任和义务的能力就会降低,这对个人、家庭和社会来说都是一种负担。作为病人,保持自身健康就是为社会减轻负担的表现。因此病人有义务养成良好的生活习惯,锻炼身体,保持自身健康,减少疾病发生。

2. 配合诊疗的义务　病人患病后要积极配合医务人员的诊治,自觉接受检查,提供病情和相关信息,尊重医务人员的劳动和人格。另外,对于一些特殊疾病的病人,如传染性疾病、遗传性疾病,如果不配合治疗,就会增加对社会的危害性,这也是对自己、对他人、对社会不负责任的表现。

3. 遵守医院规章制度的义务　病人在诊治过程中,应自觉遵守医疗卫生机构的各项规章制度,如探视制度、卫生制度和隔离制度等,还要和医务人员一起共同维护医院正常的工作秩序。同时病人有义务承担治疗、住院费用,拒付医药费用的行为是不允许的。

4. 支持临床实习和医学科学研究的义务　医学科学事业是造福于全人类的事业,医学科学的发展离不开医学科学的研究。为了提高医学科学水平,寻找战胜疾病的方法,医务人员有时需要对一些疑难性、罕见性疾病进行研究,需要对尸体进行解剖;医学生的临床见习、实习等都需要在病人身上体验和实践所学习的医学理论及培养相关技能。这些都要建立在病人的知情和自愿的前提下。当然,这并非是病人的法定义务,而仅仅是道德义务,并不带有强制性。当病人履行义务与病人权利发生冲突时,应首先尊重病人的权利,不能强迫病人接受这种义务。

五、影响医患关系的因素

医患之间原本是没有利益冲突的,而且双方在对方的利益上都可以得到体现和满足。但是,受一定的社会因素和医学科学发展的影响,以及医患双方道德水平和客观因素的制约,医患之间仍然存在着矛盾。随着新时期医疗市场化趋势及相关社会保障体系的迅速发展,医患关系的内涵比以前任何时期都有所扩大。医患不和谐,表面上是医患双方之间的不和谐,而实质上是医方、患方和政府等多方面之间关系的不和谐,既有社会和医院管理方面的因素,又有医方和患方的因素,主要体现在以下三个方面:

(一) 医务人员因素

1. 医务人员的服务态度　医患关系紧张的最普遍问题是医务人员的服务态度,个别医务人员不注意医德修养,态度生硬、解释不耐心,甚至出言不逊、恶语伤人,使病人精神上受到伤害,这些都影响着病人对医生的信心,直接导致医患关系的紧张。

2. 医务人员的伦理素养　在市场经济条件下,某些医务人员受到拜金主义、个人享乐主义的影响,为了经济利益,让病人接受不必要的医疗服务,如开大处方、延长住院时间等,直接影响了医患关系。由于医学分科越来越细,某些疾病分科界限不清,有的医务人员互相推诿,使病人得不到及时的治疗。另外,为了避免医疗纠纷,有的医院对一些高风险的治疗措施采取回避态度,这些都导致医患关系的恶化。有的医生不尊重病人的权利,把病人当做自己的科研和提高技术的对象,较少考虑病人的痛苦和经济负担,这也增加了医患矛盾的发生率。

3. 医务人员的心理状态　医务人员由于道德品质和文化修养不同,形成不同的心理状态。持积极型心理状态的医务人员,会主动地尽最大努力帮助病人恢复健康,对病人尽职尽责,以病人的利益为己任。持消极型心理状态的医务人员,缺乏事业心和责任感,不关心病人的疾苦,技术上不求上进,对病人冷漠无情,造成医患关系十分脆弱。影响医患关系的心理状态主要有施恩心理、权威心理和单纯研究心理等。

(二) 病人因素

1. 对健康的期望值过高　有的病人缺乏医学知识,对疾病的认识较少,但是对医生及医治效果却抱有较大的期望,当结果与期望值之间差别较大时容易造成医患关系的紧张。

2. 病人的道德修养　少数病人缺乏道德修养,不尊重医务人员,轻则指责、刁难,重则谩骂甚至动手殴打医务人员,严重损害医务人员的自尊心和人格,影响了医患之间的正常关系。

3. 病人的心理状态　有些病人对医务人员不信任,只相信高年资的医生、自己熟识的医生,致使医务人员产生反感心理,从而影响医患关系。同时疾病容易使病人产生紧张情绪,病人的急躁情绪容易发泄到医生身上,造成矛盾,给医患关系带来不良后果。

(三) 医院管理及社会方面

由于医院的规章制度不健全,管理不科学,出现交叉感染、医疗与护理差错;过多地强调经济效益,忽视社会效益;医院秩序混乱,医疗设备和生活配套设施不完善等,都会对医患关系产生影响,这也是造成医患关系紧张的重要因素。

计划经济体制下建立的公费医疗、农村合作医疗等保障体制,已经不适应市场经济发展的需要,许多人认为"看不起病"是医院和医务人员的原因,而目前新的医疗保障体系尚未健全,从而影响到和谐医患关系的建立。

六、防范医患纠纷的伦理要求和法律规范

在医患关系中,医患纠纷已经成为我国社会的一个热点问题。医患纠纷与医院管理、医务人员的技术水平以及医务人员违背医德规范都有一定的关联。良好的医德是提高医疗质量和预防医患纠纷的关键。所以,为了提高医疗服务质量,避免和化解医患纠纷,还必须遵循一定的伦理要求和法律规范。

(一) 重视职业道德的培养

救死扶伤,全心全意为病人服务,是医务人员的神圣职责。医务人员尽职尽责为病人服务,这是医疗职业道德的要求。医务人员一方面要不断提高自己的道德修养,另一方面要刻苦钻研医术,良好的职业道德和技术水平是避免医患纠纷的关键。

(二) 尊重病人,加强医患沟通

医务人员要尊重病人的生命、权利和人格尊严,平等地对待病人。医务人员平等对待所有病人的原因,除了基本的道德要求外,还在于医务人员的职责和病人的就医权利。在我国宪法第四十五条中明确规定:"中华人民共和国公民在年老、疾病或丧失劳动力的情况下,有从国家和社会获得物质帮助的权利。"民法通则中也规定了:"公民享有生命健康权"等。为了防止医患纠纷,医患之间还要加强沟通和交流,这是建立和谐医患关系的基础。医疗事故处理条例规定,医务人员实施的各项诊疗措施必须取得病人或其家属的知情同意,这也是出于对病人权利的尊重。在医患沟通和交流时,要掌握医患沟通艺术,了解病人的心理需求,善于化解医患矛盾。

(三) 强化职业伦理精神

首先要重申医学目的,培育医患共情,医务人员只有具备共情能力,才能充分理解病人并把这种理解以关切、温暖与尊重的方式表达出来;其次要重铸职业诚信,强化互信纽带,诚信是处理各种关系、解决各类矛盾、开展各项医疗活动的基础,医患和谐交往的纽带是双方互信、互信则和谐、双赢,互疑则酝酿冲突、两败俱伤;最后要强调爱岗敬业,坚持共同提高,医务人员必须树立整体观念,发扬协作与团队精神,宽厚包容,博采众长,积极创新,不断更新医学知识和理念,探索促进健康与防止疾病的理论和方法,以共同的努力提高医疗质量,守护健康,促进和谐医患关系的构建,铸造医学职业的崇高与至善。

(四) 普及相关法律知识

医务人员要加强医疗相关法律知识的学习。如果医务人员缺乏对医疗法律方面的了解,就可能会导致忽视病人的权益或者在遇到一些医疗纠纷时不知所措。因此学习和医疗相关的法律知识,可以防止医疗纠纷的产生,维护医患双方的合法权益。

第二节　医际关系伦理

一、医际关系概述

医际关系是医疗人际关系的重要组成部分。现代医学的发展使医疗机构内部的分工越来越细，医生、护士、医技人员和管理人员等逐步形成庞大的医疗卫生系统。医际关系的状况直接影响着病人的医疗活动，影响到医疗服务的质量和效果。

(一) 医际关系的含义

医际关系是指医疗卫生系统内部人员之间所形成的一种关系，它有广义和狭义之分。广义的医际关系是指医务人员相互之间、医务人员与行政管理人员、后勤人员之间的关系；狭义的医际关系是指医生与护士、医技人员之间的关系。我们平时所讲的医际关系，一般主要针对狭义而言。

(二) 医际关系的模式

由于现代医院的分工较细，辅助医疗科室日益增多，因此医务人员在医疗实践中，所承担的责任和分工也有所不同，从而导致医际关系产生出不同的模式。医务人员之间的关系模式归纳起来主要有以下几种类型：

1. 主从型　这是一种传统的等级关系模式，表现在不同层次医务人员之间、医生和护士之间的传统关系上。在这种关系中，容易使一方处于主导地位或绝对权威地位，另一方处于被动或服从地位。这种关系模式显示出医务人员之间地位的不平等。

2. 指导型　虽然这也是一种等级关系，但这仅是一种职业等级关系，同时带有一定的民主成分。上一级人员在知识结构、临床经验和技术水平等方面优于下一级人员，这样在双方交往中，一方处于指导地位，另一方处于接受指导的地位。指导者虽然仍具有相对权威，但并不限制被指导方发挥自身的积极性和主动性。它是一种承认权威、但又不迷信权威的医际关系。

3. 互补型　这是一种最佳的医际关系，在这种关系模式中，双方完全处于平等的地位，双方既保持各自独立自主性，又相互协作、相互支持。这种关系广泛存在于不同科室、不同级别的医务人员之间、医护人员与医技人员、后勤人员之间。建立这种关系有利于双方积极性、主动性的发挥，有助于总体医疗服务水平的提高。

4. 竞争型　是医务人员之间展开竞争的关系模式。随着市场经济体制的建立和医疗卫生经济体制改革的不断深化，竞争机制也被引入了医疗卫生部门。不仅在医务人员个体之间，医疗卫生部门之间、医疗卫生部门内部各科室之间也存在竞争。良好的竞争有利于调动医务人员的积极性，但是不正当的竞争容易引起医际关系的矛盾。因此医际之间的竞争要坚持根本利益一致的原则，通过竞争达到共同提高的效果。

二、影响医际关系的主要因素

在医疗实践活动中，随着社会发展、医学科学技术的进步和医务人员自身素质的变化，医际关系也在随之发生变化。

(一) 社会因素的影响

医际关系属于意识形态范畴，古代的医际关系是独立行医、个别交往的关系。到了近代，逐渐建立起医院，医务人员相对集中，联系紧密，因此近代的医际关系是团结合作的关系。现今在社会主义市场经济条件下，医院的管理引入竞争机制，医务人员既相互协作又存在竞争，现代的医际关系是团结协作与平等竞争的关系。

(二) 医学科学发展的影响

传统医学的医际关系相对松散，医生之间相互交流和合作的机会很少。现代医学的快速发展，使得医学分科越来越细，医生的分工越来越专一，现代医学形成的系统医学要求医务人员密切合作，相互配合，共同完成救治病人的任务，因此现代的医际关系既有独立性又具有相互协作性。

（三）医务人员自身素质的影响

医务人员的自身素质对和谐医际关系的构建有着重要的作用。如果医务人员能够尊重同行的人格、意见和他人的成就则有利于改善医际关系，相反如果医务人员思想道德素质差，自私自利，就很难建立和谐的医际关系。一名具有良好道德品质和高尚医德修养的医生会吸引一部分医务人员聚集在他的周围，向他学习，这样的医际关系就容易稳定与和谐。

三、建立良好医际关系的意义

建立良好的医际关系是发展和谐医患关系的客观需要，对于正确处理医务人员之间的关系和充分发挥医疗卫生部门的社会功能有着重要的意义。

（一）有利于现代医学的发展

现代科学技术对医学的影响越来越明显，自然科学、社会科学、人文科学的相关研究成果和技术，在医学中得到了广泛应用。医学学科间以及医学与相关学科间的相互渗透、融合出现了综合趋势。学科的分化促使医学，特别是临床医学向专科、专业化发展，使得医务人员的相互关系变得越来越重要。医务人员除了要努力扩大自己的知识面，还要加强学科间的协作和互相配合。因此除了要完善有关规章制度以保证协作配合的顺利以外，还必须建立起良好的医疗人际关系，才能保证诊疗活动的正常进行和提高医疗质量。

（二）有利于发挥医院的整体效应

和谐的医际关系是医院内涵建设的重要指标。医际关系的好坏直接影响到医院群体合力的发挥。在医疗卫生部门，医务人员为了一个共同的目标和谐相处，工作积极性、主动性和创造性得以发挥，工作效率大大提高。在危重病人救治、复杂手术的操作中，医务人员之间配合默契、取长补短，整体效力得到充分发挥。良好的医际关系在增强医院凝聚力的同时也可以提升医院的社会影响力，实现医疗机构的社会效益。

（三）有利于建立和谐的医患关系

医务人员之间的相互关系是以病人为中心建立的。医疗过程中的任何一个环节，都需要医务人员的相互配合，才能有利于病人疾病的诊治与机体康复。如果医务人员之间关系紧张，相互之间不能配合和协作，将会直接损害病人的健康利益。不良的医际关系还可能会影响医务人员在病人心中的形象，造成病人对医院的不信任，甚至引起医患间的矛盾和纠纷。

（四）有利于医务人员的培养与成才

医务人员的成长除需自身努力外，还要有良好的外部环境。和谐的医际关系可以使医务人员在工作中发挥更大的主观能动性，同时也是获得同事信任、支持和帮助的前提。相反，不和谐的人际关系会给医务人员的工作带来压力，使他们无法施展才能，影响职业理想的实现。因此，医务人员之间建立良好的人际关系是自身培养、成才的重要条件。

四、医际关系的伦理要求

1949 年世界医学会采纳的《医学伦理学日内瓦协议法》第七条强调"我的同行均是我的兄弟"。医务工作者为了救死扶伤的崇高职责走到一起，应自觉规范自己的行为，建立和谐的医际关系。

（一）共同维护病人利益和社会公益

救死扶伤、为人民的健康服务是医务人员共同的职责和义务。在诊疗过程中，医务人员应从各自的工作职责出发，共同维护病人的利益，对于有损病人生命健康的事情应及时阻止，不能为维护医际关系而损害病人的利益。

医务人员除了共同维护病人的利益之外，还应努力维护社会公益。当病人的个人利益和社会公益发生矛盾时，如稀有卫生资源的分配、传染病病人的隔离等，医务人员的意见要保持一致，并向病人或家属耐心解释、说明情况，希望他们服从社会公益、服从大局，同时使病人利益的损失降到最低程度。

（二）彼此平等，互相尊重

医务人员在工作中虽然岗位不同、分工不同、职责权限不同，但人格是平等的，都是通过自己的劳动为病人的健康服务。但是这种平等是相对的,不平等是绝对的,应力求在不平等中求平等。

在平等的基础上,医务人员之间要相互尊重。医务人员相互尊重表现在要重视别人的意见,不妒贤嫉能,不贬低他人抬高自己。在诊治疾病时,医务人员之间会存在着不同的看法和见解,在对病人有利的情况下,应尊重他人的意见。发生医疗差错时,要互相尊重,实事求是,积极查找原因,及时采取补救措施,不能幸灾乐祸,支持病人或家属到医院闹事,破坏医院的秩序,其结果只能是恶化医疗人际关系和医患关系。因此医务人员应在共同维护病人利益的基础上建立彼此平等、相互尊重的医际关系。

(三) 彼此独立,求同存异

医务人员为了病人的利益,应相互尊重彼此职业的独立性。由于医务人员的个人经历不同,思想性格不同,很容易造成差异,按自己的尺度去要求别人,是根本办不到的。只能求大同存小异,求同就是基本方面要求得一致,存异就是在非原则问题上不追究,采取宽容态度。只有这样,才能处理好医际关系。

(四) 彼此协作,互相监督

在医学实践中不论是临床医疗、教学科研还是预防疾病,都需要各个部门的医务人员共同参与和相互协作。在协作中要明确协作是相互的、互利的,不能以个人为中心,要采取积极主动的态度,才能达到实质的、持久的协作,而不是表面形式上的协作。在协作的过程中还应做到相互监督,当发现其他医生出现医疗事故、医疗差错时,要及时给予忠告和提醒。对有失医生尊严的行为要勇于批评,同时对别人的忠告、批评和揭发也应抱着虚心的态度认真对待。

(五) 互相学习,共同提高

互相学习是医务人员的美德。医务人员的年龄、资历、专业经验和技能等都不尽相同,每位医务人员都各有优势与短处,相互学习可以取长补短,有利于综合性研究和疑难危重症的攻关。同行之间相互学习、取长补短,既是相互间友善关系的表现,也是高尚医德的体现。自古以来,品德高尚的医家总是积极倡导同道之间相互学习、相互支持,成为一种美德流传后世。

第三节 临床实习伦理

一、临床实习概述

(一) 临床实习的意义

1. 医学生培养职业技能的关键环节 医学是一门理论与实践相结合的科学,在学习基础专业理论知识的同时,也需要将知识运用于实践当中,只有将理论知识和临床实践相结合,理论知识在运用和操作上才能实现第二次飞跃。然而医学的特殊性在于其所接触的服务对象是人,因此这就决定了对医生工作的严格要求,在操作上不能有半点疏忽。因此,作为一名医学生,在学习理论知识时一定要打好基础,为未来的实践操作打下坚实的理论基石。在实际的操作中应多向带教医师学习,仔细观察病人的临床表现,在点滴中积累经验,使自己的理论知识得到进一步的提高。

2. 医学生养成医学伦理素质的关键环节 在临床实习的过程中,医学生会接触许多经验丰富的带教医师,医学生不仅应该学习带教老师扎实的操作技巧,而且还应该学习他们高尚的医德和严谨的工作作风,在带教医师的言传身教中学习一名医生应该具有的品德和临床经验。

(二) 临床实习的特点

1. 病例选择的机会性 临床实习属于机会性教学,在学习的过程中,医学生只能通过实习医院有限的现有病人来进行学习,在拥有实际例子的条件下,应该充分向带教医师学习临床经验,然而对一些没有实际例子的病情和知识则只能通过带教医师的讲解和有关图谱进行学习,这些知识需要医学生在日后的工作和学习中进行更深层的学习和研究。

2. 实践教学任务的复杂性 医学院校的教学水平和实践程度存在一定的差距,医学院校的附属医院往往承担着不同教学层面实习生的实践教学任务,其中包括专科生、本科生、研究生、成人教育以及部分医务人员的继续教育等。即便在同一个学历层次的临床教学任务中，往往又包含着多个年级层次，这给附属医院的实习教学带来了一定的困难。由于学生们所掌握的基础知识和实际水平存在差异，因此医学生一定要在课前做好预习准备和练习，这样在诊断时既能在相对短的时间内准确地为病人进行必要的检查，减轻病人不必要的痛苦，同时也为他人的临床实践争取更多的宝贵时间。

3. 权利之间的矛盾性　病人在选择医师和就医场所时拥有自己的权利，同时病人也具有对自己病情和隐私部位的隐私权，因此当进行临床实践时，实习学生对病人的观摩学习行为，在一定程度上会和病人的隐私权产生冲突。但是由于医学研究的特殊性，对病人进行观摩、检查又是医学学习不可或缺的一部分，因此在临床实践的过程中需要实习学生和带教医师正确处理。

(三) 临床实习中的常见问题

1. 法律法规欠完善　随着人们法律意识和维权意识的逐渐增强，现在自愿做教学资源的病人越来越少，这一现象为我们的教学实习带来了一定的困难和阻碍，我国现行法律在此方面也没有进一步的明确规定。原卫生部和教育部于 2008 年联合下发的《医学教育临床实践管理暂行规定》第十二条规定："医学生在临床带教教师的监督指导下，可以接触观察病人、询问病人病史、检查病人体征、查阅病人有关资料、参与分析讨论病人病情、书写病历及住院病人病程记录，填写各类的检查和处置单、医嘱和处方，对病人实施有关的诊疗操作、参加有关的手术。"因此，医学生在进行实习操作的时候应该对此问题加以重视，既不能不作为，也不能乱作为。

2. 医患沟通欠通畅　由于医患关系的紧张和病人法律意识的增强，病人对自己在就诊过程中的诸多问题都有一定的自主维权意识。因此，临床带教医师在临床实践操作教学过程中，应该与病人进行必要的沟通，了解病人的情况，取得病人的同意后再进行教学，避免病人在不知情的情况下被示教，导致病人的不满。

3. 实习学生欠自觉　在实习过程中，由于理论知识不扎实及实践经验较少等原因常导致实习学生在操作时存在着一定的不足，许多病人并不认可由实习学生进行的操作和治疗。在实习过程中遇到的各种困难可能会导致实习生的学习情绪低落，缺乏自觉性，这种现象在外科实践治疗中显得尤为突出。由于病人拒绝实习学生的治疗，实习生因此减少了许多的实践学习和经验积累的机会。

二、临床实习学生的伦理角色

(一) 临床实习伦理的概念

临床实习伦理是指在临床实习的过程中，实习学生认识和处理临床实习伦理问题的活动现象、关系现象和意识现象的总和。

临床实习伦理主要包括实习学生与病人之间的伦理、实习学生与带教医师之间的伦理以及实习学生之间的伦理等。其核心问题是依据一定的伦理原则，在带教医师的指导下，处理好自己与病人之间的权利义务关系，既保证学好临床技能，又不伤害病人的权益。

(二) 临床实习学生的伦理角色

在社会的大舞台上，每个人都在不同时间、不同场合扮演着不同的角色。角色是人们一整套权利、义务的规范和行为模式，是人们对处于特定地位上的人的行为期待，这样的角色是社会角色；而伦理角色是对处于特定地位上的人的一种道德上的期望，伦理角色往往决定着其相应的道德责任界定。

在学生们进行临床实践时，不仅是知识的学习由理论知识转变为实践操作，同时，学生的伦理角色也由"医学生"慢慢向"准医生"进行过渡，学习的途径也由书本变成了实际的病人。在这个过程中，学生不仅要学习实际的临床操作，而且还要学习一名医生应该具备的知识储备和社会关系，包括医学方面的法律知识和医院的规章制度等。

(三) "准医师"的伦理角色定位

1. 学生角色　学生进行临床实习的最终目的是成为临床医师，实习的过程就是进行角色的转换和实际知识的学习，但是学生在实习过程中，身份终究还是学生，学生并不具有独立的诊断权和处方权，同时也没有承担法律责任的义务。因此学生在实际的学习中应该明确自己的身份，明确自己是在实践中学习知识。由于学习环境和条件的改变，学生的学习目标和方法也要作出适当的调整和改变，应将实践操作和理论知识相结合，让自己在书本上学到的知识能够与实践经验进行适当地融合，使理论知识得到进一步地提高。

2. 医师助手的角色　医师助手是一个特殊的伦理角色，不仅是带教医师的助手，而且也是带教医师的学生。作为医师助手，也是从学生向临床医师过渡的一个角色。因此，作为医师助手，应该在工作的过程中努力向带教医师学习专业知识，自觉完成带教医师布置的每一项任务和学习目标，配合带教医师在临床治疗上的各项工作，在手术和诊断时准备好各项所需要的仪器和用具，在病情诊断时准备好各项资料和参考文献，在会议上做好相应的笔记和记录。在协助带教医师工作的同时也要积极参与到病情的诊断和治疗中，进行经验上的积累，提高自身的操作技能，使自己的理论知识能得到充分的实践。医师助手在实习期间还应该努力学习各项与工作相关的行业知识，包括向临床护士学习护理方法和操作，自觉学习和遵守医疗法律法规等，争取为自己多积累宝贵的经验，养成良好的职业习惯，为以后的职业生涯打下坚实的基础。

三、临床实习的伦理要求

（一）提高医德认识

医生这一行业的特殊性在于对道德水平具有严格的要求，学生在学习专业知识的同时还应该多向医德深厚的医师学习，在老师的言传身教中提高自己的道德意识。因此，实习学生要不断学习医德的相关知识，将高尚的医德融入日常的实践操作和学习中。

（二）提升业务水平

医学作为一门实践科学，要求医生具有严谨的知识储备和精准的操作技能。要成为一名合格的医生，需要在学习基本理论知识之后，掌握必要的基础技能。在临床实际操作学习的过程中，应该利用这一宝贵的学习机会，充实自己的实践经验，比如病历的正确书写、正规处方的书写、申请表的填写、管理病人的方法等。在实际操作的学习过程中，要认真观察带教医师的教学过程，在疾病的发病机制、临床表现以及病情转化等众多方面都应该进行细致认真地思考和学习，在学习之后要研究所遇到的问题和难点，并提出自己的观点和问题的解决方法，在问题中得到经验的积累。

（三）培养敬业精神

救死扶伤、忠于职守是医务人员最基本的道德修养。只有具有敬业精神，才能将这一具有人文精神的学科领悟，从而胜任有较高要求的医学工作。

图片：临床实习的伦理要求

第四节　医患沟通伦理

一、医患沟通概述

（一）医患沟通的概念

医患沟通（doctor-patient communication），是指在医疗卫生和保健工作中，医患双方围绕疾病的预防、诊断、治疗、康复等相关问题，以医方为主导，通过各种有效的全方位信息的多途径交流，科学地指引病人及其家属进行治疗方案的认定及配合治疗，使医患双方达成共识并建立信任合作关系，达到维护人类健康、促进社会发展和社会进步之目的的过程。

由于"医"和"患"都有狭义与广义的区分，因此医患沟通也有狭义与广义的内涵。狭义的医患沟通，是指医务人员在日常诊疗过程中，与病人及其家属就诊断、治疗、康复及相关因素（如费用、服务等），主要以诊疗服务与被服务的方式进行的沟通交流。它构成了单纯医技与医疗综合服务实践中十分重要的基础环节，也是医患沟通的主要方面。由于它发生在各类医疗机构的医患个体之间，面广量大，在医患关系中起着重要的作用，可以科学指引治疗病人的伤病，提高医疗卫生服务水平。

广义的医患沟通，是指各类医务工作者、卫生管理人员及医学科学工作者和医学教育工作者，主要围绕医疗卫生和健康服务的法律法规、政策规章、道德规范、医疗技术与服务标准、医学科研及医学人才培养等方面，以非诊疗服务的各种方式与社会各界进行交流，如制定新的医疗卫生政策、公开处理个案、健康教育等。它是在狭义医患沟通的基础上衍生出来的医患沟通,由许多未处理好且社会影响较大的医患沟通(关系)个案所引发。广义的医患沟通产生的社会效益和长久的现实意义是巨大的。它不仅有利于医患双方个体的信任合作及关系融洽,更重要的是它能促进医学和社会的进步与发展。

(二) 医患沟通的伦理意义

1. 实践"人是目的"的伦理价值 医患沟通倡导对人的关怀,主张以人为中心的医学价值观。病人在就医的过程中享受着知情权、隐私权等众多权利,在医疗的境遇下,实施"以病人为中心"的沟通模式,最大限度地保证病人的应有权利,会在某一程度上改善医患关系。

2. 发挥道德情感的传递作用 随着医学社会化程度的不断提高,医学在人们生产、生活领域中的影响将空前提升。医护人员在职业活动中的接触面越来越广,交往频率越来越多,交流程度日益加深,其道德感情的感染力也将越来越大。每一位医护人员的道德状况,以相互间的联系和往来为媒介进行传递,传达出或善或恶的信息。医护人员在医患沟通中所呈现出来的道德状况,可能会在一系列职业人员的感情上产生共鸣。因此医生即使在高强度的压力下也应该保持自己的职业操守和道德水平,希望能以一种人文、平和的态度来面对医患关系中出现的问题,有时也许医生一句温暖的问候,一句推己及人的关怀就可以拉近医生与病人之间的隔阂与距离。医生的这种职业活动也可以感染身边其他的社会成员。

3. 推动人道主义精神的发展 医务人员的天职就是救死扶伤,人道主义的核心就是尊重人的权利,维护人的尊严。沟通对于个人身心的健康、人格的健全和融洽的人际关系等都具有至关重要的作用。医患之间的有效沟通有利于人道主义精神的传播与发展。病人与医生具有不同的家庭背景和教育程度,因而可能导致不同的价值观和世界观,这给医生与病人的沟通带来了一定的障碍。但是只要医生能够尽量站在病人的角度去思考,主动与病人进行有效的沟通,发扬人道主义精神,在一定程度上就可以使紧张的医患关系得到一定的缓解。同时,病人不切实际的期望值与现代医学技术有限性之间的矛盾也需要医患之间有效地沟通进行缓解。

4. 促进医患双方道德境界的提升 道德境界的升华需要道德实践提供的不竭动力。寄望于整个社会条件的改善,寄望于他人的帮助,没有主动、自强的精神,就永远也不会实现医德境界的升华。在新医改环境下,医患之间紧张的关系虽有所缓解,但依然处于比较敏感的时期。制度改革尚需长期推进,在就医过程中,希望医生可以拿出一种人道主义的关怀精神,站在病人的立场上为病人考虑,这个过程不仅是医德的提升,更是自我精神境界的一种提高。而病人在这个过程中也必定能够感受到这种道德的召唤力,使得医患之间的紧张关系得到改善。

总之,和谐医患关系的维系需要双方的共同努力和相互信任,提高医学服务质量,维护病人的健康利益,改善社会风气,传播与发展人道主义精神,对个人乃至整个社会的道德提升都具有重要的伦理意义。

(三) 伦理在医患沟通中的作用

1. 奠定医患沟通的思想基础 在医患接触的过程中,当矛盾出现的时候,医生首先应该出于人道主义精神,站在病人的角度全面思考。当问题出现的时候,医生可以选择逃避责任或是帮助病人尽力解决问题,当然前者肯定是违背了道德伦理的。作为医生,在医患问题发生的时候,应该从全心全意为病人解决问题的角度来思考,通过有效而恰当的沟通,相信可以使问题向好的方向发展,同时病人也不应该趁机向院方进行勒索敲诈,使问题进一步恶化。有些医患纠纷最后诉诸法律,与先前的沟通缺乏伦理基础不无关系。

2. 营造医患沟通的良好氛围 医学伦理是调整医患关系、医务人员相互关系以及医务人员与社会关系的行为规范,涉及医务人员的心理、情感、态度、意志、信念等一系列问题。医患沟通包含了医患之间的认知沟通、情感沟通、行为沟通以及语言与非语言的沟通。医生在病人就医的过程中,应该尽量营造一种良好的沟通氛围,在沟通的过程中尽量了解病人的详细病情和就医要求,同时在就医的过程中也应该结合病人的家庭状况和文化程度进行不尽相同的医疗服务。医生良好的谈吐举止和行医态度在一定程度可以推动医疗工作的有效良好开展,同时也可以促进医患关系向好的方向发展。

同时,病人在与医生接触的过程中也会在医生良好的人文精神氛围下有更积极的态度,这也有利于病人与医生的沟通与交流更加详细与透彻,使得医患关系可以进入一种良性循环,能够增进医患之间的感情交流,减少双方的矛盾产生,使就医的过程能有一种积极良好的人文氛围。

3. 提供医患沟通的行为准则 伦理是调整和处理人际关系的行为规范。医患沟通是特殊的人际互动行为,两者之间具有共通性。伦理在一般人际交往层面提倡真心诚意、与人为善、文明礼貌、推己及人、豁达谦让、宽容大度、平等尊重、言而有信等道德要求,在医学职业领域则要求仁慈博爱、一视同仁、知情同意、保守医密、医言温文、医行端庄、医风廉洁等。这些对指导医患双方的思想行为、保证医患沟通的正常进行具有重要意义。

(四) 医患沟通问题的伦理考量

1. 沟通缺失,医患之间失去彼此信任的沟通纽带 医生如果能在行医的过程中始终有一种人文关怀的精神,这样的沟通一定会使医患之间的沟通交流卓有成效。在医患沟通中,医生的话对病人是有权威性的。在沟通过程中,如果医生坚持科学和审慎的原则,病人对他的信任度将会提高,他的诊断将会对病人产生积极的导向作用。如果医方通过沟通体现出尊重与关心,就能极大地满足病人的心理需求,那么病人对医生的感情就不仅仅是敬畏,而更多的是感激。如果医生不能耐心地对待病人,忽视病人对自身病情了解的需求和心理上的安慰,因而导致冷漠的医患沟通,使得病人在就医的过程中出现不满甚至是愤怒的情绪,这样冷漠的医患关系很可能引发医患之间的矛盾。

2. 沟通简单,病人的知情同意权得不到实现 知情权是病人一项很重要的权利,但这种权利的实现往往需要医患之间的配合。如果医患之间的沟通和交流不是十分完全,病人在就医的过程中对自己的病情以及自己所要接受的治疗不是十分了解,就会导致病人在接受治疗的时候只能对医生的指示唯命是从。再由于病人的经济状况不尽相同,医生在制订治疗方案的时候没能恰当地与病人的实际情况相结合,导致病人对自己所要承担的医药费不完全了解,容易发生医患冲突。同时,病人也有可能怀疑因为自己在不知情的情况下承担了一些不必要的医药费,因而对医生的治疗决定产生一定的怀疑,甚至是要收集所有的病历报告等,这样的怀疑更使医患关系进入恶性循环,使矛盾进一步激化。

3. 沟通不畅,导致病人对健康期望值过高 在现代医学领域中还存在着许多没有解决的疾病,但是病人的知识程度使得他们还没有认识到这一点,往往对自己的疾病存在着过高甚至是不切实际的要求,因此病人在付出了高昂的医药费后却没有得到自己理想的治疗效果就会将原因归咎到医生的身上,使得医患之间的关系进一步恶化,其背后的重要原因仍然是医患的沟通问题。中国工程院院士钟南山教授指出:"病人的绝望是因为医患沟通不良,病人和医生的信息不对称。"

建立良好医患关系的重点就在于良好的沟通,这也是医患关系改善的一种重要途径。病人在就医时,医生应该使病人对自己的病情和可能会出现的状况有充分的了解,使病人的知情权得到体现。病人得到了尊重和理解,也会尽量配合医生的治疗,增加对治疗的信心,从而避免医生为自我保护、减少纠纷而采用"防御性"医疗,这不仅可以使病人避免接受没有必要的各种化验、检查,减轻经济负担,而且也可以获得更多的治疗机会。

二、医患沟通的伦理准则

(一) 尊重

尊重是医学人道主义最基本的要求,也是医德的基础。无论医学发展如何现代化,医学的对象始终是具有尊严的人。以人为本、仁爱救人是医患沟通最基本的契合点。理解和信任是协调医患关系的基础,也是化解医患矛盾、消除彼此隔阂的基本条件。对于病人来说,受到医务人员的尊重是道德权利;对于医务人员来说,尊重病人是医生的基本医德义务。

尊重准则要求医务人员尊重病人的信仰、习惯、感情,尽力满足病人的正当要求,不能利用自己的医疗知识和经验歧视病人。当然,病人也必须尊重医务人员的人格与劳动,自尊、自爱,自觉地履行自己的健康道德和责任,积极配合医生治疗。尊重准则还要求医务人员尊重病人的自主权利。在医疗领域,自主权利主要体现在病人的知情权、同意权和自主选择权等方面。医患在相互交往中传递的信息是多种多样、十分复杂的。医生有义务让病人了解有关疾病及其诊治的各种信息,帮助他们在充分知情的前提下对可供选择的医疗方案进行自主选择。

(二) 有利

有利原则是将病人利益放在第一位的伦理准则,要求医务人员的所作所为要有利于病人,最大限度地保护病人的利益、促进病人的身心健康。原卫生部于1988年颁布的《医务人员道德规范》要求医务人员要"时刻为病人着想,千方百计地为病人解除病痛",有利于病人是医务人员必须遵守的一条基本伦理准则。同时,有利原则还强调,医务人员的行为要有利于医学事业和医学科学的发展,有利于促进人类和人群的健康。这要求医务人员树立全面的健康利益观,把病人、社会乃至全人类的健康及医学的发展都纳入到体系中来,从整体上选择有利的医学行为,增进整个人类的健康,推动医学前进的步伐。

(三) 公正

公正的一般含义是公平和符合社会正义。公正准则是指同样有医学需求的病人应得到同样的医疗待遇。在基本的医疗照顾上,公正力求做到每个成员都享有平等的生命健康权和医疗待遇。但在特殊的医疗照顾上,力求做到社会成员享有相对平等即合理差等的医疗保健服务。公正准则主要体现在两个方面,即人际交往公正和资源分配公正。前者主要体现为医患之间的平等交往,要求医患之间相互尊重,特别是医方对于处于弱势地位的病人应给予足够的尊重,公平对待对方的利益。资源分配公正要求在医疗服务资源分配上遵循公平优先、兼顾效率的基本原则,优化配置和合理利用医疗卫生资源。资源分配公正要求医疗卫生资源的分配达到科学、合理和人民收益最大的目标。

(四) 诚信

诚信是中华民族的传统美德。所谓"诚",即诚实、诚恳,强调真诚待人,反对欺骗和虚假,无任何勉强与做作。所谓"信",即信用、信任,强调遵守诺言和誓言,要对说过的话负责任。诚实守信的品质是要求人有真心、有真言、有真行,要言必行、行必果。诚实是守信的基础和根本,守信是诚实的依据和标准。

诚信是医患沟通必须遵守的一个基本原则。对于医方而言,诚信是立业之本。"诚信"一方面要求医务人员要言行一致,竭诚为病人服务;另一方面要求医务人员应诺而有信,自觉遵守诺言,取信于民。对患方而言,应如实告知自己的病情,严格遵守医嘱,积极配合诊治,按照规定和相关要求交纳医疗费用,才能获得医务人员的信任和有效的诊治。

(五) 文明

文明原则是医务人员在医疗职业中必须遵循的基本规范。文明原则在医患沟通中主要表现为语言文明和举止文明。语言是医患双方交流信息和沟通情感的主要桥梁和纽带。由于受疾病的折磨,病人压力较大,情绪敏感,非常希望得到医务人员的同情、关心和安慰。语言文明要求医务人员多使用礼貌性的语言,态度热诚、和蔼可亲,尽量满足病人的合理要求,尊重病人的人格。当病人出现焦虑、烦躁、悲伤甚至恐惧、绝望等心理时,要多使用鼓励性和安慰性的语言,帮助病人树立信心,战胜疾病。同时,还要注意使用保护性的语言,保护病人的隐私,调整病人的心理。

图片:医患沟通的伦理准则

三、医患沟通伦理目标

(一) 注重心理治疗效果

1. 洞察病人心理,改善病人心态　在现代社会强大的生活压力之下,人们的忧虑感愈发沉重,"亚健康"的人群也越来越多。经济状况不好、家庭关系不和谐、工作状况不满意等对医患沟通的影响尤为明显。身体上的不适,加上心理上的压力,使病人心身疲惫,极度痛苦。病人的心态极为复杂,不同的年龄、不同的疾病、不同的病程都会折射到病人的心态上来。

《孙子兵法》提倡"攻心为上、攻城为下"的战术思想。《黄帝内经》中提出:"善医者必先医其心,而后医其身。"医生在病人就医的过程中应先为病人进行合理的心理疏导,使病人对自己的病情有一个充分的了解,缓解病人不稳定的情绪,使医患之间能有一个良好的沟通,也使得医生在诊断上能更加精准,病人也能更加配合医生的治疗,使得医患关系进入一种良性的循环。医学之父希波克拉底说:

笔记

药物、手术刀、语言是医生的三大宝。由此可见,古代医生就十分注意语言沟通在行医治病过程中的重要作用,而在现代社会,医患沟通的作用更应该受到广泛地关注。

2. 从心身两个方面综合看待病人 医务人员的每一句话、每一个动作甚至是每一个细微表情都会使病人产生一定的心理反应。病人心理的变化规律是每一位医生应该认真思考和把握的。一方面医生要特别注意自己的言谈举止,以免无意中对病人造成心理伤害,加重病人的心理负担;另一方面由于职业的特殊性,医生最了解病人的心理,也最容易帮助病人消除心理障碍,走出心理误区。所以在适当的情况下应该进行适当的心理缓解,帮助和引导病人正确地认识疾病,积极配合医务人员的治疗。通过有效的交流和沟通,帮助病人走出心理困境,树立战胜疾病的信心,已成为医务人员的重要责任。因此医生在治疗的过程中不仅要注重临床上的治疗,而且还要注意心理上的沟通和辅助,使得病人在心理和身体两个方面都能积极地配合医生的治疗,提高治疗的效果和康复的可能。

(二) 增进医患相互信任

1. 取得双方共识 由于病人对医生的工作不是十分地理解,同时由于病人对自己的病情可能存在着一些不求实际的要求,这些矛盾和不了解可能导致医患问题的出现,究其原因,主要是医生与病人之间的交流和沟通还存在着问题。医生和病人进行深入地沟通是诊疗过程中一个不可或缺的重要环节,在与病人的沟通中使病人对自己的病情发展、可能会引发的并发症、治疗过程的不良反应等有充分的了解,这样可以缩小双方在专业知识上的差距,并避免这种差距所带来的矛盾,还可以从根本上排除医患双方相互理解和相互信任的障碍,为治疗和康复营造轻松和谐的工作环境。

2. 增进相互信任 临床治疗的成功在很大程度上取决于医务人员建立信任、同盟关系的能力。如果医务人员不善于和病人进行深入地交流,不能够对病人关心的问题给予解答,不进行积极地心理疏导,这种以相互信任为基础的同盟关系就很难建立,工作也会面临不利和被动的局面。医患双方的努力要比医务人员单方面的努力效果好得多,病人的支持和理解是医务人员工作成功的一半。所以,任何一个有经验的医务人员都深知交流和沟通的重要性,都会懂得如何争取病人的理解和配合,并获得病人的信任和支持。同时,有些病人由于医患双方的沟通不够、缺乏信任,在治疗时会显得十分挑剔。因此有效地交流和沟通能够提高病人的认知,增强病人的安全感,增加对医生的信任和理解,促进医患关系的改善,为医疗工作创造良好的环境。

(三) 体现人文关怀理念

医患关系是一种契约性质的法律关系,更是一种情感关系。沟通是加深医患双方感情联系的重要途径,是医疗服务人性化的重要体现。

1. 完善医院亲情化服务方式 有医学管理专家指出:"我们的医疗机构不是缺乏专业知识和技能,而是缺乏人文精神。在医疗过程中,我们一些医生对病人的关心和感情沟通不够,对病人提供的精神、文化和感情服务不够。"医务人员关爱病人的身体状况、治疗效果等,都能够使病人感到医生的关怀和理解。通过和病人进行心与心的对话,哪怕是一声叮咛、一句问候,都能使病人对医生产生亲切感,增强内心的安全感,减少思想上的忧虑,以高度的信任和坚定的信心积极配合医生的治疗。这些细节都是在当前医疗服务中必不可少的工作目标,而这也正是目前许多医院和众多医务人员所缺少的。

2. 传递对病人权利的尊重 现在病人对就医的要求越来越高,例如治疗决策完美、医疗费用低廉、隐私保密上佳。对诸如此类的问题,病人都要求了解,要求自主选择。因此,有效地沟通是尊重病人权利及其人格的重要体现。医患双方应在平等的基础上交流和互动。医生以诚相待,一视同仁,发扬济世救人的宽阔胸怀和宽容精神,让病人感觉到医务人员对自己的重视,感受到自己的价值。特别是对一些重要的决断和治疗,一定要和病人交流,让病人有参与权。

沟通是现代医生应当具有的职业素养和伦理要求,在医患关系紧张的现状下,医生更应该提升自己的沟通能力,发扬人道主义情怀,为病人提供良好的就医环境,营造和谐的医患关系。在现实生活中,应对不同病人,也要结合病人自身的特殊性与情景化的特殊伦理要求,在实践中灵活地解决实际问题,坚守和发扬医学伦理精神,建立良好的医患关系。

知识拓展

医疗事故是指医疗机构及其医务人员在医疗活动中,违反医疗卫生管理法律、行政法规、部门规章和诊疗护理规范、常规,过失造成病人人身损害的事故。根据对病人人身造成的损害程度,医疗事故分成四级:

一级医疗事故:造成病人死亡、重度残疾的;

二级医疗事故:造成病人中度残疾、器官组织损伤导致严重功能障碍的;

三级医疗事故:造成病人轻度残疾、器官组织损伤导致一般功能障碍的;

四级医疗事故:造成病人明显人身损害的其他后果的。

本章小结

医疗人际关系是指在医疗活动中医务人员产生的一种特殊社会关系。和谐的医疗人际关系依赖于道德的规范和制约,改善医疗活动中的人际关系已经越来越受到人们的重视。医患关系是医疗人际关系中最基本、最重要的关系。掌握医患关系的主要影响因素,对于做好医患沟通,维护好医患双方利益具有重要意义。

案例讨论

一位年轻的未婚女子因子宫出血过多而住院,她主诉子宫出血与她的月经有关,而且去年发生过几次。一位正在妇科实习的医学生和她关系融洽,在一次聊天时谈及病情,病人说:"你能为我绝对保密吗?"在医学生保证为她保密的前提下,她说怀孕了,自己服了流产药物后造成出血不止。

(王柳行)

思考题

1. 简述医患关系及影响医患关系的因素。

2. 试述医生、病人的权利与义务。

3. 建立良好医际关系的意义是什么?

4. 医患沟通具有哪些伦理意义? 应该遵循的伦理准则是什么?

5. 应该怎样理解"准医师"的伦理角色?

第五章　临床诊疗伦理

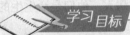

1. 掌握：临床诊疗基本伦理原则。
2. 熟悉：临床诊疗特点；临床诊断伦理；临床治疗伦理。
3. 了解：特殊科室诊疗伦理。
4. 能立足于对临床诊疗伦理的认知，提高运用诊疗伦理分析和解决临床伦理问题的能力，成为一名医德高尚、医术精湛的临床医务工作者。

　　临床诊疗工作是临床工作的重要内容，现代医学模式要求临床诊疗工作必须以人为本、以病人为中心、以健康为中心。临床医务人员诊疗伦理水平和诊疗技术一样，直接关系到诊疗效果和病人的康复。临床实践表明，只有广大医务人员既有高尚的医德，又有良好的诊治技术，才能促进病人的早日康复，保护所有社会成员的健康利益。因此，临床医务人员除应遵守医学伦理基本原则和一般规范外，还要了解和遵守临床诊疗伦理原则和具体要求。

第一节　临床诊疗伦理概述

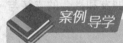

中国肝脏外科之父——吴孟超院士：我愿把余生奉献给医疗事业

　　吴孟超是中国科学院院士，中国人民解放军第二军医大学东方肝胆外科医院院长，国际著名肝脏外科学家。业内人称吴孟超院士为中国肝脏外科之父，病患也亲切地称他为"吴老"。

　　1939年，18岁的他带着一腔酬国之志，回到祖国，考入同济大学。1949年中华人民共和国成立，吴孟超成为第二军医大的前身——华东军区医院住院医生，创立我国肝胆外科学科体系。他将1.5万名病人拉出生命绝境，创造中国肝胆外科无数第一，还为我国的肝脏外科培养了一大批中坚力量。如今95岁高龄的他，依然坚持每周主刀多台高难度手术，每周一次门诊。每天长时间的站立导致吴老的脚趾不能正常并拢，右手食指也因为长期握手术刀已经变形，68年他已经挽救了14800名病人，培养硕士博士共计达169人。他说："我只是一个普通的外科医生，多年来做了自己该做的事情，我是代表业内所有乐于奉献的同行来领奖，今后希望医生和病人团结一心，病人能把医生当成朋友，共同战胜疾病。"

　　问题：在临床诊治工作中医务人员应如何具体实践临床诊疗的基本伦理原则？

49

一、临床诊疗的特点

(一) 临床诊疗工作的特点

临床诊疗工作是医务人员通过复杂的医学活动,帮助病人治疗伤痛,以实现医学价值的过程,是医学服务于人类健康的集中表现。临床诊疗工作表现出如下特点:

1. 诊疗技术的两面性 这是指医学诊疗技术既有诊断、治疗疾病以减轻病人痛苦、帮助病人康复的正面作用,也具有可能会给病人健康带来损害,有时甚至是严重危害的负面作用。

诊疗技术具有两面性的主要原因是因为诊疗技术是对病人生理活动和生命过程的一种外界干预。通常这种干预的目的是减轻病人痛苦、恢复病人健康,但是这一过程有时也会因为干预本身的特殊性质而对病人的正常生理功能造成损害,这就是所谓的副作用。人们比较熟悉的治疗方面的副作用有手术治疗的副作用和放、化疗的副作用。事实上,一般药物治疗也经常伴随有毒副作用的发生。所谓"是药三分毒"就反映了普通大众对药物毒副作用的认识。不仅在治疗中,在诊断技术的使用中同样具有副作用,如 CT 检查,在为全身各个器官的肿瘤提供诊断依据的同时,其本身也具有致癌性。

2. 工作对象的特殊性 这是指临床工作的对象是罹患疾病、遭受痛苦的病人。他们是活生生的社会个体,但因为疾病的折磨而无法正常工作、生活和学习,亟待得到医务人员的帮助。

作为社会个体,他们是社会的基本组成元素,对社会具有根本价值。人生产了巨大的物质财富,创造了灿烂的文化艺术,体现了生命的可贵。在临床诊疗工作中,病人应该受到无微不至的关爱和细心的呵护以及准确的诊断和精心的治疗,这充分体现了对人生命价值和尊严的肯定与尊重。受到疾病折磨的病人在心态上常常异于健康人,恐惧、焦虑常常写在他们的脸上,渴望生存、渴望健康、渴望救助是他们共同的心理需求,而惧怕治疗痛苦、顾虑治疗费用、担心预后不良或出现后遗症是他们共同的心理反应。诊疗工作对象的这种特殊性为诊疗工作提出了特殊的伦理要求。

3. 病人需要的多样性 这是指病人作为具有生物、心理、社会属性的整体的人,其需要并不是单一的,而是多样的。他们不仅有减轻病痛折磨、恢复健康的生理需要,而且还有受到医务人员尊重、避免受到冷落、嘲笑、歧视等的心理需要,以及恢复正常社会生活、能够正常扮演社会角色的社会需要。

生物医学模式下的医务人员通常会认为病人的需求很简单,只要能让他们身体康复,他们就别无所求了。这种理解是很片面的。病人对健康的渴求的确是最重要的需要,因为这关系到病人生存的可能性或生理痛苦的解除。但是作为整体的人,病人同健康人一样,也需要享有作为人的尊严和权利。他们希望受到医务人员的尊重,不希望被人冷落,更不希望因为自己的病态而受人嘲笑,甚至被人歧视。某些情况下,病人的心理极为敏感,医务人员无意说出的话,也可能被他们当作刻意的讽刺和嘲弄。此外,病人不希望自己的社会联系因为疾病而被中断,他们需要家人、同事、朋友和社会的支持与帮助,而且希望尽快恢复自己所扮演的社会角色。

(二) 临床诊疗伦理的特点

临床诊疗伦理,是指医务人员在临床诊疗实践活动中处理人际关系以及做出诊疗决策时所应遵循的伦理原则与行为规范的总和。临床诊疗伦理是医学伦理学的一般原则和规范在临床诊疗实践中的具体应用,是医务人员专业精神和道德素养的集中体现。医务人员对病人的准确诊断和有效治疗,不仅与医务人员的技术水平有关,而且还与医务人员的医德素养有关。因此在诊疗工作中,医务人员不但要技术精湛,而且还要医德高尚,唯有技术和医德的高度统一,才能有效地减轻病人的痛苦,帮助病人早日康复。

临床诊疗伦理具有以下四个方面的特点:

1. 临床诊疗伦理来源于长期的医学实践活动 临床诊疗伦理是医务人员总结了长期医学实践活动的经验与教训后的集体智慧和成果,是在长期处理医患关系、医际关系的实践活动中的道德体验的结晶。

在长期的医学实践活动中,医务人员在不断积累临床医学经验的同时,也会对如何处理医患关系和医际关系、怎样才能满足病人的心理需求、怎样才能使医疗人际关系和谐等有所体悟。同时,病人在求医问诊过程中,也会有意无意地向医务人员道出他们的道德诉求。同行之间的沟通与交流也会对彼此的临床道德行为产生影响。所有这些都会引发和促进医务人员对临床诊疗中道德行为的认知与觉悟,这表明临床诊疗伦理是医务人员长期医学实践活动的经验总结。

2. 临床诊疗伦理的核心是医学专业精神 所谓医学专业精神,是指医学专业所应具有的、医务人员应努力践行的把病人利益放在首位、坚持病人自主、公正等原则的专业意识。

临床诊疗活动是医疗机构的主要活动,是医务人员工作的主要内容。医务人员职业价值的实现主要依赖于临床诊疗活动。对医务人员来说,临床诊疗伦理的核心就是把病人利益放在首位、坚持病人自主、公正等原则的专业意识。这一点古今中外的医学家都有非常深刻的认识。《希波克拉底誓言》的中心思想就是"为病家谋利益",孙思邈在《大医精诚》中要求医者对待任何病人"皆如至亲之想",德国医务人员胡弗兰德认为"医生不是为了自己而活着",阿拉伯名医迈蒙尼提斯要求医务人员"愿吾视病人如受难之同胞",《医学伦理学日内瓦协议法》则要求医务人员庄严地宣誓"终生为人类服务,把病人的健康放在第一位"。

唐代孙思邈《备急千金要方》之"大医精诚"

凡大医治病,必当安神定志,无欲无求,先发大慈恻隐之心,誓愿普救含灵之苦。若有疾厄来求救者,不得问其贵贱贫富,长幼妍媸,怨亲善友,华夷愚智,普同一等,皆如至亲之想。亦不得瞻前顾后,自虑吉凶,护惜身命。见彼苦恼,若己有之,深心凄怆。勿避嶮巇、昼夜寒暑、饥渴疲劳,一心赴救,无作工夫形迹之心。如此可为苍生大医,反此则是含灵巨贼。

夫大医之体,欲得澄神内视,望之俨然。宽裕汪汪,不皎不昧。省病诊疾,至意深心。详察形候,纤毫勿失。处判针药,无得参差。虽曰病宜速救,要须临事不惑。唯当审谛覃思,不得于性命之上,率尔自逞俊快,邀射名誉,甚不仁矣。

3. 临床诊疗伦理的要义是对医患关系的协调 医疗人际关系中最主要的是医患关系。减轻病人痛苦、帮助病人康复是临床诊疗工作的主要任务,满足病人的健康需求是医务人员诊疗工作的天职。临床诊疗伦理的要义就是协调医患关系,满足病人的正当利益。

在临床诊疗实践活动中,医疗人际关系包括医患关系、医务人员之间的关系、医务人员与医疗机构管理者之间的关系,医务人员与病人家属、单位代表等之间的关系。但在所有这些关系中,最主要的医疗人际关系是医患关系。医患关系协调,关键就是对病人正当利益需要的满足。从对临床诊疗工作特点的了解中,我们知道病人的需要是多样的,减轻病痛折磨、恢复健康只是其中的生理需要。其心理需要和社会需要也是很丰富的,这就要求医务人员不仅应该在专业技术方面下工夫,而且还必须要丰富自己的人文知识,提高自己的人文素养,增强尊重病人的人格、权利和尊严的意识,时刻把病人看作具有多种属性的整体的人。

4. 临床诊疗伦理的重点是强调医务人员个体的自律 在临床诊疗活动中,医务人员是医患关系的引导者、主动者,对医患关系的发展变化起决定性作用,因此临床诊疗伦理的重点是强调医务人员个体的自律。

在临床诊疗活动中,因为医务人员是掌握医学专业知识的专家,而病人对医学知识一无所知或知之甚少,病人一般必须听从于医务人员。因此医务人员在临床诊疗活动中处于主动地位,而病人则处于被动地位。鉴于这种不同的道德处境,在医患关系的发展、变化过程中,医务人员往往处于主导地位,对医患关系的状况负有主要责任,而病人则是受制于医务人员的行为,往往被动地做出行为选择,因此只对医患关系的状况负次要责任。因此,医务人员个体的道德自律对临床诊疗活动中医患关系的状况就具有了重要意义。

二、临床诊疗基本伦理原则

临床诊疗工作的基本伦理原则是适用于医务人员对病人进行诊断和治疗过程中的行为依据。它包括病人至上、最优化、保密守信、协同一致四项原则。

(一)病人至上原则

病人至上原则是指在临床诊疗工作中,医务人员在诊断手段选择和治疗方案决策时,能以病人为中心,把病人的利益放在第一位。病人至上原则,是临床诊疗工作中的最基本原则,既是诊疗工作的出发点和归宿,也是激发医务人员为病人服务的动力和衡量医务人员伦理水平的一个重要标准。具体来说,在诊疗活动中医务人员主要应该做到以下两个方面:

1. 病人自主 病人自主就是病人在诊疗过程中,有询问病情、接受、拒绝或选择诊疗方案的自主权。坚持病人自主是医务人员在诊疗活动中把病人利益放在第一位的重要表现。病人首先是人,诊治行为及其后果均要作用于病人并由其承当,因此具有独立人格和正常理性的病人,有权根据自己的医疗需求做出自主选择。他的自主性不应因为身患疾病、处于弱势地位而被贬低。相反,因其身心正在承受病痛折磨,更应得到医方的尊重和维护。

(1)应为病人的自主选择提供充分的条件:这就需要医务人员具体做到:向病人详细解释病情;告诉病人治疗或不治疗会出现的情况;告诉病人各种可能的治疗方案;提出医务人员自己认为的最佳治疗方案;告诉病人在要实施的治疗方案中应注意的事项和如何配合治疗。

(2)要正确对待病人的拒绝:当医务人员的诊疗措施与病人的自主选择不一致而遭到拒绝的情况出现时,医务人员要对病人的自主选择能力进行判断,而这种判断是确定病人的拒绝是否有效和医务人员选择对策的重要依据。在对自主选择能力进行判断以后,应根据其结论采取相应的对策。对于自主选择能力丧失的病人,应把其选择权转移给家属、单位、监护人等,由他们做出自主选择,而不考虑病人的拒绝。而对于自主选择能力正常的病人,则应设法搞清病人拒绝的真实理由,从而为病人提供关于治疗措施更充分的解释,并帮助其克服接受诊疗措施的困难。如果这种努力失败,则应尊重病人的意愿,同时做好详细和完整的病案记录,必要时应有病人和家属的签字。

2. 知情同意 知情同意,即病人有权获得关于疾病的病因、病情、病程、危害程度、治疗措施和预后等情况,医务人员应向病人提供这方面的有关信息,使病人在充分知情的前提下,权衡利弊,对医务人员拟采用的治疗方案做出同意或拒绝的决定。病人享有知情同意权是病人自主权的集中体现和主要内容。在实践中,要求医务人员在为病人做出医学诊治方案后,必须向病人或其家属提供真实、充分的病情信息,使病人或其家属经过深思熟虑自主地做出选择,并以相应的方式表达其接受此种诊疗方案的意愿和承诺,在得到患方明确承诺后,才可确定和实施诊治方案。

(1)知情同意比较理想的状态:知情同意比较理想的状态是病人或者其家属完全知情并有效同意。完全知情是指病人获悉他做出承诺所必需的一切医学信息,即通过医方翔实的说明和介绍、对有关询问的必须回答和解释,病人全面了解诊治决策的利与弊,例如诊治的性质、作用、依据、损伤、风险、意外等。医方使病人知情的方式一般是口头的,必要时则辅以书面文字方式。有效同意是指病人在完全知情后,自主、自愿、理性地做出负责任的承诺。病人或其家属做出有效同意的必要条件是:具备自主选择的自由、合法身份,具备正确接受病人信息必要的认知、理解能力,具备进行理性选择的必要的分析、推理能力。比较理想的知情同意还强调:病人或其家属有权随时收回、终止和要求改变其承诺;关系重大的知情同意应遵循特定的程序,即签写书面协议、备案待查,必要时还需要经过公证。

(2)正确对待代理知情同意:代理知情同意的合理性和必要性取决于下列条件之一:病人与代理人意见完全一致,代理人受病人委托代行知情同意权;特殊病人(婴幼儿病人、智残病人、精神病病人、休克病人等),因本人不能行使知情同意权,而由其家属或其他适合的代理人代行此权。我国《医疗机构管理条例》第33条规定:"医疗机构施行手术、特殊检查或者特殊治疗时,必须征得病人同意,并应当取得其家属或者关系人同意并签字;无法取得病人意见时,应当取得家属或者关系人同意并签字;无法取得病人意见又无家属或者关系人在场,或者遇到其他特殊情况时,经治医师应当提出医疗处置方案,在取得医疗机构负责人或者被授权负责人员的批准后实施。"

3. 平等待患 平等待患就是对病人的权利、尊严的普遍尊重和关心,体现的是人际交往中社会地位和人格尊严的平等。要做到平等待患,要求每位医务人员必须把病人摆在和自己平等的地位上,时刻把病人的痛苦和安危放在心上,做到病人利益至上。

（1）公平对待病人：不论任何时候、任何场合、任何事情，对待病人不论种族国别、地位高低、权力大小、容貌美丑、关系亲疏、金钱多寡、老人小孩，都要一视同仁，平等对待。对他们的正当愿望和合理要求，都应予以尊重，在力所能及和条件许可的情况下，尽力给予满足。决不能训斥、辱骂病人或嘲笑、捉弄病人，更不能欺骗病人，推卸责任。医患之间是服务与被服务的关系，那种把自己视如救世主的观念是错误的，是不符合医学伦理要求的。

（2）公正分配卫生资源：医疗卫生资源是指满足人们健康需要的、可用的人力、物力、财力的总和。其分配包括宏观分配和微观分配。宏观分配是各级立法和行政机构所进行的分配，目标是实现现有卫生资源的优化配置，以此充分保证人人享有基本医疗保健，并在此基础上满足人们多层次的医疗保健需求。微观分配卫生资源是由医院和医务人员针对特定病人在临床诊治中进行分配。医务人员既有宏观分配卫生资源的建议权，又有微观分配卫生资源的参与权，应根据公正的原则，行使自己的权利，尽力实现病人基本医疗和护理的平等。

（二）最优化原则

最优化原则是指在临床诊疗工作中，面对各种可能的诊治方案，应选择以最低的代价获取最大效益的方案，即能取得最佳效果的诊疗方案。评价诊疗方案的质量应坚持以下标准：

1. 疗效最佳　就是要求医务人员采用已经发展成熟并被熟练掌握的医学手段，认真实施对病人的诊疗，力争达到在当前医学水平下对特定病人来说最好的治疗结果。在诊疗过程中往往有多种方案可供选择，每种方案都有不同的诊疗效果。通常情况下，医务人员可以根据医学专业知识对这些方案的效果进行综合评价。一般来说，对于疾病的治疗，康复是最好的结果，但是并不是对所有疾病的治疗都能够达到康复的效果。因为是否能够康复不仅取决于医务人员自身的医学技术水平，而且还取决于疾病的性质与复杂程度，更重要的是当前医学发展阶段在治疗此种疾病方面的技术水平。因此，对有的疾病来说，最大限度地缓解症状可能就是最佳效果，甚至稳定病情、使其不再发展有时也是最好的结果。什么是最佳疗效，往往需要根据当时的医学发展水平进行评价。

2. 安全无害　安全无害就是要求医务人员在诊疗活动中尽量选择那些对病人没有负面作用的诊疗手段。安全无害的要求通常是原则性的，因为在医学活动中，负面作用是经常发生的，所谓"是药三分毒"。有时这种负面作用作为一种"必要的恶"无法避免，如恶性肿瘤治疗中的放、化疗即是。但尽管如此，医务人员还是应该对诊疗方案进行全面评估，力求选择那些没有负面作用或负面作用最小的方案。在负面作用难以避免的情况下，应该努力降低诊疗手段的负面作用对病人的伤害。

3. 痛苦最小　痛苦最小就是要求医务人员在诊疗活动中要尽量降低诊疗手段给病人带来的疼痛、不适、不便等负面感觉，尽量减轻诊疗手段给病人带来的伤害。随着医学的发展，越来越多的现代高新技术成果进入医学领域，极大地丰富了诊疗手段的选择，为诊断疾病提供了更为翔实和确定的信息。在治疗领域也同样如此，治疗手段日益向着高、精、尖的方向发展。但是，高新技术在给诊断疾病提供更为确定的信息、为治疗疾病提供更为有效的手段的同时，也有难以避免的负面作用，会给病人带来不适乃至对健康的伤害。比如内镜检查会给病人带来恶心等不适感觉，放射线治疗和化学药物治疗在杀死恶性肿瘤细胞的同时，也会带来脱发、恶心、食欲缺乏等负面作用，直接对人体健康构成威胁。医务人员应该充分考虑这些诊疗手段的负面作用，在确保诊疗效果的前提下，选择那些对健康威胁少、痛苦小的诊疗手段。

4. 耗费最少　耗费最少就是要求医务人员在保证诊疗效果的前提下，尽量降低病人的医疗费用。在当代医学发展所面临的诸多问题中，医疗费用不断上涨是最为严重的问题之一。医疗费用上涨的原因很多，但其中一个重要的原因是新的、更加昂贵的药物和诊疗器械不断进入临床应用。而许多所谓新药物，不过是现有的药物在经过微不足道的成分增减后改变名称和包装的结果，这使得那些药品生产厂商和经销商获得了巨额利润。但是临床诊疗的伦理原则却要求医务人员应慎重选用那些新药物和新技术，以免给病人造成沉重的经济负担。德国医生胡弗兰德说："应尽可能地减少病人的医疗费用。当你挽救他生命的同时，而又拿走了他维持生活的费用，那有什么意义呢？"陈实功主张："遇贫难者，当量力微赠，方为仁术，不然有药而无伙食者，命亦难保也。"

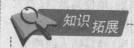

知识拓展

《胡弗兰德医德十二篇》

胡弗兰德(1762—1836),德国名医,他所著的《胡弗兰德医德十二篇》是医学道德的经典文献之一。

医生活着不是为自己,而是为了别人,这是职业的性质所决定的。不要追求名誉和个人利益,而要用忘我的工作来救活别人,救死扶伤,治病救人,不应怀有别的个人目的。

在病人面前,该考虑的仅仅是他的病情,而不是病人的地位和钱财。应该掂量一下有钱人的一撮金钱和穷人感激的泪水,你要的是哪一个?

应尽可能地减少病人的医疗费用。当你挽救他的生命而又拿走了他维持生活的费用,那有什么意义呢?

医生需要获得公众的好评。无论你有多大学问,多光彩的行为,除非你得到人民的信任,否则不能获得大众的好评。

总之,医务人员在诊疗过程中,既要有精湛的诊疗技术、良好的临床思维能力和全心全意为人民健康服务的伦理思想,又要把希望病人尽快康复的良好愿望、自觉合理地为病人承担医疗风险的行动与最优化的诊疗手段结合起来,即实现诊疗目的与诊疗手段的统一,从而达到最佳的诊疗效果。

(三) 保密守信原则

1. 医疗保密　医疗保密是指医务人员在医护活动中应当具有对医务活动保守秘密的职业伦理品质。

医疗保密是一个古老的观念,早在两千多年前的《希波克拉底誓言》中便有"凡我执业或社交,所见所闻,无论与我之医业有无关系,凡不应宣泄者,我当永守秘密"的论断。《日内瓦宣言》规定:"我要保守一切告知我的秘密,即使病人死后,也这样。"法国巴黎大学医学院的校训规定:"病家秘密,或见或闻,凡属医者,讳莫如深。"医学伦理保密的主要内容是:

(1)保守病人的秘密:医务人员不能随意泄露病人信托于自己的医疗秘密,即为病人保密。如病人的病情以及与此相关的个人信息均属于个人秘密,包括病人的病史、各种特殊检查和化验报告、疾病的诊断名称、治疗方法等病人不愿向外泄露的其他问题。医务人员应为其严格保密,不得随意将其写入学术论文、教科书和宣传材料中。医疗保密不仅有医学伦理要求,而且有明确的法律规定。《中华人民共和国执业医师法》第 22 条第 3 款规定:"关心、爱护、尊重病人,保护病人的隐私。"第 37 条第 9 款规定:"泄露病人隐私,造成严重后果,情节严重的,吊销其执业证书,如构成犯罪,依法追究刑事责任。"

(2)对病人保守秘密:在特定情况下不向病人透露真实病情,即对病人保密。包括不宜透露给病人的不良诊断、进展、预后及在给病人治疗过程中出现的一些问题等医疗信息和发生在其他病人身上的医疗、护理差错事故等都属于医务人员要保守的秘密。

保守医密使病人充分信任医务人员,从而得到更好的医疗保健,同时也使医务人员能够更好地执行其职能。更为重要的是,为病人保守医密,体现了对病人权利、人格的尊重和维护。

2. 诚实守信　诚实守信是医务人员对待病人的一条重要的伦理要求。诚,是诚实无欺,为人真诚和忠诚。这是指真实的内心态度和品质,其作用在于约束自己。信,既是要信任别人,也要自己讲信用。诚信就是要求医务人员说话办事要符合实际,做到既不自欺,也不欺人。唐代名医孙思邈在《大医精诚》中,用一个"诚"字来概括和诠释"大医风范"。毛泽东在《纪念白求恩》中也曾用"诚"的精神来概括和诠释白求恩的医德境界。他说:"白求恩精神表现在他对工作的极端的负责任,对同志对人民的极端的热忱。"

医务工作作为救死扶伤的神圣职业,要求医务人员忠诚于病人和医疗卫生事业,精通业务,准确诊断。作为医务人员,只有医心诚,忠诚于病人和医学事业,待人诚、做实事、守信用,才能成为一名真

笔记

正合格的医务人员。在临床诊疗工作中，倡导和践行诚实守信准则，就应该真诚地对待病人，对待病人一视同仁，必须同弄虚作假、背信弃义、欺诈取巧的不良医风进行坚决的斗争，把医院变成真正神圣的地方。

(四) 协同一致原则

协同一致原则是指在诊疗工作中，医务人员之间、各专业科室之间要通力协作，密切配合，步调一致，共同做好对病人的诊断和治疗工作，努力促进病人的康复。要做到协同一致，应该至少在以下两方面下功夫：

1. 及时　及时就是要求医务人员力争尽快地对疾病做出诊断，主动迅速地做出治疗，并认真适时地对病人的要求和疾病变化做出反应。对病人来说，早发现、早诊断、早治疗，具有挽回生命的重要意义。因此，要做到诊疗工作的及时，医务人员就必须树立"时间就是生命"的诊疗观念，在诊疗工作中认真地了解和分析每个病人的症状和体征，遵照循证医学的基本原则，尽快采取相应的医疗措施。医务人员要做到及时，仅仅有"时间就是生命"的观念是不够的，必须在行动上处处按照这种观念行事，如在诊疗决策和具体操作中做到迅速快捷等。因为许多疾病的发生和变化具有突发性特点，因此医务人员要做到及时，就必须做好诊疗的准备工作，具体说来，要做到"四勤"：眼勤，不漏过一个症状和体征；嘴勤，多向病人了解病情；手勤，多为病人提供服务和帮助；腿勤，多深入接触、观察病人的各种情况。

除了做好准备工作外，医务人员还要做好随时应付突发事件的准备，以免病人病情突变时贻误抢救时机。此外，鉴于当代医学细致的分科和分工，在做到及时诊疗方面，各医疗专业科室之间、医务人员之间的紧密配合和通力协作十分重要。

2. 准确　准确就是要求医务人员积极充分地利用现实条件，严肃认真地做出符合病情实际的判断。在诊疗过程中，准确的诊断是治疗的前提。在当代医学中，先进的诊断仪器及生化检验技术的运用对于提高诊断的准确程度有很大帮助。但是考虑到诊疗的实际意义在于恢复病人健康，因此应该恰当地认识和运用这些先进的诊断仪器和生化检验技术。准确的要求并不意味着在任何情况下一味地追求诊断的准确，而是应该树立以下三个观念：

(1) 树立为治疗服务的诊断目的；准确的诊断是手段，而不是目的。在临床工作中，一般情况下都是先诊断，后治疗。但有时我们也会发现病人病情的变化瞬息万变，难以预料。一些非常见病、疑难病一时半会儿很难查清，往往采取边诊断、边治疗的做法，以免导致病情发展，贻误抢救时机。所以，如果偏离了为治疗服务的目的，单纯追求诊断的精确度，可能会出现病人受了罪，花了钱，查清了病，却失掉了治疗机会的情况。

(2) 恰当、充分地利用现实条件：一般来说，诊断病情应从询问病史、物理检查、三大常规化验这些最基本的诊断方法入手。先进的诊断仪器和生化检验技术虽然能够为诊断提供更多信息，但是往往也有费用高、痛苦大等缺点。因此，医务人员在治疗工作中，既不可盲目地做"撒网式"检查，也不可简单地囿于偏狭范围，而应根据病人病情，结合病人对诊断方法的耐受程度、经济状况等，综合考虑，慎重选择。

(3) 严肃认真地做出诊断结论：诊断结论关系着治疗方案的选择，最终关系着病人能否及时恢复健康。错误的诊断结论不但可能导致误治，而且可能导致贻误治疗时机从而威胁病人生命。因此，做出诊断结论时一定要严肃认真，而不能漫不经心、敷衍了事，或者不顾客观实际而主观臆断。

图片：临床诊疗基本伦理原则

第二节　临床诊断伦理

临床医务人员对病人疾病的诊断、治疗是连续而统一的过程，是医务人员依靠病人提供的病史，通过系统的体格检查和必要的辅助检查，在收集病人病情资料的基础上进行综合分析和归纳，从而做出概括性诊断的过程。疾病诊断是整个临床工作的基础环节。疾病诊断的伦理要求，贯穿于询问病史、体格检查和其他辅助检查的各个环节之中。

一、问诊伦理

问诊，即询问病史，就是医务人员通过与病人、家属或有关人员的交谈，了解疾病的发生和发展过程、治疗情况以及病人既往的健康状况等，也是获得病人病情资料的首要环节和疾病诊断的主要依据之一。问诊的重要性在于其关系到是否可以获得齐全、可靠的病史，并关系到下一步的检查、诊断、治疗和护理。

问诊应该遵循以下伦理要求：

(一) 仪表端庄，态度认真

在整个诊疗过程中，问诊是医务人员和病人的首次接触，也是比较正式的面对面的时候，是医患交流和医患关系建立的开始。医务人员留给病人的"第一印象"将会在相当程度上影响病人的求医和尊医心理。病人倾向于信任那些仪表端庄、态度认真、看起来有修养的医务人员，而对那些不注重仪表、行为随便、态度不认真的医务人员则表现出不信任的倾向。孙思邈在《大医精诚》中就要求医务人员"澄神内视，望之俨然，宽裕汪汪，不皎不昧"，可见医务人员注重仪表有着久远的文化传统。

(二) 说话和蔼，语言通俗

问诊要通过语言来进行医患之间的情感交流和信息沟通。医务人员和蔼的态度和说话语气会自然拉近与病人的距离，可以使病人受到鼓励，从而易于更多地讲出自己的切身感受及病因原由，帮助医务人员掌握更多的疾病信息。医务人员应该注意使用通俗易懂的语言来与病人交流，尽量避免使用专业术语。如果非要使用专业术语，医务人员也应该尽量对术语做出通俗的解释，并注意询问病人是否能够理解。总之，说话和蔼、语言通俗是医患之间沟通无障碍的重要保证。

(三) 耐心倾听，恰当引导

病人因为文化程度的原因，对病情的表述可能会是清晰的，也可能是模糊的，有的病人可能善于表达，能够理性地讲明自己病情的真实表现，而有的病人可能只是在表达自己的心理感受而不是症状。但无论如何，医务人员必须善于倾听、耐心倾听，以便使病人受到鼓励，毫无保留地说出病情，使医务人员获得对诊断有价值的信息。医务人员不耐烦的表情或话语可能会增加病人的顾虑，阻止其说出有价值的信息。当然，由于医务人员时间的宝贵，医务人员也不能随病人所好，任病人的讲话漫无边际，而是要根据诊断需要，恰当地引导病人的谈话，使其尽量表述与病情的发生、发展、现状等有关的信息，以帮助医务人员获得有价值的诊断信息。

(四) 全面系统，切忌局限

相同的疾病在不同的人身上有不同的表现。因此，医务人员要根据以人为本的原则，全面了解病人的疾病特性及社会、心理特征，细致询问病史。这样才能全面系统地采集病史，获得诊断线索。相反，忽视问诊，病史资料采集不全、不确切，常常导致漏诊或误诊，延缓治疗甚至危及病人的生命。

(五) 仔细分析，去伪存真

病史资料采集以后，医务人员要予以全面分析。要想到，由于病人病情的原因，个别病人陈述的病情资料可能有不真实的情况。医务人员对所采集到的病史资料一定要以科学的态度和医学理论知识与临床经验，加以分析整理，去伪存真。对认为有遗漏的情况，应及时询问补充，对转诊而来的病人，原医院的病情介绍和病历摘要，只能作为重要的参考资料，医务人员仍需要亲自详细地询问病史，了解真实的情况，防止因采集病史资料不准确而贻误诊治或产生差错事故。

二、体检伦理

体格检查，是指医务人员运用自己的感官和简便的诊断工具，对病人的身体状况进行检查的方法。中西医体格检查略有不同。中医体格检查主要通过望诊、闻诊、切诊，而西医则通过视诊、触诊、叩诊、听诊、嗅诊等。这些方法都比较简便、经济，是确诊的重要手段。

体格检查应该遵循以下伦理要求：

(一) 知情同意，病人自主

在体格检查中，医务人员要接触病人的身体。这不仅会引起不舒适的感觉，而且在面对异性病人时，还会涉及性别隐私、个人尊严等问题。因此，医务人员在决定使用体格检查措施时，应该明确告知病人这样做的理由和必要性,征得病人的同意。这是对病人自主性的尊重。如果病人不同意,医务人员不得强行进行体格检查。

(二) 全面系统,认真细致

体格检查是一项复杂的系统工作,任何粗心大意都会漏掉对于诊断疾病具有关键作用的信息。所以在体格检查中,要求医务人员按照一定的顺序仔细检查,不遗漏任何部位和内容,不放过任何疑点,尤其是重点部位,对于不明显的阳性体征,要反复检查或请上级医务人员核实,做到一丝不苟。对于急危重病人,特别是昏迷病人,为了不延误抢救时机,虽然可以重点检查,但也要尽职尽责,待病情好转,再进行补充性检查。在体检中,要避免主观片面、顾此失彼或粗枝大叶。

(三) 力求舒适,减少痛苦

体格检查会接触病人的身体,特别是西医的触诊、叩诊、听诊,可能会给病人带来身体的不适。某些疾病本身可能不会有太多不适,但触诊和叩诊则会使病人明显感到不舒服,而医务人员正是通过病人在触、叩时的不适来获得诊断证据的。由此看来,体格检查带给病人的身体不适是难以避免的。尽管如此,医务人员还是应该尽量减轻病人的这种不适,减少病人因体格检查导致的痛苦。

(四) 坦荡无私,尊重病人

体格检查中,医务人员要接触到病人的身体。身体涉及一个人的人格和尊严,不容侵犯。医务人员应本着治病救人的目的,祛除任何个人欲望和不当目的,一心为病人着想。医务人员只有心底坦荡无私,才能集中精力于病人的病情,做出正确的诊断结论。同时,这也是对病人的人格和尊严的尊重。《希波克拉底誓言》中说:"不论进何人家,我皆维护病人的利益,戒绝随心所欲的行为和贿赂;我断然拒绝,从男方或女方,自由民或奴隶那里来的诱惑。"

(五) 维护尊严,注意避嫌

医务人员为异性病人查体时,要注意采取有效的隔离措施,保持检查空间的私密性,维护病人的尊严。同时,医务人员还应注意避嫌,这包括两个方面:一是应该完全根据诊断需要来检查身体,不可以随意扩大检查部位;二是男性医务人员为女性病人做检查,当涉及身体特殊部位检查时,在保持检查空间私密性的同时,还应有病人家属或其他女性医务人员在场,以防止发生不必要的误解。

三、辅助检查伦理

辅助检查包括实验室检查和特殊检查,是借助于化学试剂、仪器设备及生物技术等对疾病进行检查和辅助诊断的方法。辅助检查能够提供更详细的疾病信息,对明确诊断具有重要意义。但是也应该正确看待辅助检查手段的使用,因为辅助检查手段一般都比较昂贵,会使诊疗费用急剧上升,增加病人的经济负担,同时也会减少医患之间的情感、思想交流,造成医患关系的物化现象。

辅助检查应该遵循以下伦理要求:

(一) 恰当选择,知情同意

辅助检查措施会增加病人的经济负担,有些检查措施也会让病人感到躯体的不适,因此医务人员在决定使用辅助检查措施时,应该充分考虑辅助检查可能会使病人承受的各种代价。恰当选择是指医务人员应该只选择那些对诊断病情有必要性的辅助检查项目,而不能做撒网式检查。另外,医务人员在选择使用辅助检查措施时,一定要通过对病人的知情同意程序,允许病人自主决定是否使用这种检查措施。对必要的辅助检查项目,若遭到病人的拒绝,医务人员不可强行使用,要做好解释、劝导工作。医务人员不可以仅仅为了增加医院经营收入而随意增加检查项目。

(二) 爱护病人,减轻痛苦

辅助检查的程序一般为:简易的检查先于复杂的检查,无创检查先于有创检查,便宜的检查先于昂贵的检查。能做简单的检查,就不做复杂的检查。循序渐进地进行,是医疗诊断的需要,也是尽量减少病人痛苦、减轻病人经济负担、合理利用社会有限卫生资源等方面的考虑,是最优化伦理原则的具体实践。辅助检查项目通常会使病人感到不适,某些项目会让病人感到难以忍受,如内镜检查。医务人员应该尽量做到操作轻柔,谨慎处置,并要做好安全保护,不能让病人在遭受病痛折磨的同时,再遭受医疗器械的折磨。

(三) 维护尊严，注意避嫌

　　某些辅助检查项目要在特殊的环境中进行，这对医务人员的医德品质提出了特殊要求，尤其是对异性病人的检查。医务人员应该自尊自爱，严格按照操作规程进行检查，不随意增加检查项目和扩大检查范围。为异性病人检查，要有病人家属或其他医务人员、护士在场陪同。

(四) 综合分析，切忌片面

　　任何辅助检查大多是由仪器设备完成的，再先进、再精密的仪器设备都会有自身的局限，而且检查结果反映的是局部表现或瞬间状态。因此，医务人员必须将辅助检查的结果同病史、体格检查的资料结合在一起全面考虑综合分析，这样才能得出正确的结论，避免因过分信赖辅助检查结论而出现误诊或漏诊。

(五) 密切联系，加强协作

图片：临床
诊断伦理

　　各种辅助检查项目都是由各医技科室和研究室完成的，它们分工明确，都有自己的专业特长。医技人员应利用自己的技术优势独立地、主动地开展工作，并要在自己的专业领域内不断地进取，以便更好地为临床服务。不管是医技科室的医务人员还是临床科室的医务人员，在医疗服务工作中具有同等的地位和作用，相辅相成，相互支持。他们为病人服务的目标是一致的，因此双方既要承认对方工作的独立性和重要性，又要同心协力，共同完成对病人的诊断。只有主动沟通、共同努力，才能保证诊断工作的顺利进行。

第三节　临床治疗伦理

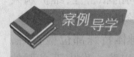

"感动中国"华益慰

　　华益慰，1933 年出生于天津的一个医学世家，著名医学专家、北京军区总医院主任医师。专长为普通外科，如胃肠道、乳腺、甲状腺疾病的外科诊断治疗。他从医 56 年，始终如一地像白求恩那样对事业极端负责，对人民极端热忱，对技术精益求精，把全部爱心奉献给了人民。年过七旬的华益慰不顾自己患有颈椎病、腰椎病和高血压，依然坚持为病人看病，还坚持每年做 100 多台手术。直到 2006 年 7 月，华益慰被初步诊断为胃癌，他依然为预约好的病人成功地做了手术。2006 年"感动中国"节目评价华益慰："不拿一分钱，不出一个错，这种极限境界，非有神圣信仰不能达到。他是医术高超与人格高尚的完美结合。他用尽心血，不负生命的嘱托。"

　　问题：如何理解严格遵循临床治疗伦理要求所具有的重要意义？

　　临床治疗是指医务人员采用药物、手术等各种方法和措施，解除病人痛苦，恢复病人健康的医学过程，是促进病人康复、减轻疾病痛苦的关键环节。临床治疗是临床工作的核心，是医学工作价值与意义的重要依托。任何一种理想的治疗目标的实行，不仅需要医务人员对疾病性质的正确判断，更需要医务人员对治疗方法的正确认识和运用。严格遵循临床治疗的伦理要求，对于治疗目标的实现具有重要的意义。

一、药物治疗伦理

　　药物治疗是指医务人员应用天然的产物或者化学的或生物的制剂帮助病人缓解症状、祛除病痛、恢复健康的治疗方法。药物治疗是最古老、最悠久、使用最广泛的治疗方法。一般来说，药物治疗具有双重效应，即药物的治疗作用和副作用，因此医务人员应谨慎使用。

　　药物治疗的伦理要求是：

(一) 对症下药，剂量安全

　　对症下药是指医务人员根据临床诊断选择相适应的药物进行治疗，避免药物带来的负面作用。为此，医务人员必须首先明确疾病的诊断和药物的性能、适应证和禁忌证，然后选择治本或标本兼治的药物,也可以暂时应用治标药物,以减轻病痛和避免并发症。但是,医务人员要警惕药物对症状掩盖的假相,以防止给诊断带来困难或延误病情而发生意外。剂量安全是指医务人员在对症下药的前提下,要因人而异地掌握药物剂量。因为用药剂量与病人的年龄、体重、体质、重要脏器的功能状况、用药史等多种因素有关,医务人员应具体了解病人的以上情况,用药灵活,有针对性,努力使给药量在体内既达到最佳治疗量,又不至于发生蓄积中毒,防止用药不足或过量给病人带来的危害。

(二) 合理配伍,细致观察

合理配伍是指在联合用药时,要注意不能违反配伍禁忌,以防止出现药物之间的拮抗作用而给病人带来危害。在联合用药时,合理配伍可以提高病人的抵御能力,也可以克服或对抗一些药物的毒副作用,从而使药物发挥最大的疗效。达到合理配伍,首先要掌握药物的配伍禁忌,其次要限制药物的种类、数量和剂量。滥用联合用药,由于药物相互间的拮抗作用有可能给病人带来危害,而且由于耐药的发生也会给日后的治疗设置障碍。在用药过程中,不管是联合或单独用药,都应细致观察,了解药物的疗效和毒副作用,并随着病情的变化调整药物种类、剂量,以取得较好的治疗效果和防止药源性疾病的发生。忽视细致观察,或在观察中发现了问题而采取熟视无睹、听之任之的态度,都是不符合医德要求的。

(三) 节约费用,减轻负担

医务人员在开处方的时候,要充分考虑到药物治疗可能给病人带来的经济负担,尽量使用常用药、国产药,尽量不用贵重药、进口药。能够少用药解决问题的,绝不多用药,尽量不开大处方,更不能开人情方、搭车药。医务人员救病人于危难之中,但却在治疗中花尽了他赖以维持生活的钱财,又怎能体现出医务人员救死扶伤的人道精神呢?

(四) 试验用药,谨慎使用

在某些疾病尚无有效药物的情况下,医务人员在不得已的情况下要使用一些尚未完全掌握其性能的药物。此时医务人员必须十分谨慎,要密切注意病人用药后的反应,严格防止意外的发生。使用试验药物,确保病人安全是第一位的。如果药物属于临床试验药品,除了谨慎用药并采取严密保护措施外,医务人员还必须征得病人或其代理人或监护人的知情同意。

(五) 毒麻药品,严守法规

对于毒麻药品的使用,必须严格掌握适应证,不得已时才使用。医务人员应该熟悉我国的《麻醉药品管理条例》《医疗用毒药、限制性剧毒药管理规定》等法律规定并严格遵守。除了出于正当的治疗目的,不得随意使用此类药品。在毒麻药品的使用中,医务人员应该严密观察,防止病人出现依赖成瘾的后果(晚期绝症病人除外)。同时,对医疗机构内的毒麻药品要严格管理,防止流入社会,造成医源性成瘾或医源性疾病,危害社会。

二、手术治疗伦理

手术治疗是以刀、剪、针等器械在人体局部进行操作,以帮助病人缓解症状、祛除病痛、恢复健康的治疗方法。手术通常属于治疗方法,但有时也用于诊断目的。手术一般以对机体的损伤为前提,具有一定的风险性。但是手术往往又具有见效快、不易复发的特点,因此为临床医学的常用治疗方法。

手术治疗的伦理要求是:

(一) 慎重确定手术

由于手术治疗所特有的机体损伤性和风险性特征,医务人员在确定使用手术治疗时一定要慎重。一方面医务人员要全面权衡各种可能的治疗方案,另一方面要征得病人的知情同意。

1. 全面权衡 这是指医务人员应该认真比较手术治疗与非手术治疗的代价与收益,考察手术治疗的好处是否的确大于非手术治疗。所谓治疗的代价,既包括病人可能承受的经济负担,也包括病人因治疗可能受到的身体创伤以及所承受的肉体和精神痛苦。所谓治疗的收益,主要指病人寿命延长的程度、身体康复和功能恢复的情况、生命质量状况、病人对治疗结果的满意度等。

2. 知情同意 确定使用手术治疗,必须得到病人及家属的真正理解和承诺,即知情同意,才合乎医德要求。但手术治疗要得到病人和家属的知情同意,需要医务人员做很多工作,包括客观解释及签订知情同意书。

(1) 客观解释:医务人员应该不带任何倾向性地解释手术治疗的必要性以及为什么不选择非手术治疗的原因,并且要客观地介绍手术可能造成的创伤及可能存在的风险。通常来说,客观地解释手术对医务人员来说并不难,因为那是他们的专业特长,但困难的往往是如何让病人或家属真正理解他们的解释。这就要求医务人员出于高尚的医德情操,使用浅显、通俗、易于理解的生活语言,把专业医学知识讲给病人或其家属听。这往往需要高度的耐心和责任感。

(2) 签订知情同意书:知情同意书是表明病人及其家属真正理解手术治疗并准备承担手术风险的承诺性书面文件。认真签订知情同意书十分必要,因为这既是我国法律的规定,同时也充分表明了病人及其家属对医务人员的充分信任。对医务人员来说,知情同意书绝非推卸责任的借口,而应把它看作对自己履行职业责任和医德义务的激励。

(二) 术前认真准备

术前认真准备既是整个手术治疗的有机组成部分,也是手术取得成功的重要前提和基础,所谓预则立,不预则废。术前认真准备包括制订手术方案,病人准备及手术用品准备。

1. 制订手术方案 手术方案是对整个手术过程的规划和思维演练。手术前应由具有丰富经验的医务人员亲自主持,根据疾病性质、病人具体情况等制订一个安全可靠的手术方案。在方案中要充分考虑麻醉和手术中可能发生的意外情况,并制定出相应的对策。在手术方案的制订和讨论过程中,应该有富有经验的麻醉师参加。

2. 病人准备 病人在手术前往往会有情绪和心理上的波动,表现出焦虑、恐惧、紧张、烦闷、忧郁等不良心理反应。持续的不良心理反应则可能造成病人生理上的变化,如睡眠不佳、食欲下降、脉搏加快、血压上升等,不利于手术的顺利进行。手术前,医务人员应该对病人做好心理矫正或治疗,使其以良好的心态接受和配合手术。此外,手术前还要帮助病人做好躯体准备,如皮肤准备等。

3. 手术用品准备 医务人员应在术前备齐所有手术必需品。对关系到手术成败和病人生命安危的手术用品,如血液等,要一一核实,对手术中用到的某些复杂器械,不仅要核实其种类、数量,而且还要仔细检查其性能,以确保手术的安全。

(三) 术中严格操作

手术中医务人员要排除杂念,专心致志于手术的操作。这要求医务人员做到:

1. 认真操作,一丝不苟 手术是对病人身体的切割与处理,手术成败决定病人的生命安危,因此医务人员在手术中,态度一定要严肃认真,操作一定要一丝不苟,动作一定要协调稳定。所有参加手术的医务人员都要以病人的安危为重,不可计较名利得失,要互相支持,团结协作,确保手术的顺利进行。

2. 严密观察,恰当处理 在手术过程中,各种可能情况都会发生。因此医务人员特别是麻醉医务人员,一定要严密观察病人的情况。当突然遇到手术意外时,要按照手术方案中既定的对策,沉着、冷静、果断、及时地进行处理。

3. 通力合作、密切配合 任何手术的成功都离不开手术者、助手、麻醉师、护士及其他科室的密切合作,这是集体智慧的结晶和集体劳动的成果。所以,有关人员必须从保证手术成功出发,消除私念,齐心协力,密切配合,共同为手术的成功做好各自的工作。

(四) 术后严密观察

术后病人身体虚弱,病情变化快,因此严密的术后观察对于预防术后并发症和术后康复至关重要。术后观察主要包括两个内容:

1. 观察病情 术后病情发展有许多不确定性,因此医务人员要严密观察病人的各项生命指标,及时处理各种病情变化情况,防止各种危重情况的发生。

2. 使病人舒适 手术给病人带来的疼痛和不适会在术后显现出来,虽然这是不可避免的,但是医务人员也不可袖手旁观。医务人员要努力采取措施减轻病人的疼痛和不适,这既是医学人道主义的表现,也可以帮助病人顺利恢复。

三、心理治疗伦理

心理治疗又称精神治疗,是医务人员应用心理学的理论、技术和方法来改善病人的心理状态或者

0503
图片:手术治疗伦理

笔记

矫正其行为的一种治疗方法。目前,心理治疗不仅是治疗心理性疾病的主要疗法,而且也是整体医学中的一种重要的治疗方法。

心理治疗的伦理要求是:

(一) 博学多识,诚意助患

心理治疗只有那些受过严格科学训练和临床培训的专业人员才可以胜任。医务人员要不断学习,努力提高自己的专业造诣,以便能够更好地帮助病人。学识渊博,经验丰富,才有可能是称职的心理治疗医师。寻求心理治疗的病人往往深陷心理痛苦与折磨之中,难以自拔,医务人员要对病人抱有深深的同情心理,诚心诚意地帮助病人摆脱痛苦,而不可随意戏谑、取笑病人的症状或痛苦。医务人员要耐心听取病人倾诉,帮助其找到症结所在,并通过特定的心理治疗方法改变其心理处境,恢复其正常的心理状态,从而达到治疗的目的。

(二) 涵养自身,精心治疗

在心理治疗工作中,医务人员自身的心理状况对治疗会有相当的影响。心理治疗医师应该有健康的心态和愉快、稳定的情绪以及正确的价值观、积极的人生态度和良好的生活信念。长期的心理治疗工作也需要医务人员自身通过各种方式加以排遣和修正不良的心态。因此,医务人员要努力涵养自身,保持良好的心理状态。心理治疗工作是精细的工作,心理疾病性质各异,表现多样,原因复杂,心理治疗医师必须细心探索,精心治疗,努力用自己渊博的学识、恰当的治疗方法,辅以健康的心态、良好的心理素质去影响、治疗病人,取得最佳的治疗效果。

(三) 维护病人,保守隐私

心理疾病往往是病人的难言之隐,特别是在中国,许多人不能明确区分心理疾病与精神疾病的区别,看心理医师的人往往被误解为有精神性疾病。因此看心理医师的病人往往有诸多顾虑,许多病人甚至不愿意让自己的配偶和父母知道。因此,为了解除病人的顾虑,医务人员必须事先对病人做出声明,遵守对病史病情保密的原则,严格为病人保密,绝不失信。这样有利于和病人心灵的沟通,也是对病人切身利益的保护。

(四) 庄重大方,语言亲切

心理治疗主要靠医务人员的言行在病人心理上产生预期的效应。医务人员对病人能否做到"晓之以理,动之以情",病人能否"倾心悦内,情动于中",就要依赖医患建立的良好关系,增强病人对医务人员的信赖。医务人员庄重大方,认真负责,和蔼可亲,具有高尚伦理内涵的良好语言,可以使病人感到医务人员不仅可亲,而且可敬可信,成为提高心理治疗疗效的重要条件。尤其是良好的语言,可以通过大脑皮层与内脏相关的机制,改善病人内脏的调节功能,加速病人的康复。

四、急救工作伦理

急救工作是指医务人员对危、重、急症病人所进行的解除生命危险的抢救性治疗工作。急诊医学的兴起为临床急诊抢救工作提供了科学的理论依据和实际的工作指导。急危重病人的病情可以概括为"重、危、急、险"四个特点。所以,急救工作的质量直接决定一个急症病人的生死存亡,意义重大。

急救工作的伦理要求是:

(一) 争分夺秒,积极抢救

危、重、急症病人病情紧急,变化迅速,因此抢救是否及时直接决定病人的生死存亡,"时间就是生命"。因此,面对危、重、急症病人,医务人员必须急病人之所急,以积极的态度、迅速的行动投入抢救工作。赢得了抢救时间就能挽救病人的生命,贻误了治疗时机,就会拖延病人康复的时间,甚至使病人失去生命。

争分夺秒,积极抢救,不仅要求医务人员在面对危、重、急症病人时有"时间就是生命"的意识,而且还要求医务人员在平时就要做好抢救的各种准备工作,坚守工作岗位,不脱岗,不串岗,所有抢救用品均摆放整齐、到位,可随时取用。平时还应该加强业务学习和训练,在急救工作中才能临危不乱。

(二) 团结协作,勇担风险

危、重、急症病人往往病情复杂,需要多个科室协作进行。同时,抢救工作充满风险,病人随时可能死亡。在医患关系日益复杂、医疗纠纷日渐增多的今天,医务人员面对急救工作中的风险,是否敢于承担责任成为严峻的职业考验，也是医务人员职业精神状况的表现。作为具有现代职业精神的医务人员，必须时刻想到病人的安危与苦楚，时刻以病人的生命与幸福为念，而不能只顾惜自己的处境。

对待风险，正确的态度是慎重、果断。一方面要慎重思考，尽量选择安全有效、损伤最小的抢救方案，而不逞一时之勇，随意冒险；另一方面不能回避风险，也不能优柔寡断，只要有一线希望，都应做百分之百的努力，力争挽回病人的生命。总之，在面对危、重、急症病人时，医务人员要不惧风险，大胆施救，既不逞勇冒险，也不惧险怯阵。

五、康复治疗伦理

康复治疗是指医务人员针对各种身体残疾所进行的以功能恢复、代偿或者重建为目的的治疗活动。康复治疗主要采取物理疗法、言语矫正、心理治疗等方法，以使病人的功能复原到最大限度，提高其生活质量。

康复治疗的伦理要求是：

（一）理解尊重，平等相待

病人往往因为身体原因而在心理上留有阴影。许多病人有轻重不等的自卑、孤独、敏感、多疑、悲观等心理痛苦，甚至有的与人沟通困难。任何轻微的冷淡和不当态度都可能刺伤他们。因此，医务人员应该理解他们的痛苦，同情他们的遭遇与处境，像对待健康人一样对待他们，而决不能歧视甚至取笑他们，更不能有意伤害其自尊。

（二）热情关爱，精心治疗

病人因身体原因，在生活中有诸多不便之处，有的甚至生活难以自理。医务人员要热情关心和帮助他们，并对他们施以精心的治疗，尽最大可能恢复他们的身体功能和生活能力。在细节上关爱他们显得尤其重要，如在功能训练前仔细讲清程序、方法及要领，对腿部残疾者在旁边加以辅助保护以保证安全等，都十分重要，这些能较好地体现出医务人员对他们的关爱与治疗的精心。

（三）重视心理，全面康复

同一般病人相比，残疾人的精神创伤较大，思想负担较重，心理状态更为复杂，往往有消沉、烦躁不安，易怒或沉默、忧郁、孤僻甚至变态等表现。医务人员应亲近他们，经常和他们谈心，掌握他们的心理状态，鼓励他们正视现实，积极配合，首先帮助他们从思想上、心理上得到康复。同时，努力创造条件，活跃他们的精神文化生活，使他们振奋精神、增强战胜残疾的信心和勇气，从痛苦中解脱出来，笑对人生，积极创造美好的未来，实现心理、身体的全面康复。

第四节　特殊科室诊疗伦理

妇产科、儿科的诊疗以及对精神病病人和传染病病人的诊疗涉及的都是特殊人群，这些人属于弱势群体，应该受到社会的关爱和保护。由于他们在生理和心理上的特殊性，对他们的医疗服务有特殊要求，对从事与这些人群相关的诊疗工作的医务人员也有特殊的伦理要求。

一、妇产科诊疗伦理

严格意义上来说，产科中正常妊娠分娩的妇女不属于病人。但是医务人员在为他们提供医疗服务的时候，也把她们当作通常意义上的病人来对待。妇产科病人有很多共同特点，如生理上有月经、妇科疾病会威胁到生殖系统的健康，妇女常常因患妇科疾病而产生害羞、压抑、恐惧心理等。这些共同特点使妇产科病人的健康问题具有私密性。因此医务人员在妇产科诊疗工作中应加强责任感。

妇产科诊疗的伦理要求是：

（一）尊重病人，保护隐私

医务人员要尊重妇产科病人的人格，对其所患的疾病性质、原因、发展程度、预后状况等信息严格予以保密。许多妇科疾病往往都是病人的难言之隐，疾病本身已经严重影响了其生活幸福，若是因医

62

务人员泄露病情信息对她们造成伤害,无疑则是雪上加霜。

(二) 纯洁情感,严守规程

妇产科医务人员要经常反思自己,提高自身修养,举止端庄,态度严肃,保持自己情感的纯洁。对于前来就诊的女性病人,医务人员应只把她们当作病人看待,不应心存任何邪念。在为妇产科病人做检查或操作时,要严格遵守操作规程,并做到检查、操作前的知情同意。男性医务人员为妇产科病人做检查或操作时,应有女性医务人员在场。

(三) 不辞辛苦,坚守岗位

妇产科工作,特别是产科工作,因孕妇分娩在时间上具有不确定性,昼夜都可能发生,使得医务人员经常不能按时就餐和休息,特别是夜班多,工作辛苦。此外,产妇分娩时常有羊水破裂、出血等情况,加上新生儿大小便等,使妇产科医务人员与其他科室相比,既累又脏,要求医务人员必须具有不怕脏、不怕累的献身精神。产科工作繁忙,时间性强,要求医务人员随时待岗听命,医务人员必须坚守岗位,不得脱岗。

二、儿科诊疗伦理

儿科病人年幼,缺乏生活自理能力。他们无法正确理解其罹患疾病的处境和医务人员的诊疗行为,更难以主诉病情和病史,许多年幼的儿童尚不能言语,无法告诉医务人员自己的感觉,这都给诊疗增加了困难。儿科疾病通常发病急,病情变化快,很容易因误诊误治而危及儿童的生命。这些都对儿科诊疗工作提出了特殊的伦理要求。

儿科诊疗的伦理要求是:

(一) 要有对患儿终身负责的精神

儿童的健康成长关系到国家、社会的未来与家庭的美满,更关系到儿童自身的终生幸福。所以,儿科医务人员面对患儿,不仅要想到患儿当前的疾病,而且还要想到患儿未来的成长与幸福,具有对患儿终身负责的精神。儿科医务人员在诊疗工作中,必须力戒粗枝大叶,严格按照规章制度和操作规程办事,以免造成误诊、漏诊或医疗差错,给患儿带来后遗症,造成患儿的终生不幸。

(二) 要有耐心、细致的工作作风

儿科病人通常不能自诉病情,而且时常伴有哭闹,对医务人员的诊疗操作常常不能有效地配合。医务人员面对儿科病人,必须有相当的耐心,具备细致的工作作风,要学会对患儿循循善诱,并能够耐心地听取心情急切的家长们可能杂乱无章的病情陈述。对患儿的操作不顺利时,医务人员不可急躁,甚至粗暴操作,要改变工作方法,不拘泥于常规操作,要善于通过转移患儿注意力或者给予新鲜刺激(如给患儿小玩具)的方法,引导其配合操作。儿科医务人员还要勤于观察,多注意新情况的发生,并做到及时分析、判断与处理。

(三) 严格消毒隔离,防止交叉感染

儿童免疫功能较低,容易感染传染性疾病,患儿更是如此。医务人员在门诊就要做好分诊工作,在病房则应对传染病患儿做好隔离,对那些体质较弱、免疫功能明显低下、患白血病的以及新生儿等,尤其要做好保护性隔离,防止院内交叉感染。除了上述措施外,医务人员要严格执行探视规定,对病房室内空气、物品、医疗用品做好消毒工作,使之达到卫生标准。

三、精神科诊疗伦理

精神疾病是大脑功能紊乱或失调所引起的认知、情感、意志和行为出现障碍的疾病。精神疾病常引起病人自知力、自制力和自理能力减退或丧失。怎样对待精神病病人,既是一个医疗问题,也是一个道德和法律问题。在人类社会的历史和现实中,精神病病人曾经遭到极不人道的对待甚至迫害。为了改变精神病病人的境遇,1977 年在夏威夷召开的第 6 届世界精神病学大会讨论通过了《夏威夷宣言》,强调"精神科医务人员应遵循公认的科学、道德和社会公益原则,尽最大的努力为病人的切身利益服务""每个病人应得到尽可能好的治疗,治疗中要尊重病人的人格,维护其对生命和健康的自主权利。"这一宣言规定了精神科医务人员所应遵循的职业道德准则和精神病病人应受到的人道待遇。

精神科诊疗的伦理要求是:

(一) 慎重做出诊断，不受外力影响

医务人员对怀疑有精神病的病人做出诊断时，要十分慎重。一则精神病作为一种社会标签，可能会给病人带来难以预料的影响；二则准确的诊断有利于寻找恰当的治疗方案，帮助病人早日康复。而错误的或不准确的诊断可能会使病人接受不必要的治疗，可能会给他们带来心理压力或阴影。另外，医务人员对精神病的诊断应坚守原则，不受外力干扰。这是精神科医师的职业准则。精神科医师不可以充当迫害他人的元凶，也不应在司法鉴定中以精神病诊断为手段帮助触犯刑律者开脱罪责。

(二) 尊重病人的人格和权利，一切为病人着想

精神病病人虽然有认知、情感、意志和行为等方面的障碍，但是他们作为一个人，仍然享有人格和权利。医务人员不能乘人之危，做出有损精神病病人人格和权利的事情。在精神科诊疗中，任何歧视、取笑乃至惩罚精神病病人的行为都是错误的和不道德的，是应该受到谴责的。医务人员要一切为病人着想，理解其各种正常的生活需求和心理需要，并在条件允许的情况下尽力予以满足。要为病人保守秘密，选择治疗方案时应征得病人家属的知情同意。

(三) 正确对待异性病人，杜绝非分之想

在临床工作中，任何医务人员利用病人的困难处境对病人进行爱的追求或性的要挟都是不道德的，有时甚至是违法的。在精神病病人诊疗工作中，医务人员更应正确地对待异性病人，杜绝不应有的非分之想。精神病病人因其疾病的缘故，可能会对异性医务人员产生性的幻想、钟情妄想乃至向医务人员进行性的诱惑，医务人员应理解其为病态行为，应主动拒绝并进行耐心地说服和治疗。医务人员要自尊、自爱，既不可乘人之危，也不可以取笑或看不起病人。

(四) 坚守工作岗位，防止发生意外

许多精神病病人没有自理能力，对自己的处境缺乏正确的认识，不能预料自己的行为后果。在疾病的作用下，许多精神病病人会有危险行为而不自知，如吞服异物等。医务人员要精心照料精神病病人的生活，严密观察其行为和病情变化，注意其安全，时时防止发生意外。由于精神科工作的特殊性，医务人员必须严守工作岗位，切实履行职责。

四、传染科诊疗伦理

传染病是指由于致病性微生物，如细菌、病毒、立克次体、衣原体、支原体、寄生虫等侵入人体，使人体健康受到某种损害以至于危及生命的一种疾病。传染病能在人与人、人与动物、动物与动物之间相互传播，并对人群健康产生严重的危害。

传染科诊疗的伦理要求是：

(一) 严格消毒，控制疫情

传染病防治工作要取得成效，最重要的是切断传染病的传播途径，以保护易感人群免受感染。因此严格消毒是控制疫情的关键性工作。传染科医务人员必须强化无菌意识，严格执行各类消毒隔离制度，防止交叉感染和病源扩散。某些烈性传染病所要求的消毒隔离措施特别严格，如SARS、禽流感等，需要医务人员穿戴特殊的防护服装，严格限制病人的活动范围，严格限制感染者与他人接触，在一定范围内宰杀家禽等。

(二) 不怕危险，勇于献身

传染科医务人员不但工作辛苦，而且被传染的危险也比较大。但是传染病防治工作关系到病人的生命安危和整个社会的安全，关系到广大社会人群的利益，意义重大。这要求传染科医务人员不仅要热爱本职工作，坚守岗位，辛勤工作，而且还要具有不怕危险、勇于献身的职业精神。当疫情来临的时候，传染科医务人员都应该冲在最前面。

(三) 教育公众，加强预防

传染病虽然可怕，但却是可以预防的。通过医学科学研究，我们可以掌握传染病的发生和传播规律，通过严格的疫情报告制度和严密的防控措施，我们就能有效地切断其传播途径，保护易感人群。同时我们也可以研制出有效的疫苗，通过疫苗接种来增强易感人群的抵抗力，预防传染病的发生。除了上述措施外，传染科医务人员平时要加强对社会公众的科学普及教育工作，利用有效的途径普及防控知识，提高并强化全民的预防保健意识，以预防传染病的发生和传播。

图片：特殊科室诊疗伦理

本章小结

　　临床诊疗工作是临床工作的重要内容,是医学服务于人类健康的集中表现。现代医学模式要求临床诊疗工作必须以人为本、以病人为中心、以健康为中心。临床医务人员诊疗伦理水平和诊疗技术一样,直接关系到诊疗效果和病人的康复。在诊疗工作中,医务人员不但要技术精湛,而且还要医德高尚,唯有技术和医德的高度统一,才能有效地减轻病人的痛苦和帮助病人早日康复。因此,临床医务人员只有充分了解并严格遵守临床诊疗伦理原则和具体的伦理要求,才能促进病人的早日康复,保护所有社会成员的健康利益。

案例讨论

　　学生钱某以高热、头痛、颈项强直主诉入急诊室。体检提示脑膜炎。脑脊液检查表明是肺炎球菌性脑膜炎。医生将诊断结果告诉了该学生,并建议住院用抗生素治疗,但是却遭到钱某的拒绝。

0505

案例讨论

（王　萍）

思考题

1. 医务人员在临床诊疗中如何坚持病人至上的诊疗伦理原则?
2. 在临床诊疗中,如何贯彻最优化的伦理准则?

笔记

第六章 护理伦理

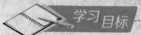

1. 掌握：基础护理的道德要求；整体护理的道德要求；心理护理的道德要求；门诊、急诊护理与特殊护理的道德要求；临终护理的道德要求与尸体料理中的伦理要求。

2. 熟悉：护理伦理的特点；基础护理的特点；整体护理的特点；心理护理的特点；门诊护理的特点；急诊护理的特点；临终护理的特点。

3. 了解：护理伦理的意义和作用。

4. 能正确理解护理伦理的特点并运用到护理实践活动中；能严格遵守基础护理、整体护理、心理护理、门诊护理、急诊护理、特殊护理、尸体料理等工作道德要求；能帮助临终病人顺利渡过生命的最后时期。

护理工作是整个医疗过程重要的组成部分，俗话说：三分治疗，七分护理。护理工作质量的高低，直接关系到病人的生命和健康，而护理质量取决于护士自身的专业技术水平和道德素养。因此，增强护理人员队伍的道德建设，重视护理伦理的学习，具有重要的意义。

第一节 护理伦理的特点、意义和作用

一、护理伦理的特点

护理伦理（nursing ethics）是护士在从事护理工作的过程中调整医、护、患三者关系及其与社会之间关系的行为准则和规范的总和。护理伦理规范作为护士的职业道德，除了与医学职业道德有相似之处外，还具有其自身的特点。

（一）护理伦理的主动性与护理工作的科学性

护理工作关系到人们的生命和健康，这种特殊关系要求它必须具有严谨的科学性。严格操作规程和准确执行医嘱是对护士的基本要求。许多护理操作规程是从深刻的教训中总结出来的，而护理管理制度则是经过一个多世纪造就出来的护理实践精髓。护理工作的科学性，要求护士在护理病人过程中做到准确、及时、无误。同时也要做到四勤，即：腿勤，经常深入病房，观察病情，发现问题及时、主动报告主治医生；嘴勤，常与病人交流，使病人放松心态，积极配合治疗，避免不良情绪产生；手勤，保持病房干净舒适，使病人有一个良好的就医环境；脑勤，做好常规护理记录，分析病人生命体征细小变化，为诊疗提供重要依据。护理工作的主动性则要求护士在常规护理工作中主动地、积极地、热情地去执行相关制度，而不是刻板消极地应付。尤其在特殊的情况下，如遇到

急危病人,为了抢救病人的生命,护士要有过人的勇气,突破常规的限制,主动积极地去承担一些抢救任务。

(二)护理伦理的协调性与护理工作的广泛性

护理工作具有内容广泛、形式具体、对象复杂多样的特点。从护理对象来看,护士面对患有各种疾病的病人;从护理内容上来看,有基础护理、整体护理、特殊护理等;从护理方式上来看,有躯体护理、心理护理、自我护理、社区护理等。护理的场所既面向医院,也面向家庭、社区乃至整个社会。护理工作要因人而异,因病而异,因客观条件而异。根据病人的具体情况制定出最佳的护理方案,以便为病人更好地服务。要做到这一点则必然有赖于护士与病人、病人家属和其他医务人员的密切配合,协调一致。在处理诸多关系中,护士的道德水平起着重要的作用。因此,协调性是护理伦理的重要特点。

(三)护理伦理的自觉性与护理工作的整体性

南丁格尔曾经说过:"人是各种各样的,由于社会职业、地位、民族、信仰、生活习惯、文化程度不同,要使千差万别的人都能达到治疗或康复所需要的最佳身心状态,这本身就是一门最精细的艺术。"由此可见,人是一个复杂的综合体,生活在社会各种复杂的关系中,而每个人一生中都曾扮演病人这个角色。用整体观念看待疾病是新的医学模式特征之一。生物、心理、社会等诸多因素对人的健康与疾病的发生、发展和转归都有着直接或间接的影响。现代护理模式是将心理护理、躯体护理和社会护理有效地结合起来,以此达到良好的护理效果。用整体性和系统性的观点看待疾病和护理工作,将躯体护理、心理护理和社会护理三者有机结合起来。这就要求护士必须具有高度的责任感和事业心,与病人交流中了解其不同的脾气、性格和生活背景,调查清楚可能致病的心理因素与社会因素,有针对性地进行疏导、安慰,主动地做好心理护理和社会护理,帮助病人有效地消除紧张情绪和种种顾虑,使病人树立战胜疾病的信心,积极配合治疗,早日恢复健康。

二、护理伦理的意义和作用

(一)护理伦理是提高护士自身素质的必要条件

职业道德是提高护士自身素质的重要因素之一。护理道德水平的高低正是衡量护士自身合格与否的试金石。一名合格的护士只有具备高尚的职业道德,忠诚于自己所从事的事业,在面对常规、琐碎而又繁忙、细致的日常工作时,才能最大限度地发挥出专业技术能力,圆满地完成护理工作。加强对护士素质的培养既能提高护士的综合能力又能促进良好护理工作的巩固与开展。因此,护理伦理是护士提高自身素质的必要条件。

(二)护理伦理是完成护理工作的重要保证

《国际护士伦理守则》规定,护士的基本任务包括"增进健康,预防疾病,恢复健康和减轻痛苦"四个方面,护理工作直接影响到病人的生命和健康。护理工作质量的好坏,不仅取决于护士自身的专业技术水平,更取决于护士道德水平的高低,及审慎的工作态度和仁爱的道德情怀。

(三)护理伦理是建立良好医护关系的基础

良好的医护关系,是护理措施得以落实的基础。首先,护士在与病人关系中的主导地位,使护理道德对护士与病人关系的调节作用往往比其他经济的、技术的、法律的调节更为广泛、更为深入。其次,护士与医生工作中的合作性、协调性和衔接性是十分重要的,护士与医生的密切合作,建立良好的医护关系,协调一致,相互尊重、相辅相成是完成整个医疗过程,为病人消除病痛,促进病人早日康复的重要保证,而护理伦理是建立和谐医护关系的重要因素。

(四)护理伦理有利于提高医院的管理水平

我国著名护理学家王琇瑛早在20世纪40年代就指出:"国家不可一日无兵,亦不可一日无护士",可见护理工作尤为重要。护士就像战士一样,护卫着人类的生命和健康,在医院,无论是在门诊、病房、手术室或者在急诊室,都有护士的身影。他们既对病区环境的舒适、病人的安全等负有管理责任,又对病区的物品和设备等有使用权和保管权。护理伦理能够培养护士在护理工作过程中高度的责任感,使其恪守其职,各负其责,自觉遵守各项规章管理制度,从而保证良好的医疗秩序,促进医疗护理质量不断提升。

（五）护理伦理有利于促进护理人才的培养，推动护理科学的发展

随着现代医学模式的转变，由原来的"以疾病为中心"转变为"以病人为中心"，这对护士的自身发展提出了更高的要求。过去在整个医疗过程中医生占主导地位，护士只是从属地位，现代护理模式拓宽了护理工作的领域，丰富了护理工作的内容，护理服务不仅存在于医院，还涉及了家庭、社区等。护理伦理观念的形成有利于培养护士对工作的积极性，护士主动参与相关护理工作调查、设计方案和学术研究，使护士不仅具有良好的道德素质，而且会积极主动地去发现新问题、认识新情况，从而推动护理科学的发展。

（六）护理伦理能促进社会主义精神文明建设

护士在整个医疗队伍中占的比重较高，护士更代表一所医院的整体形象，护士直接与病人接触，护理质量的好坏，直接影响医院的声誉。护士的仪容、仪表、语言、举止无一不对病人乃至社会产生极大的影响，而医院的精神文明绝大部分是通过护士得以彰显。因此，护士的工作质量、素质水平的高低对于医院的精神文明建设有着至关重要的作用，对影响、推动社会的精神文明建设也具有深远的意义。

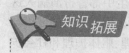

知识拓展

南丁格尔誓言

余谨以至诚，于上帝及会众面前宣誓，

终身纯洁，忠贞职守，尽力提高护理之标准，

勿为有损之事，

勿取服或故用有害之药，

慎守病人及家务及秘密，

竭诚协助医生之诊治，

务谋病者之福利。

谨誓！

0601

图片：护理伦理的特点、意义和作用

第二节 基础护理、整体护理与心理护理道德

一、基础护理道德

基础护理道德(morality of basic nursing)是护士在进行基础护理过程中，应遵循的行为准则和规范。

（一）基础护理的特点

基础护理主要包括带有共性的生活护理、精神护理和技术操作，此外，还要填写一些有关病人情况的各种护理表格。基础护理的宗旨是为病人创造一个接受治疗的最佳身体状态。

1. 常规性 指基础护理是最经常进行的护理工作，包括最基本的护理操作项目与内容。基础护理必须按照特定的程序和规范，定时、定量地进行。基础护理有一整套常规制度，如护士交接班制度、医嘱查对制度、消毒隔离制度、探视制度等。

2. 服务性 指基础护理的基本任务和内容是为病人提供治疗所需的生活与技术服务。如观察病情、监测病人生命体征、采集临床检查标本等。

3. 信息性 医护人员对病人的有效治疗建立在把握病人病情信息的基础上。基础护理因其常规性，可以通过对病人生命体征的监测和身体与精神状况的观察，比较密切地了解和掌握病人的病情转变，为诊疗提供详尽的动态病情信息。

（二）基础护理的道德要求

1. 打好基础，精通业务 基础护理是护理工作中最为基本和常规的工作，是护士主要、基本的工

笔记

作任务。护士要做好基础护理工作,就必须打好基础,熟练掌握护理学基本知识和基本技能,并不断提高自己的业务水平,逐渐达到精通的程度。

2. 认真负责,一丝不苟 基础护理工作的好坏,直接影响着病人的生命和健康。因此,护士必须经常到病房巡视病人,密切观察病情变化,仔细周密、审慎地对待每项工作,防止出现差错。不放过病人的任何疑点,时刻把病人的身心安全放在首位。

3. 团结协作,彼此监督 为了治病救人的共同目的,护士与其他医务人员尤其是医护之间必须团结协作,协同一致地完成各项医疗护理任务。护士同其他医务人员之间的协作是相互的、互利的,不能以自我为中心,要采取积极主动的态度,这样才能达到实质上、持久型的合作。医护人员在彼此协作过程中,要互相监督。在医院内部医护之间也要开展相互监督、相互批评活动,医护人员对待别人的忠告、批评等应抱有虚心接受的态度并认真对待。

二、整体护理道德

整体护理是以病人为中心,以现代护理观为指导,以护理程序为基础框架,并把护理程序系统化地用于临床护理和护理管理的工作模式。整体护理道德(morality of systematic nursing)是指相应于整体护理工作模式的道德要求。

(一) 整体护理特点

1. 以现代护理观念为指导 现代护理观念包括以下内容:①护理学的框架结构是由人、环境、健康、护理四个基本概念组成的。护理着重点在于把人视为一个整体来看待,根据病人身心、社会、文化需求,提供适合于个人的最佳的整体化护理。②整体护理观包括:人是由身心、社会、文化组成的整体;人的一切均需要护理,护士要关心人的生命过程的整体;护理是连续的,护士不仅当人生病的时候给予照顾,而且要关心其康复、自理,使达到个人健康的最佳水平;人是生活在社会中的,通过整体护理促使护理从个人向家庭、社区延伸。③护理发展的阶段性,表现在从疾病为中心发展到以病人为中心,再发展到以健康为中心。④护士的职能与角色的不断扩大。护士的角色不再是单纯的照顾病人,还包括管理、协调、健康教育、促进康复等。

2. 以护理程序为核心 护理程序是为了达到护理目的,即为增进或维持病人的健康而制定的护理活动计划。事实上,护理程序就是护士的基本行为方式,是经过临床验证的、解决健康问题的科学方法,是充分体现护士运用评估、诊断、计划、实施、评价的工作程序来实施整体护理的科学方法。

3. 护理环节系统化 指对一个病人的完整护理过程分为若干环节,各个环节相互衔接,环环相扣,是一个系统、协调的整体,以共同达成护理目的。

(二) 整体护理的道德要求

整体护理是随着现代社会的文明进步及护理学科的发展而出现的一种以护理程序为基础的现代护理工作的模式。

1. 树立整体意识,工作协调统一 整体意识是要求护士树立整体护理观,视护理对象为生物的、心理的、社会的人的发展,从病人身心、社会文化的需要出发,去考虑病人的健康问题及护理措施,解决病人的需要。在整体护理工作中,要求护士从对病人生命体征的监测到护理表格的填写,从护理计划的制订到护理品质的评价,都要以护理的程序为框架,多个环节、多个维度,护士都要协调一致地对病人进行护理,使之产生最佳护理效果。

2. 勇于承担责任,工作积极主动 整体护理以护理程序为基础,这就使护理工作摆脱了过去多年来靠医嘱加常规的被动工作局面。护士的主动性、积极性和潜能都将得到充分发挥。整体护理的实施,医院新业务、新技术的发展,使护理职能不断扩展和延伸,任务越来越重。因此,护士要真正地为服务对象解决健康问题,就必须积极主动工作,勇于承担责任。

3. 全面关心病人,积极开拓进取 现代护理观念要求护士把病人看作整体的人,要以病人的健康为中心。而影响病人健康的因素是多方面、多因素的,这就要求护士不能只盯着病人的某一个方面,如生命体征,而要从多个方面关心病人,包括其经济处境、家庭状况、心理状态、生活爱好、社会交往等,努力使病人处于最佳生理和心理状态,以利于康复。这就要求护士必须不断充实自己,积极开拓进取。

三、心理护理道德

(一) 心理护理的特点

心理护理是指护士运用心理学的知识,在临床护理中的具体运用。在护理过程中,护士运用心理学理论做指导,并通过言语、行为、表情、态度和姿势等去影响或改变病人的心理状态和行为,以减轻或消除病人的痛苦,帮助其建立起有利于治疗和康复的最佳心理状态。心理护理道德(morality of mentality nursing)是指护士在为病人进行心理护理时应遵循的行为规范和准则。

1. 以语言为手段 指心理护理主要是通过护患之间的沟通与交流来进行的,这与一般护理活动不同。护士通过语言的交流,帮助病人消除顾虑,调整心态,解开心结,排遣情绪,以有利于恢复健康。语言的恰当运用有时可以起到药物起不到的作用,因此说"美好的语言是一副良药。"

2. 以解决病人的心理问题为目的 病人伴随着疾病的发生和发展,在生理上发生器质性病变的同时,很多情况下会伴有心理上的不良反应。有时则是心理上的问题直接导致了生理上的病变,甚至根本没有生理上的病变,病人只是因为不良的心理反应就会产生病态感觉。心理问题必须使用心理方法来解决,所谓"心病还需心药医",心理护理正是以解决病人心理问题为目的的护理活动。

3. 护理过程须讲究策略 心理问题的解决通常不像躯体问题那样有成熟的方法可以遵循,而是十分复杂,往往是每个病人的每个问题都需要一种独特的解决办法,所谓"一把钥匙开一把锁"。已经成为套路的方法常常会引起病人的戒备或逆反心理,而难以达到好的效果。因此,护士应该别出心裁,讲究策略,为每个病人的每个心理问题找到恰当的解决方法。

(二) 心理护理的道德要求

心理护理是具有高度科学性和艺术性的护理活动,而且会涉及病人的内心世界。这对护士提出了较高的道德要求。

1. 具有高度的责任心和良好的专业精神 心理护理要涉及病人的内心世界与不为人知的心理秘密。病人不会轻易向护士开启心扉,也不会轻易告知其心理秘密。因此,心理护理是具有相当难度的护理活动,并非简单的护士与病人交流就能够做到。护士必须了解专业的心理学知识,熟练掌握对病人的心理干预方法,并具备与病人的语言沟通与心理沟通技能。同时,在护理过程中遇到困难时,护士也不宜随便放弃,而要以高度的责任感和良好的专业精神,以良好的心态探索帮助病人的方法,直至病人向你开启心扉。

2. 具有帮助病人的诚意 在心理护理中,护士应该端正心态,态度严肃,诚心诚意地帮助病人。做心理护理是为了帮助病人早日恢复健康,而不是为了猎奇,更不是为了获取茶余饭后的谈资。护士应该向病人表明自己的诚意,并与病人真心交朋友,拉近与病人的距离,用自己真心帮助病人的行动取得病人的信任,使心理护理能够顺利进行。

3. 尊重病人,保守病人的隐私 病人即使有心理问题,甚至心理疾病,他也仍然享有人格和尊严,仍然有得到他人尊重的权利,护士尤为应该理解病人因心理问题或心理疾病所受的痛苦与折磨。护士在心理护理中获知病人的不寻常经历或心理后,不可对病人产生歧视心理,更不可当面嘲讽病人,否则不但导致心理护理失败,还会导致护患关系破裂,甚至发生护患纠纷。护士应该真心尊重病人,并严格为其保守隐私,以利于病人的康复。

图片:基础护理、整体护理与心理护理道德

第三节 门诊、急诊护理与特殊病人护理道德

一、门诊、急诊护理道德

(一) 门诊护理道德

门诊是医院面向社会的窗口,是病人了解医院和形成对医院印象的第一站。门诊护士应提供优质的护理服务,让病人得到及时的诊断和治疗。

1. 门诊护理的特点

(1) 管理任务重：普通门诊是防治常见病、多发病的窗口，是病人就医最集中的场所，一些大医院日门诊量突破上万人次，并且还有陪同者，这就造成门诊拥挤、嘈杂。为了保证病人有序就诊，缩短候诊时间，护士既要做好分诊、检诊、巡诊，还要指引病人去化验、取药、做功能检查、注射和处置各项具体工作。门诊管理任务就显得特别重。

(2) 预防交叉感染难度大：门诊人群流量大，病人较为集中，急慢性传染病人及其带菌病人就诊前难以鉴别和隔离，这类病人就诊期间往往和健康人群混杂在一起，很容易造成交叉感染，因此预防难度极大。

(3) 针对性和服务性强：门诊是各种疾病病人汇集的场所，病人的病情各不相同，这就要求护士提供有针对性的医疗保健服务。

2. 门诊护理的道德要求

(1) 热情关怀、高度负责：病人前来就诊，护士接待要热情，体现出医院的根本宗旨，护士对病人要高度负责，特殊情况要特殊处理，不可冷漠无情和推诿拒绝，甚至有意延误。门诊护士要充分了解、同情病人，主动热情地帮助病人就诊。

(2) 环境优美、安静舒适：创造一个环境优美、安静舒适的场所，可以使病人心情舒畅，提高诊疗护理效果。护士应将医院环境管理作为门诊护理的道德要求之一，使门诊科室整洁化、门诊秩序规范化，便于提高门诊医疗护理质量。

(二) 急诊护理道德

急诊是医院诊治急症病人的场所，急诊科医护人员的任务是做好急诊和急救工作。急诊是指病情紧急的病人，需要及时给予诊治、处理。急救是指病情严重、已危及生命的病人，需要立即组织人力、物力，按照急救技术及程序进行抢救的医护活动。

1. 急诊护理的特点

(1) 随机性强：急诊病人发病急，就诊时间、人数、病种和病情等危重程度都难以预料，需要急诊护士处于高度集中的工作状态，随时都能应对任何情况下的急救需要。

(2) 时间性强：急诊病人病情紧急、变化快，而且有些病人神志不清、意识模糊，既不能配合医护人员检查，又需要立刻投入抢救。因此，急诊护士必须争分夺秒，全力以赴，同时间赛跑，抢救生命。

(3) 主动性强：急诊病人发病急，病情变化迅速，往往涉及多系统、多器官、多学科。因此，要求急诊护士首先有准确的鉴别能力，及时通知相关科室医生进行诊治抢救。其次，医生未到之前，要严密监护，细心观察病情微小变化，为医生诊断提供可靠的依据。对某些病情十分紧急的病人，需要护士主动予以处置，以免耽误时机，丧失抢救机会。

2. 急诊护理的道德要求

(1) 对时间要有紧迫感：急诊护士应树立"时间就是生命"的观念，做到急病人之所急，争分夺秒，有条不紊，全力以赴，尽力抢救危难中的病人。

(2) 对病人要有仁爱之心：医乃仁术，即医学乃是爱人救生之学。急诊上常有生命危在旦夕的危急病人，急诊护士应对病人怀着深深的仁爱之心，努力以自己的一技之长，帮助病人挽回生命。

(3) 对工作要有高度的责任感：急诊护士要从病人利益出发，不失时机地处理急症病人。对可疑病人要及时报告医院总值班室，对因交通事故或打架斗殴致伤的病人，护士应真实地反映病情，并以正确的态度对待他们。

二、特殊病人的护理道德

特殊护理是指对各种特殊疾病病人的护理，如精神病病人、老年病病人、传染病病人等的护理。由于特殊护理服务的对象不同，所导致的护理服务方式也不同，因此，在护理工作上对护士提出了一些具体的特殊道德要求。

(一) 特殊护理的特点

1. 服务难度大、范围广　特殊护理接触的病种多，病情复杂，需要不同，时间紧迫，对护理的要求高。具体表现是病情变化多端，掌握困难；病情复杂，护理困难；病人要求特别，满足困难；意外可能性大,防范困难;还有合作困难等。

2. 道德要求标准高　特殊护理的服务范围大、难度高,不仅对护士的专业技术水平提出了考验,也对护士的道德水平提出了较高的要求。如果护士的技术水平和道德水平达不到应有的高度,就难以完成特殊护理这项工作。

3. 伦理难题多　特殊护理限于病人所处的客观条件,经常会出现一些伦理难题,如安乐死与现行法律的矛盾;讲真话与保护性医疗矛盾;病人拒绝治疗与维持生命之间的矛盾等,这常常使特殊护理陷入两难境地。

(二) 特殊护理的道德要求

1. 尊重病人,保守隐私　特殊疾病病人心理疑虑大,往往有情绪压抑状况,如传染病病人,护士对这类病人要格外尊重,为其保守隐私。

2. 不辞辛苦,任劳任怨　特殊护理工作难度大,常常会遇到各种难以预料的情形,护理难度可想而知。因此,护士要不辞辛苦,处处为病人着想,任劳任怨。

3. 正直无私,恪守慎独　所谓慎独,是指在无人监督的情况下,个人凭着高度自觉,依然能按照一定的道德规范行动,而不做任何有违道德信念、做人原则之事。特殊病人生活不能自理,神志不清,缺乏行为能力,对自己的行为缺乏清醒的意识,还有一些病人因疾病原因而被限制行为(如烈性传染病病人),这都要求护士保持心正无私,恪守慎独。

三、临终护理与尸体料理中的伦理要求

临终是指凡是由于疾病或意外事故而造成人体主要器官的生理功能趋于衰竭、生命活动趋向终结的状态,濒临死亡但尚未死亡者。临终的过程可以很短,如突然的意外事故造成主要脏器严重损害及心脑血管病的急性发作等;临终的过程也可能很长,如慢性病所致的脏器功能衰竭、肿瘤晚期等。

(一) 临终护理道德

临终护理的特点是不以延长生命为目的,而以提高生命质量为宗旨,其主要内容是生活护理和心理护理。

1. 临终护理的特点　临终护理是指对处在临终阶段的病人实施良好的护理,目的是协助缓解濒死病人躯体上的疼痛,减轻心理上的各种负担,提高生活质量,维护人格和生命的尊严。临终阶段由以治愈为主的治疗,转化为对症治疗为主的、维持生命的照料,病人的生活几乎全部依靠护士昼夜的护理。因此,临终护理的特点,主要是做好心理护理和生活护理。

2. 临终护理的道德要求

(1)尊重和理解临终病人:临终病人心理十分复杂,情绪容易失常,护士要去理解他们,用慈爱、亲切的态度和语言对待他们,使他们始终能得到精神上的安抚,在生命即将走向终点的时刻受到良好照料,在宽慰中逝去。

(2)尊重临终病人的生活方式:尊重临终病人的生活要求的实质是尊重他的人格。护士与临终病人接触较多,更应该理解病人最后阶段的生活意义和价值,尊重他们的生活方式和生活内容。

(3)保护临终病人的权利:临终病人虽已进入临终期,但尚未进入昏迷状态,还具有思想意识和感情,依然有维护自己权益的权利,所以护士要维护他们的权利。

(二) 尸体料理中的伦理要求

做好病人死后的善后工作是对病人生前良好护理的继续。尸体护理的目的是使尸体清洁无味、五官端正、肢体舒展、位置良好、易于鉴别。护士对死者进行良好的尸体料理,不仅体现了对死者的负责与尊敬,也是对死者家属的一种极大的安慰。尸体料理的伦理要求是:

1. 严肃认真,一丝不苟　在尸体料理的整个过程中,护士都要对死者保持尊重的态度,操作要严肃认真,不可以嬉笑打闹,要保持尸体的仰卧端庄姿态。整个过程中,动作要迅速果断,不能拖延时间,以防尸体僵硬造成料理上的困难。

2. 妥善处理好遗嘱、遗物　护士应认真、妥善地处理好死者的医嘱、遗物。死者的遗物应转交家属或单位领导,不可以随意丢弃或带走,遗嘱内容不要随意传播,为死者保密是护士的责任。

3. 认真做好死者亲属工作　面对死者亲属的悲伤,护士应该理解死者亲属当时的心情,给予适当时间让他们发泄心中的悲痛,同时,护士要在自己的知识和能力范围内,耐心地、真诚地进行劝慰,使他们尽快度过悲伤期,以利于身体健康。

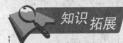

知识拓展

国际护士伦理守则

护士的基本任务包括四个方面:增进健康,预防疾病,恢复健康和减轻痛苦。

护理的需要是全人类性的。护理从本质上说就是尊重人的生命、尊严和权利。

护理工作不受国籍、种族、信仰、肤色、年龄、政治或社会地位的影响。

护士向个人、家庭及社会提供健康服务,并在服务过程中与有关的组织和团体合作。

护士和人民

护士的主要职责是向那些需要护理的人负责。

护士在向病人提供护理时,要尊重个人的信仰、价值观及风俗习惯。

护士要保守服务对象的个人秘密。在传播这些秘密时必须作出伦理学的判断。

护士与实践

护士必须为个人的护理行为负责,必须不断学习,做一个称职的护士。在任何具体情况下,护士都应尽可能保持高标准的护理。

护士在接受或委派一项任务时,必须对自己的资格和能力作出判断。

护士在从事专业活动时,必须时刻牢记自己的行为将影响职业的荣誉。

护士与社会

在发起并支持满足公众的卫生和社会需要的行动中,护士要和其他公民一起分担任务。

护士与合作者

护士在护理及其他方面,与合作者保持合作共事的关系。

当护理工作受到合作者或某些人的威胁时,护士要采取适当的措施以保护个人。

护士和职业

在决定或执行某些理想的护理实践和护理教育的标准时,护士发挥重要的作用。

在积累专业的核心知识方面,护士起着积极的作用。

护士通过专业团体,参与建立并保持护理工作中公平的社会及经济方面的工作条件。

图片:门诊、急诊护理与特殊病人护理道德

本章小结

护理伦理是医学伦理的重要组成部分,是医德原则和一般规范在护理职业活动中的具体体现。护士的道德水平直接影响到护理工作质量、治疗效果乃至病人的生命和健康,关系到能否协调好医生、护士、病人之间的关系。因此,对于将要从事护理工作的学生,不仅要学好专业技术知识,还要努力培养自己的职业道德素质。由于现代社会的快速发展,医学技术不断进步,护理工作也在逐步提高,由过去单一的传统模式转换为现代护理模式。护理人员只有对基础护理、整体护理、心理护理、特殊护理和尸体料理道德要求的正确理解与掌握,才能够在繁杂的医疗卫生工作中协调一致,通力配合,以达到最佳的救治效果。

0604

案例讨论

案例 讨论

　　某医院病房,一位护士误将 2 床病人的头孢注射给 12 床病人,而将 12 床病人的炎琥宁注射给 2 床病人。当她发现后,心理十分矛盾和紧张,并对 12 床病人进行严密观察,没有发现头孢过敏反应。该护士原想把此事隐瞒下去,但反复思虑还是报告给护士长,同时做了自我检查。

（赵　炎）

思考题

1. 试述基础护理的特点和道德要求。
2. 门、急诊护理各有何道德要求?

笔记

第七章 公共卫生伦理

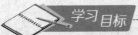

1. 掌握：健康、公共卫生、健康促进与健康教育的概念；公共卫生伦理的特点、准则及伦理责任。

2. 熟悉：我国健康促进的具体措施；健康与环境的关系；突发公共卫生事件处置的法律责任与伦理准则。

3. 了解：生态环境伦理；疾病预防、疾病控制伦理；社区卫生服务伦理。

4. 通过本章学习，使学生能够认识到健康是一种责任，作为医学生更应该树立"大健康"观念，关注公共卫生、推进健康促进，追求科学、健康的生活方式，更好地为人民群众提供全方位、全周期的健康服务。

2016 年国家颁布了《"健康中国 2030"规划纲要》(以下简称《纲要》)，第一次把公共卫生提升为国家战略，提出了"共建共享、全民健康"的主题，强调要立足全人群和全生命周期两个着力点，提供公平可及、系统连续的健康服务，实现更高水平的全民健康。全民健康即公共卫生，无论在国外还是在国内，公共卫生伦理都成为继诊疗伦理、护理伦理、生命伦理等医学伦理之后的一个新兴应用伦理学研究领域。

第一节 概　述

一、健康与亚健康

(一) 健康的概念

随着人类社会的发展，人们对健康的认识和需求也发生了很大改变，健康的理念不断被刷新，经历了生理健康论(一维)、生理 – 心理健康论(二维)、生理 – 心理 – 社会健康论(三维)、生理 – 心理 – 社会 – 道德健康论(四维)四个阶段。

1. 健康的概念　1948 年世界卫生组织首次提出："健康是一种身体上、精神上和社会上的完好状态，而不是没有疾病和虚弱现象。"1990 年世界卫生组织进一步定义了健康新概念："健康是在躯体健康、心理健康、社会适应良好和道德健康四个方面皆健全。"新的健康观体现了生命的复杂性和社会多元性的特点，顺应了医学模式向生物 – 心理 – 社会医学模式转变的需要。

由此，健康分为三级：第一级——躯体健康，无疾病，能精力充沛地生活和工作，具有基本的卫生、预防和急救常识；第二级——身心健康，不仅身体无疾病、心态积极，还包括有较好的职业和收入；第三级——追求健康，能主动调适心态缓解压力，追求健康生活方式，宣传健康理念。

健康十大准则

2. 大健康观　大健康观是根据时代发展、社会需求与疾病谱的改变,围绕人的衣食住行、生老病死,关注各类影响健康的危险因素,提倡自我健康管理,为人民群众提供全方位、全周期健康服务的一种新的健康理念。它将健康问题的解决从"以疾病治疗为中心"转变为"以促进健康为中心",追求的不仅是个体身体健康,还包含精神、心理、生理、社会、环境、道德等方面的完全健康;提倡的不仅有科学的健康生活,还有正确的健康消费。

(二) 亚健康

世卫组织将机体处于无器质性病变,但有一些功能改变的状态称为"第三状态",我国称为"亚健康状态"。亚健康多指无临床症状和体征,或者有病症感觉而无临床检查证据,但已有潜在的发病倾向,身体处于一种机体结构退化和生理功能减退的低质与心理失衡状态。

1. 亚健康的个体表现　亚健康在身体、心理、情感、思想和行为方面的主要表现是:

(1)身体亚健康:多表现为困倦易睡、浑身乏力、面容憔悴、腰酸背痛、胸闷气短、皮肤干燥、四肢麻木、面部水肿、脱发、多汗、性功能减退、心律不齐等。

(2)心理亚健康:诸如记忆力减退、注意力分散、精神萎靡、烦躁不安、情绪低落、缺乏自信、无安全感、多梦易惊等。

(3)情感亚健康:主要有过于依赖、霸道、冷漠、怀疑、孤独、空虚、自卑、猜疑、自闭、轻率等。

(4)思想亚健康:表现为思想表面化,脆弱、不坚定,容易接受外界刺激并改变自我等。

(5)行为亚健康:比如行为失常、无序、不当、偏激等。

2. 亚健康的危害　亚健康是健康与疾病之间的临界状态,由于在身心两方面都存在未老先衰的多种征象,也称"早衰综合征",从轻到重对人体造成以下危害:

(1)明显影响工作效率、生活及学习质量。

(2)多数亚健康状态与生物钟紊乱构成因果关系,直接影响睡眠质量,加重身心疲劳,引发慢性疲劳综合征或抑郁。

(3)身体或心理亚健康极易相互影响,导致恶性循环,引发精神或机体疾患。

(4)亚健康是大多数慢性疾病的病前状态。大多数恶性肿瘤、心脑血管疾病和糖尿病等均是从亚健康人群转入的。有关统计分析,"三高"是亚健康人群的头号杀手,脂肪肝列第二,前列腺疾患、肝功能异常、妇科疾患、冠心病、糖尿病、防癌普查异常等都不同程度地威胁着亚健康人群。

(5)严重亚健康可明显影响人体寿命,造成早衰,甚至突发急症导致英年早逝。有调查对 40 岁左右人群死因进行分析,2/3 的人死于心脑血管疾病,1/10 死于恶性肿瘤,1/5 死于肺部疾病、糖尿病等。

3. 亚健康产生的主要因素　环境污染、食品安全、交通拥堵、人际关系等日益恶化的社会环境是引起亚健康的主要原因;工作压力、事业竞争、体力透支、过度用脑等生存压力是导致亚健康的重要原因;休息不足,特别是睡眠不足,生活无规律,如吸烟、酗酒、过度娱乐、经常熬夜等不良生活方式是影响亚健康的直接原因。

4. 摆脱亚健康的原则

(1)适度的原则:坚持实事求是,客观地认识自己的工作能力,正视困难。

(2)乐观的原则:乐观待己、待人、处事,遇事放得下、想得开。

(3)和谐的原则:努力改变生活结构失衡状态,保障睡眠、均衡营养、培养兴趣、善待压力,从"现代文明病"中走出来。

(三) 健康责任

《阿拉木图宣言》强调:"健康不是基本人权,而是自我责任。"2016 年 11 月,第九届全球健康促进大会提出的口号是"人人享有健康,一切为了健康"。因此,健康是每个人与生俱来的权利,更是每个人应尽的责任与义务。在维护和增进自身健康的同时,就是在履行对他人的健康责任。

1. 学习健康知识,树立科学的健康理念　只有掌握了相应的健康知识,树立了科学的健康观念,养成健康、文明的生活方式和行为习惯,才能使每个社会成员更加自觉地维护和增进自己的健康。

2. 传播健康知识,倡导健康生活　健康知识的传播不仅是政府部门和公共卫生工作者的责任,也是每个人的责任。生活与健康密切相关,这就需要每个社会成员在生活中注意宣传正确的健康生活知识,倡导健康行为。

笔记

3. 遵守职业道德,努力健康工作 "事事关健康、健康论事事"是健康伦理学的核心原则之一。每个人的工作都直接或间接地事关公共卫生,尤其生产经营领域的不道德行为,如倒卖假酒假药,进口旧服装,印刷、录制、贩卖淫秽制品,比不良生活习惯对健康的影响更为直接,危害也大得多。所以,每个社会成员都应该意识到自己具有维护和发展人类健康的责任,严守职业道德,维护公众健康。

4. 富有正义精神,制止危害健康行为 公共卫生事关每个人,危害公众健康的行为也会影响每个人的利益。因此,对维护公众健康的义举,如举报偷排偷放污水或废气、阻止公共场合吸烟等行为,要积极支持、大力褒扬,使大家明确制止危害公共卫生的行为是每个公民的义务和责任,营造风清气正的健康环境。

二、公共卫生与公共卫生伦理

目前,公共卫生伦理问题呈现多发性、复杂化的特点,如群众日益增长的健康需求与卫生资源缺乏的矛盾,医方与患方的矛盾,人类生存环境恶化与公众不良生活方式之间的矛盾,需要全面、认真地研究解决,以减少此类冲突引发的负面影响,促进社会和谐。

(一) 公共卫生

1. 公共卫生的概念 公共卫生又称公共健康。美国耶鲁大学公共卫生学院温思络教授认为,公共卫生"是通过有组织的社会努力来预防疾病、延长寿命和促进健康的科学和艺术,包括改善环境卫生、控制传染病、提供个体健康教育、组织医护人员提供疾病的早期诊断和治疗,建立社会体制,保证社区中每个人都能维持健康的生活标准,实现其与生俱来的健康和长寿的权利"。美国公共卫生学院学会认为,公共卫生是通过健康教育、促进健康的生活方式和对疾病伤害的预防研究,来保护和促进人群健康的科学。

由此可知,公共卫生具有如下内涵:第一,公共卫生是一种维护和促进健康的社会方法,包括了公共卫生干预、社会和公民的广泛参与;第二,公共卫生的目标是全体公民的健康长寿;第三,公共卫生以预防为主;第四,公共卫生是一种集体权利。

2. 影响公共卫生的因素 公共卫生源于公共生活,多种因素促成了公共卫生问题在现代社会的凸显:一是由共同的生活环境或工作环境所导致的公共卫生问题,包括职业病、生活方式病、食源性疾病等对公共卫生的严峻挑战;二是与医疗卫生体制密切相关的公共卫生问题,包括看病难看病贵、医暴医闹、医疗保障制度的不公平等问题;三是因公共卫生安全引发的公共卫生问题,如重大传染病疫情、群体性不明疾病、恐怖袭击、交通事故、环境污染等对公共卫生的威胁问题。

(二) 公共卫生伦理

伴随着医学模式、健康理念的转变,医学不仅扩大了服务范围,也扩大了医卫人员的社会责任。医卫人员一方面必须正确处理病人个体与社会整体的利益关系,另一方面需要在医疗卫生资源的配置中做出合乎伦理道德的选择。

1. 公共卫生伦理学的概念 公共卫生伦理学是研究在创造健康社会、维护公众健康方面的社会道德关系、道德责任和道德规范的一门科学。它以人类健康与自然、社会、心理等因素之道德关系为研究对象,以揭示健康道德的本质及其发展规律为目的,全面研究以群体健康为中心的伦理问题。

2. 公共卫生伦理学的研究范围 公共卫生涉及政府、组织、公众、医卫人员等利益攸关者,公共卫生伦理必须对其道德责任做出相应的规定。因此,公共卫生伦理学的研究范围包括健康促进、疾病预防与控制、减少风险,公共卫生结构的不均衡和社会经济的不公正等公共卫生问题,其功能在于为公共卫生研究和实践提供价值规范和伦理准则。

3. 公共卫生伦理的特点

(1)目标的超前性:与临床医学伦理关注病患不同,公共卫生的目的是减少疾病发生的概率,从整体上改善群体的健康状况,关注的是未来的人类痛苦,体现了其道德关怀的超越性。

(2)价值的社会性:公共卫生的最终价值体现在社会层面:一是目标的实现需要群体参与,有政府、卫生机构、社会公众的参与,需要全社会的共识与支持;二是受益者是大多数社会成员;三是可能牺牲少数人利益以保护公众的健康,如控烟行动。

(3)效益的滞后性:从现有的成果看,公共卫生具有巨大的经济、社会效益,但效益的显现往往滞后。如人类对天花的控制,从1796年爱德华·詹纳发明牛痘疫苗,直至1979年世界卫生组织宣布全世界消灭天花,伦理价值在183年后才充分显现,而其科学价值、社会影响和经济利益无法估量。

4. 公共卫生伦理准则 公共卫生伦理准则是在公共卫生领域中处理人与人的关系,是个人与集体、社会、自然之间关系的根本指导原则,是衡量和评价人们健康行为的最高道德标准。包括以下几点:

(1)全社会参与准则:临床工作可以由科室内部、科室之间配合完成,公共卫生工作则不同,需要上至政府下至不同层级的机构、社会团体等多部门的密切合作,以及全体社会成员的共同努力才能完成,其中任何一个环节出现差错,都可能导致工作目标的失败。

(2)社会公益准则:公共卫生的目标是人群,公共卫生伦理最重要的原则就是使目标人群受益,避免、预防和消除对他们的伤害。评价公共卫生行动的效果,既要判断给目标人群或全社会成员带来的利益,也要分析相关人员面临的风险、负担以及损害,使必要的损失最小化、群体受益最大化。公益准则优先是公共卫生伦理学的特点。

(3)社会公正准则:社会的卫生资源分配是否公正是公共卫生工作的重要内容。应坚持公正准则,尽力给予所有社会成员相同的公共卫生资源,如使弱势群体能得到基本的医疗卫生保障,或是按照相对公平的次序分配资源,如对贫困地区、老人儿童的照顾,以纠正追求效用最大化所导致的不公正现象。公正准则包括分配公正、程序公正、回报公正三个方面。

(4)互助协同准则:工作人员和目标人群要建立互信关系,公共卫生工作才能取得良好效果。社会成员应当认识到公共卫生的重要性,积极合作、踊跃参与。当个体行为影响公共卫生时,应自我约束,并采取有效的预防措施,将负面效果控制到最小。

(5)信息公开准则:在公共卫生工作中,坚持信息公开是对公众知情权的尊重,并以此取得公众的谅解和支持,达到维护公共健康的目的。同时要尊重每个人的自主权、隐私权,在侵犯个人利益与保护群体利益之间寻求平衡,在致力于保护公众健康的同时,尽可能确保被侵犯的个人利益性质最轻、程度最小、时间最短。

5. 公共卫生工作者的伦理责任 根据医学伦理学的基本原则,结合公共卫生工作的特点和要求,公共卫生工作者的伦理责任主要有:

(1)以"大健康观"为工作指导:"大健康观"由以"疾病、病人及其治疗"为中心,扩大到以"健康、健康人和保健康复"为中心。道德主体扩大,不仅包括医卫人员,所有相关的各类机构及其工作人员、各类社会组织甚至每个社会成员都要受到约束,如控烟行动就与每个人利害相关;行为内容扩大,将日常生活的许多行为纳入公共卫生伦理范畴,如不健康的生活方式、破坏环境的行为等等;评价体系更加完善,合乎医德的行为不仅包括促进病人身体、心理与社会功能的恢复,还包括教育健康人群采取健康生活方式,促进社会发展。

(2)以健康促进与健康教育为工作重点:要实现公共卫生的工作目标,需要全社会积极参与,更需要每个人具备一定的健康知识和技能。从途径与效果看,健康促进与健康教育是提升国民健康水平最直接、最有效、最经济的手段。

(3)以维护公共卫生和实现预防保健为最终目标:公共卫生工作者应努力创造良好的公共卫生环境,提高社会成员的生活水平,如促使农村饮用水达标、粪便无害化处理;开展全民预防保健,防控传染病、职业病、地方病,减少流行病发生率,控制疾病发生的范围和程度,争取早发现、早预防、早治疗。

三、健康促进与健康教育

《纲要》提出了健康中国建设目标:到2030年,促进全民健康的制度体系更加完善,健康生活方式得到普及,健康服务质量和保障水平不断提高,主要健康指标进入高收入国家行列。加强健康促进与教育,提高人民健康素养,是实现健康中国目标的有效手段。

(一)健康促进

自1986年世界卫生组织提出健康促进的理念,其理论得到了不断发展,工作的重点也包括了疾病管理、危险因素的预防,行动策略从最初利用教育改善个体,逐步发展到利用综合因素来改善公共卫生。

1. 健康促进的概念　关于健康促进的确切定义,目前最受公认的是《渥太华宪章》的定义:"健康促进是促使人们维护和改善他们自身健康的过程"。世界卫生组织前总干事布伦特兰作了更为清晰的解释:"健康促进就是要使人们尽一切可能让他们的精神和身体保持在最优状态,宗旨是使人们知道如何保持健康,在健康的方式下生活,并有能力做出健康的选择。"

2. 健康促进的三要素　①良好治理:要求政府把健康当作中心工作,将对健康的影响纳入到所有的决策之中去考量,比如提高酒精和烟草的税收,加大对不系安全带的处罚;②健康素养:公众需要能做出正确健康选择的知识、技能和信息,如人们希望知道怎样吃才健康,怎样获得较好的医疗服务;③健康城市:做好社区和初级卫生保健机构的规划布局,建设市民公共健身场所,从健康城市逐步发展到健康国家。

3. 健康促进的内容　①健康教育:宣传健康知识,提高公众对健康的认识,改善健康状况;②健康保护:制定相关政策、法律、公约等各种措施,保护公众免受环境因素的伤害;③预防保健:提供各种预防、保健服务,防止疾病的发生。通过以上措施,把社会的健康目标转换为民众的行动。

（二）健康教育

1. 健康教育的概念　健康教育是指为促使人们自愿地采用有益于健康的行为和生活方式,消除或降低影响健康的危险因素,预防疾病,促进健康,提高生活质量,而开展的有计划、有组织、有系统、有评价的教育活动。其目的是帮助人们理智地建立和选择健康的生活方式。

2. 健康教育的任务　①促进和培养个人或社会对预防疾病、增进健康的责任感;②帮助人们正确认知,选择有利于健康的生活方式和行为;③有效地促进全社会都来关心健康和疾病的问题。

健康教育在健康促进中起主导作用,没有健康教育就没有健康促进;健康促进是健康教育发展的结果,更全面地反映了人们对健康的需求。

（三）全球健康促进目标与策略

1. 全球健康促进目标　2016年11月,世界卫生组织在上海召开的第九届全球健康促进大会上,提出全球健康促进的目标是:促进全民健康,消灭贫困,共同致力于促进"2030年可持续发展议程"的实现。

2. 全球健康促进的策略　《渥太华宪章》提出了健康促进的"五策略":制定健康促进的综合性公共政策,包括了政策、法规、财政、税收和组织改变;创造支持性环境,任何健康促进策略必须创造良好的环境以及保护自然资源;强化社区性行动,通过具体和有效的社区行动,达到促进健康的目标;发展个人技能,通过提供信息、健康教育和提高生活技能以支持个人和社会的发展,更有效地维护自身健康和生存环境;调整服务方向,更重视健康研究及专业教育与培训的转变,并立足于把一个完整的人的总需求作为服务对象。

（四）我国健康促进目标与措施

目前,我国仍然面临多重疾病威胁并存、多种健康影响因素交织的复杂局面,特别是与生活方式密切相关的慢性病呈井喷之势,需要运用健康促进的综合治理的理念来共同应对。

1. 我国健康促进的原则与目标　2016年国家发布的《关于加强健康促进与教育工作的指导意见》,提出了我国健康促进要坚持"以人为本、政府主导、大健康理念、全社会参与"的基本原则,到2020年达到以下目标:健康的生活方式和行为基本普及并实现对贫困地区的全覆盖,人民群众维护和促进自身健康的意识和能力有较大提升,全国居民健康素养水平达到20%,重大慢性病过早死亡率比2015年降低10%,减少残疾和失能的发生。健康促进与教育工作体系进一步完善,"把健康融入所有政策"策略有效实施,健康促进县(区)、学校、机关、企业、医院和健康家庭建设取得明显成效,影响健康的主要危险因素得到有效控制,有利于健康的生产生活环境初步形成,促进"十三五"卫生与健康规划目标的实现,不断增进人民群众健康福祉。

2. 我国健康促进的具体措施　首先,推进、宣传和倡导"把健康融入所有政策"的策略,推动各级政府建立长效机制,并要求各地要针对威胁当地居民健康的主要问题,研究制订综合防治策略和干预措施,开展跨部门健康行动。其次,创造健康支持性环境,加强农村地区、学校、机关和企事业单位、医疗卫生机构、社区和家庭的健康促进与教育工作,并着力营造绿色安全的健康环境。第三,培养自主自律的健康行为,倡导健康生活方式、积极推进全民健身、高度重视心理健康问题、大力弘扬中医药健康文化。第四,营造健康社会氛围,广泛开展健康知识和技能传播,做好健康信息发布和舆情引导,培育"弘扬健康文化、人人关注健康"的社会氛围。第五,加强健康促进与教育体系建设,建立健全以健康教育专业机构为龙头,以基层医疗卫生机构、医院、专业公共卫生机构为基础,以国家健康医疗开放大学为平台,以健康教育职能部门为延伸的健康促进与教育体系,加强健康促进与教育人才队伍建设。

第二节 生态环境伦理

一、概述

进入二十一世纪,人类在加速创造社会财富与物质文明的同时,也严重破坏了生态环境和自然资源。随着"人类命运共同体"理念的广泛认可,世界各国不仅纷纷出台保护生态环境的法律法规,而且开始思考如何谋求人类与自然的和谐共生。

(一)生态环境伦理的概念

工业文明对生态环境影响的日益加剧,使人与自然的矛盾日益突出,当人类认识到自身行为已经极大地影响或改变了生态环境之后,开始思考人在生态系统中的位置,反思人与自然的关系,制定相应规范,约束控制人类自身行为,形成了新的伦理规范——生态环境伦理学。

生态环境伦理学是研究人类自身与生态环境关系的道德规范体系的科学,包括了人与自然的道德关系以及受此关系影响的人与人的道德关系两方面。

(二)生态环境伦理的特点

与其他伦理规范相比,生态伦理具有其自身的特点:

1. 超越传统伦理的束缚 将伦理的范围扩大到人与自然,要求人类在利用自然的同时,自觉尊重自然,接受相应的道德约束。

2. 超越伦理的当代价值 将善的追求从当代人之间扩展到代际之间,目的是保护子孙后代的利益。

3. 超越传统伦理的目的 将和谐从人与人之间扩展到人与自然之间,把人类向自然争取生存的行为限制在合理的程度内。

4. 超越传统伦理的自律性 不再只是行为倡导,而是扩展为强制性规范,多数形成国际公约、国家法律,以强制力确保实施。

(三)中国传统生态环境伦理思想

中国是有着五千年文明的国家,在长期的农业文明时期形成了丰富的生态伦理思想。

1. 儒家生态伦理思想 儒家思想作为中国主流意识,形成了许多反映人与环境、气候关系的思想:一是"天人合一"的人与自然关系,《易经》认为自然界有天、地、人"三才",天地人虽各有其道,但又互相联系,"天人合一"所阐述的就是人与万物共生同处的关系;二是推己及物的生态关爱,孔子的"己所不欲勿施于人"、孟子的"仁民而爱物",以及宋明理学认为人与物都是秉天地之气而生,倡导爱一切人、一切物;三是万物人为贵的责任意识,《黄帝内经》明确指出:"天覆地载,万物悉备,莫贵与人。"唐代医学家孙思邈在《大医精诚》中指出:"人命至重,贵于千金。"说明人虽源于自然界,但人的生命高于万物,通过认识世界、改造自然、维护社会和谐,人类赋予了自身更多的责任和价值追求。

2. 道家生态伦理思想 与儒家主张入世的思想不同,道家主张无为,道法自然,排除人为的干预:一是万物同源,老子认为"人法地,地法天,天法道,道法自然。""道"是宇宙万物的根源,"气"是万物的形态;二是万物平等,《道德经》认为"天地不仁,以万物为刍狗;圣人不仁,以百姓为刍狗。"将人与其他生物完全处于同等地位,庄子也认为,如果站在"道"的高度看万物,不存在所谓的高低贵贱;三是主张无为而治,在处理人与自然关系时,老子主张"无为而无不为",即人应该顺应自然,实现人与自然的和谐统一,达到"万物与我为一"的精神境界。

3. 佛教的生态伦理思想 佛教注重人在精神、心灵的净化和超脱,为解决现代人物欲膨胀而导致的生态危机,提供了路径。佛教生命轮回的观念,提倡不杀生和素食的生活方式,在一定程度上实现了保护自然生态的目的。

（四）环境与健康的关系

随着医学的发展，人类已经认识到作为一种社会动物，人的健康不仅受到生物遗传因素的影响，也会受到环境的影响，尤其是社会环境的影响。健康与环境是对立统一的关系，既有统一性、适应性，又有对立性、反作用性。

1. 自然环境与健康的对立统一 健康与自然的统一性体现在两方面：一方面，人和环境通过不断进行物质、能量、信息交换，保持动态平衡而成为不可分割的统一体，如人体血液中 60 多种元素与地壳中的含量一致，说明人与环境的高度一致性；另一方面，人类不断地适应自然、改造自然，环境为人类提供了生命所需和生产场所，如长期生活在海拔 3000 米以上的人群，为适应高海拔生活，体内红细胞和血红蛋白代偿性会增多。

健康与自然还具有对立性，自然环境中的很多因素对人体有益，但过量会损害健康甚至危及生命，如适量的紫外线照射能提高抗病能力，但过强、过多接受紫外线会增加皮肤癌的发病几率。人类对大自然的过度开发，往往又会招致大自然的报复，给人类带来灾难，如现代农业、畜牧业对化学的依赖，大化肥、除草剂、激素等技术的泛滥，使得环境污染加剧，癌症发病率增加。健康与疾病是环境与机体相互作用的结果，这一论断进一步被科学所证实。

2. 社会环境与健康的对立统一 社会属性是人的根本属性，社会的存在和发展离不开人，人的生存与发展依赖于社会。个人通过社会交往，获得道德规范、知识技能、文化习俗等生存技能，人的生命、情绪和疾病也与社会环境因素息息相关。当人体不能对社会环境做出恰当的反应时，就可能导致强烈而持久的生理不适，产生一系列患病症状。社会因素对健康的影响有直接和间接两种，生活方式、风俗习惯等可以直接作用于人体，像酗酒、吸毒等不良生活方式会严重影响健康，而工作压力过大、对新环境不适而带来的紧张、焦虑等心理问题，则间接影响健康，因而社会因素对健康的影响不容小视。

二、自然环境与健康

虽然人体可以不断调节自身的适应性，与环境保持平衡，但因适应能力有限或个体差异，环境变化超过一定范围，会对健康产生有害影响，甚至危及生命。

（一）环境污染对健康的影响

目前，环境污染的来源主要有生产性污染（工业"三废"、农业生产中化学制剂的使用）、生活性污染（日常生活产生的垃圾、污水、排泄物等）以及其他污染（噪声、光、各种辐射等），对健康的影响具有广泛性、多样性、复杂性、长期性的特点。

1. 环境污染对健康危害的表现形式

(1) 急、慢性危害：急性危害是因为短时间内污染物大量进入环境，使暴露人群迅速出现不良反应、急性中毒甚至死亡，如伦敦烟雾事件、切尔诺贝利事件；慢性危害则是污染物剂量小、时间长，反复作用于机体，导致生理功能、免疫功能下降或儿童生长发育迟缓，患病率、死亡率增加，如日本的水俣病。

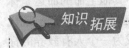

《寂静的春天》

《寂静的春天》是一本开启了全世界环境保护事业的书，是美国海洋生物学家 Rachel Carson 生态文学和生态伦理学的代表作。本书详细阐述了杀虫剂尤其是滴滴涕（DDT）对野生生物的危害，也是造成鸟类灭绝的主要元凶，描述了人类将可能面临一个没有鸟、蜜蜂和蝴蝶的世界。正是这本不寻常的书，引起了人们对野生动物、环境问题的关注，唤醒了人们的环境保护意识。但作为一个学者与作家，卡森所遭受的打击是空前的，这本书在没有正式出版前就备受攻击，农业部门和杀虫剂生产商诋毁作者是"一个歇斯底里的女人"，就连大名鼎鼎的《时代周刊》和美国医学会也加入了攻击的行列。书出版两年之后，作者心力交瘁，与世长辞。但她的声音永远不会寂静，她所坚持的思想成为人类环境保护事业的灯塔。

(2)致癌作用:现代医学证明,癌症的 80%~90% 与环境有关,有害因素会通过环境暴露、不良饮食或职业接触,导致肿瘤的高发,比如大气污染与肺癌的发生,苯含量超标引发白血病等。

(3)致畸作用:致畸作用是一种发育毒性表现,是指妊娠期接触外界因素而引起的后代畸形。目前认为,放射性物质、某些药物和化学毒物及风疹病毒会干扰胎儿正常发育,"海豹儿"就是服用了俗称"反应停"的药物造成的。

(4)致突变作用:包括基因突变和染色体畸变,环境中某些化学性毒物、物理因素(如 X 射线、紫外线等)及生物因素,可致不孕、死胎及遗传疾病。

2. 环境污染引起的疾病

(1)公害病:因环境污染造成的地区性中毒疾病,具有共同的病因、症状和体征。20 世纪 50 年代以来,公害病已经成为全球性的重大社会问题,发生 60 多起,病人超过 50 万人,死亡 10 多万人。

(2)职业病:因有害的生产环境所引起,如制鞋业、油漆工易患的苯中毒,矿工易患的硅肺病等。

(3)传染病:在人与人之间、动物与动物之间、人与动物之间相互传染,处理不当可造成疾病暴发流行(如霍乱、伤寒、非典等)。

(4)食源性疾病:因摄入不洁食物而引起感染或中毒,包括传统的食物中毒、误食有毒有害物质后出现的非传染性疾病,也包括化学物质污染食品导致的急慢性中毒。

(二)自然环境伦理准则

要减少环境污染对健康的影响,实现人与自然的和谐,就必须同时处理好三对伦理关系,即当代人之间的关系、当代人与后代人之间的关系以及人与自然之间的关系。环境伦理为我们处理和调整这三对伦理关系提供了三条基本的伦理原则:

1. 环境正义原则 其内在要求是:权利与义务的对等,享受一定权利的人要履行相应的义务;"享有一个健康、安全而完整的环境"是一项基本人权,因而破坏环境的行为是一种侵权行为;贫困与环境的恶化往往是互为因果的,消除贫困、满足人们基本的健康需要,也是作为人所享有的基本权利。

环境正义有分配正义和参与正义两种形式。分配正义,要求共享公共环境的好处、共担风险,同时坚持"谁污染、谁治理"的原则,对破坏环境的行为依法处罚。参与正义,是指每个人都有权利参与制定环境相关的法律和政策,使得有关各方都有机会表达观点,各方的利益诉求都能得到合理的关照。参与正义是环境正义的一个重要方面,也是确保分配正义的重要程序保证。

2. 代际平等原则 从代际伦理的角度讲,代际平等原则是人人平等这一伦理原则的延伸。权利平等是平等原则的核心要求,当代人享有生存、自由、平等、追求幸福等基本权利,后代人同样也享有这些基本权利。当代人在追求和实现自己的这些基本权利时,不应当减少和损害后代人的利益。从社群伦理的角度看,人类社会是一个由世代相传的不同代人组成的道德共同体,每一代人都从上一代人那里"免费地"继承了许多文化和物质遗产,因此,给后代人留下一个适宜的生态环境,是我们这一代人的基本义务。

3. 尊重自然原则 尊重自然是科学理性的升华,人类的命运与生态系统中其他生命的命运是休戚相关的,对自然的不尊重实际上就是对人类自己的不尊重;尊重自然是人类道德进步的表现,现代社会对自然的尊重已经成为一个国家、一个民族文明程度的重要指标之一,也成为一个人有教养的标志;尊重自然是人类文明发展的必然要求,人类文明只有实现从工业文明到生态文明的转型,把尊重自然作为调整人与自然关系的基本准则,才能真正找到解决目前日益严重的环境危机的方法,真正实现文明与自然的和解。

三、社会环境与健康

(一)社会环境对健康的影响

社会环境因素十分复杂,既包括以生产力水平为基础的经济状况、社会保障、教育科技、人口,也包括了以生产关系为基础的社会制度、法律规范、婚姻家庭、文化水平、医疗保健,而且各因素之间还有密切的联系,对健康的影响具有发散性、持久性、交互性的特点。

1. 经济发展对健康的影响 社会经济发展与健康是辩证统一的。首先经济发展与居民健康是正相关的关系,经济发展使公共卫生设施与医疗保险制度更加完善,健康水平不断提升,人均寿命延长;其次,经济发展会带来一些健康问题,比如引发"现代文明病"或称"生活方式病",使人经常处于"亚健康"状态,这些现象也应给予足够的重视。

2. 文化素养对健康的影响　国内外很多研究表明,一个人受教育程度与健康状况存在强相关关系。受教育程度越高的人,对生活和健康的掌控力越强,患病率越低,寿命越长。此外,妇女受教育的程度也关系到下一代的健康,母亲受教育程度越高,发生出生缺陷的危险越低。

3. 心理因素对健康的影响　随着生活节奏的加快及职场竞争越来越激烈,人们承受的压力也越来越大,对人体产生应激,超出承受能力时,压力就会成为破坏力,影响健康甚至导致精神和躯体疾病。

4. 不良行为对健康的影响　人们的不良行为,通过特定的神经系统的活动,产生某些激素的分泌变化,直接影响人的生理、心理变化,产生消极情绪和行为,可以导致性格异常。如酗酒、吸毒、滥交等不良行为,可引起高血压、糖尿病、恶性肿瘤、艾滋病等疾病,从而危害人体健康。

5. 人口对人类健康的影响　人口的数量、质量与健康也有着十分密切的关系。一方面人口无节制的增长,会造成人口与资源的失衡;人口密度过大,会使环境质量下降;人口增长过快,会导致就业、教育、交通、住房、医疗卫生服务等一系列社会问题从而降低人口的健康水平。所以说,人类要保持良好的健康水平,实行计划生育是十分必要的。

（二）社会环境伦理道德

1. 遵守公德,文明礼貌　中国是一个崇礼的国度。荀子说:"人无礼则不生,事无礼则不成,国家无礼则不宁。"彬彬有礼的人,必然赢得人们的信赖和尊重。谦虚不是自卑,更不是贬低自己,而是一种内在的修养,表现为与人交往时虚怀若谷,尊重他人的人格。遵守社会公德,有助于防止不良社会风气的滋生和蔓延,创造良好的社会环境。

2. 敬老爱幼,助人为乐　师长、贤者是人生的向导和知识的传播者,担负着传承文明的重任,对社会做出了应有的贡献,应该受到后辈的尊敬。儿童是社会的未来,在德智体诸方面都处在成长的过程中,需要成人的关怀和照顾。因此,发扬敬老爱幼、助人为乐的传统美德,营造良好的社会风尚,是社会健康发展的基础。

3. 爱护公物,保护环境　公共财物是人类创造的物质成果,每个公民都有责任保护和增加社会公共财物。保护环境既是指保护自然生态环境,也包括保护文物资源、文化资源、公序良俗等社会资源。要树立"保护环境,人人有责"的观念,从自己做起,从身边的小事做起,努力养成有利于环境保护的生活习惯和行为方式。

第三节　疾病防控伦理

一、疾病预防伦理

预防医学是现代医学的三大组成部分之一。世界卫生组织提出"人人享有卫生保健"的目标,就是从疾病预防的角度,通过初级卫生保健的途径来实现的。充分认识疾病预防的重要性,调整好各种伦理道德关系,既是贯彻落实"预防为主"卫生工作方针的需要,也是社会主义精神文明建设的重要内容之一。

（一）三级预防策略

预防医学是以人群健康为主要研究对象,采用现代科学技术和方法,研究、评价环境对健康和疾病的影响,并通过公共卫生措施达到预防疾病、增进健康的一门科学。由于主要工作对象是人群与环境,因此工作范围从实验室扩大到社会实践,从生理预防扩大到社会心理预防,从单纯技术服务扩大到社会服务。

按照疾病的发展阶段,疾病预防形成了病前、病中、病后三级预防策略:

一级预防,即病因预防,针对病因或危险因素采取综合性预防措施,目标是防止或减少疾病发生。

二级预防,即临床前期预防或"三早预防",做到早发现、早诊断、早治疗,目标是防止或减缓疾病的发展。

三级预防,即临床预防,采取及时、正确的治疗和康复,目标是防止残疾、病症转移、提高生命质量。

(二)疾病预防工作的伦理准则

1. 贯彻"预防为主"的思想,树立"大健康观" 预防医学的公益性、长期性特点要求落实"预防为主"的思想,通过改善环境卫生、保证食品安全、预防控制疾病、开展健康教育、完善社会体制等有组织的活动,来预防疾病、延长生命,促进心理与躯体健康。了解、宣传、树立"大健康观",对群体性疾病进行预测,提前采取切实有效的防治措施,防患于未然,否则由于价值评估的滞后性和无形性的特点而很容易被忽视或者流于形式。

2. 面向社会,主动服务 如果说传统医学是"医不叩门"的话,那么预防医学则是"医必叩门",其社会性和广泛性的特点,要求工作人员一定要把社会效益放在首位,时刻牢记预防工作是保护整个社会人群的,主动叩开千家万户的大门,为他们查病、防病、治病;当受到冷遇甚至引起对立情绪时,更需要以高度负责的精神、积极热情的态度,对可能的目标人群采取预防性保护措施。

3. 实事求是,科学严谨 疫情的发生和流行除具有明显的季节性和区域性外,还具有突发性和紧迫性的特点,预防医学工作者必须实事求是、一丝不苟,用科学的精神和严谨的态度去对待每一个环节。以预防接种为例,要形成牢固的免疫屏障,就必须覆盖 90%~95% 的易感染人群,如果接种率不达标,就可能造成传染病的发生和流行,给人民群众的健康造成危害。

4. 秉公执法,兼顾各方 目前我国已建立健全了行政性和技术性的卫生防疫法规体系,预防医师必须树立对全社会负责的伦理观,依法办事、不徇私情,决不能为了个人或小团体的利益,有法不依、违法不究。同时,还必须正确认识和妥善处理在工作中所遇到的各种矛盾,如开展"工业三废"、环境污染、食药监管等卫生监测和监督工作,都需要依照国家的法律法规,分析其行为的后果及危害性,帮助企业处理好经济效益与公众健康之间的关系,协调好各方利益。

5. 不为名利,勇于奉献 预防医学工作有范围广、内容杂、方法细的特点,但工作效果评价的滞后性和效益影响的深远性,容易使人们产生"重治轻防"的思想。作为预防医学工作者应具有不计名利、甘当无名英雄的精神,迎难而上、任劳任怨,富于自我牺牲精神,最大限度维护病人生命安全和公共健康。

二、疾病控制伦理

面对不同类型疾病,医卫人员在实施救治过程中,遵循国家法律,坚守职业规范,才能真正实现其相应的医学目标。所以,疾病控制伦理,经常与相应的职业活动准则相互重合。

(一)慢性病控制伦理

慢性病是对一类起病隐匿、病程长且病情迁延不愈、缺乏明确的传染性生物病因证据、病因复杂或病因尚未完全确认的疾病的总称。常见的有冠心病、糖尿病、恶性肿瘤、精神病等,慢性病已经成为影响健康和导致死亡的首要因素。

慢性病控制伦理要求:

1. 全面贯彻落实三级预防策略,通过消除个体间的不平等,构建健康公平的社会。

2. 强化对病人和家属的知识教育与行为指导,让病人自己采取恰当的行为与生活方式,控制症状。

3. 关注病人心理健康,提供足够的社会支持。

(二)传染病控制伦理

传染病指由于具有传染性的致病微生物侵入人体,使人体健康受到某种损害,以致危及不特定的多数人生命健康甚至整个社会的疾病,包括性病和艾滋病。由于传染病能迅速在人群中传播,影响公众健康,社会危害极大,其控制有不同于一般疾病的伦理要求。

1. 一般性传染病的控制伦理

(1)严格执行隔离消毒措施和各项操作规程,防止疫情蔓延。

笔记

(2) 坚持预防为主的积极防疫思想,保护易感人群,控制流行范围,避免社会灾难。

(3) 尊重病人人格和权利,避免指责、歧视。

(4) 遵守国家法规、工作制度,及时、主动收集与上报疫情。

2. 性病、艾滋病等性传播疾病的控制伦理 艾滋病的感染除了少数是吸毒、输血感染外,绝大部分是性接触感染。与一般传染病相比,性传播疾病具有较强的隐私性,病人承受了特殊的心理压力,不敢求医,这种隐匿性可能诱发更严重的社会问题。因此,性传播疾病的控制伦理有其特殊性:

(1) 尊重病人,消除疑虑,热情细致、周到耐心,获得病人及家属的主动配合。

(2) 及时发现疫情,主动采取防控措施,防止扩散。

(3) 传授正确的防治知识,防止可能发生的心理疾病,同时普及性道德、性行为方面的知识。

(4) 处理协调好两对矛盾:性传播疾病尤其艾滋病,需要连续监测病人身体状态与变化,并及时通报,这必须得到病人及家属的配合。因此,工作中存在着疾病监测与信息保密原则的冲突、行为指导干预与病人个体自由的冲突两对矛盾,寻求两者之间的平衡是控制与救治的重点,也是难点。

(三) 职业性损害控制伦理

职业性损害是指特定职业的劳动者,因工作原因接触到粉尘、放射性物质或其他有毒、有害物质,但因防护措施不力而引起的对健康的损害,如常见的尘肺、苯中毒、职业性肿瘤等。有一些特定职业活动引起的特定疾病,如网球肘、鼠标手等,也应纳入公共卫生关注的范畴。

职业性损害防治伦理:

1. 始终坚持"预防为主、防治结合"的工作态度 以国家有关法律法规为指导,积极主动地宣传职业卫生常识和技术,加强对特定职业劳动者的健康保护力度。

2. 始终坚持"深入一线、监督指导"的工作方式 深入工作现场,获得第一手资料。监督指导包括两个方面,一是劳动单位,从劳动场所的设计审查、竣工验收,到开工后的经常性监督检查;二是劳动者,从对相关劳动者进行职业病预防行为指导培训、体检,到发现职业病后及时报告与进行治疗。

(四) 地方病控制伦理

地方病又称水土病,是由水源、土质原因引起的具有地域局限的疾病。其特点是在某一特定地区发病并长期流行,且有一定数量的病人表现出共同的病征,同特定自然环境密切相关。在我国分布广泛的地方病有克山病、大骨节病、地方性氟中毒、地方性甲状腺肿、克汀病等。

地方病的控制伦理是:

1. 具有吃苦耐劳的精神 地方病多发生在经济不发达、交通不便、卫生条件差的地方,这就要求公共卫生工作者要吃苦耐劳,主动深入到条件艰苦的地区,坚持在一线发现问题,现场指导与解决问题。

2. 强化知识教育、技术指导和行为训练 地方病的预防与控制,需要公共卫生人员广泛开展认真细致的教育与训练工作,让每一个社会成员都了解地方病的防治知识,熟练掌握相应的防治技术。

3. 完善公共卫生制度建设 通过完善制度,依托原有的教育、卫生行政体系,强化健康教育、地方病的监测与治疗,才能将地方病的预防与控制转为经常性的工作。

(五) 成瘾行为控制伦理

近年来,全球酒精、烟草、毒品等成瘾情况不容乐观。据世界卫生组织统计,烟草每年使400余万人丧生,每10秒就有一人死于有害饮酒;2015年,约2.5亿人至少使用过一次毒品,占全球成年人口约5%,其中大约有2950万人患有吸毒疾患。我国同样面临严重的物质使用及成瘾行为问题。

成瘾行为是指通过刺激中枢神经造成兴奋或愉悦感,而形成的一种习惯性行为。成瘾的概念最早来自于药物成瘾,现在包括了合成毒品、酒精、烟草、咖啡因、非法药物等。随着移动互联网的发展,越来越多的人沉迷于网络游戏,2017年游戏成瘾首次被世界卫生组织列入国际疾病分类(ICD)精神

美容医学困惑

与行为障碍章节,这意味着网瘾成为一种新型的成瘾行为。

成瘾行为控制伦理:

1. 加强健康教育和道德教育,使公众认识到成瘾行为不仅影响自身健康,也危害公众健康。

2. 健全法律、完善制度,从国家层面规范有关行业的职业道德,禁止成瘾行为的产生,如禁止未成年人进网吧,严厉打击制毒贩毒。

3. 发现成瘾行为病人,及时动员去专科医院就诊治疗,以免耽误病情。

第四节　突发公共卫生事件处置伦理

近年来,突发公共卫生事件时有发生,严重危害公众健康,影响了社会的安定。为了有效预防、及时控制和消除突发公共卫生事件的危害,保障公共卫生与生命安全,维护正常的社会秩序,2003年国务院颁布了《突发公共卫生事件应急条例》,标志着我国的突发公共卫生事件应急处理工作全面纳入了法制轨道。

一、突发公共卫生事件

(一) 突发公共卫生事件的概念

突发公共卫生事件是指突然发生、造成或者可能造成社会公众健康严重损害的重大传染病疫情、群体性不明原因疾病、重大食物和职业中毒,以及其他危及公众健康的事件。

(二) 突发公共卫生事件的特点

1. 成因的多样性　突发公共卫生事件的发生,既有自然灾害、安全事故,也有动物疫情、食物中毒、职业危害等。

2. 分布的差异性　时间分布存在差异,不同季节传染病的发病率也会不同,比如SARS往往发生在冬、春季节,肠道传染病则多发生在夏季。空间分布的差异,如我国南方和北方的传染病类型就不同。此外还有人群的分布差异等。

3. 传播的广泛性　传染病一旦具备了传染源、传播途径以及易感人群这三个基本流通环节,就可能广泛传播。尤其是我们正处在全球化的时代,病毒可以通过现代交通工具跨国流动,在世界各地蔓延。

4. 治理的综合性　许多危机不仅是一个公共卫生问题,还是社会问题,现场救援、心理干预、原因调查和善后处理,往往需要各有关部门甚至全社会、全球共同协作、全民参与,才能将危害降低到最低限度。

5. 事件的高频次　近年来,我国公共卫生事件呈多发态势,由于忽视环境保护导致的自然灾害频发,滥用抗生素导致的新发、再发传染病流行,管理不善导致的化学污染、放射事故增多。

6. 危害的复杂性与严重性　重大的卫生事件不但对人的身心健康有损害,而且对环境、经济乃至政治都有很大的影响。比如我国2003年的SARS疫情,尽管患病的人数不是很多,但对经济发展和国际声誉造成了很大影响。

二、事件处置的法律责任与伦理准则

(一) 法律责任

《突发公共卫生事件应急条例》第五十条规定:医疗卫生机构有下列行为之一的,由卫生行政主管部门责令改正、通报批评、给予警告;情节严重的,吊销《医疗机构执业许可证》;对主要负责人、负有责任的主管人员和其他直接责任人员依法给予降级或者撤职的纪律处分;造成传染病传播、流行或者对社会公众健康造成其他严重危害后果,构成犯罪的,依法追究刑事责任:

1. 未依照本条例的规定履行报告职责,隐瞒、缓报或者谎报的;

2. 未依照本条例的规定及时采取控制措施的;

3. 未依照本条例的规定履行突发事件监测职责的;

4. 拒绝接诊病人的;

5. 拒不服从突发事件应急处理指挥部调度的。

(二) 伦理准则

在突发公共卫生事件中,受害人员的医疗救护、现场控制等一系列措施,是处置的重点。要求医务人员遵守伦理原则,按照应急处理工作程序规范,采取有效的控制措施,最大限度地减少危害,消除影响,保护公众健康和安全。

1. 预防第一、防治结合原则 建立相对完备的机制、预防疾病的发生、控制影响范围与程度,才能从真正意义上减少对社会的负面影响,是处置突发公共卫生事件最重要的伦理要求。

2. 政府责任第一、政府责任和个人责任相结合原则 在现代社会中,突发公共卫生事件应对的主要责任者是政府,政府负有领导决策、制定预案、监测预警、资源储备、急救医疗网络建设等系列责任,相关部门应通力协作,并引导公众行为,指导社会预防。事件涉及的个体也有责任承担对自己和他人的健康义务,如传染病感染者和疑似病人、密切接触者,应当配合进行相应的医学隔离与治疗措施,并主动采取减少传染的行为。

3. 病人利益第一、医患利益兼顾原则 突发公共卫生事件发生后,医务人员必须根据预案或安排,切实负起对病人和公众的责任,给予受害者最佳的救治,最大程度地保障受害者的健康和生命安全。同时,政府应最大程度地保障医务人员不因处置危机而导致身心健康问题,或者出现其他方面的损失。

4. 集体利益第一、个人和集体兼顾原则 在突发公共卫生事件中,个人有义务自觉地配合有关部门采取必要的紧急措施。有时为了保全公众的最大利益,个人应放弃或牺牲自己的一部分利益,防止危机负面影响的扩散。在这一过程中,个人的基本权利也应该得到尊重与保护。

桃江肺结核
事件

第五节 社区卫生服务伦理

一、社区卫生服务概述

随着我国经济社会的发展,让公众获得基本的初级卫生服务,共享医学发展的成果,最终实现"人人享有卫生保健"的健康目标,已经成为政府和民众共同的健康追求。目前,我国初级卫生服务工作由社区承担和实施。

(一) 社区卫生服务的概念

社区卫生服务是由全科医生和基层卫生机构为主体,以人的健康为中心,以家庭为单位,以社区为范围,以需求为导向,以老年人、妇女、儿童、慢性病病人、残疾人、低收入居民为重点,以解决社区卫生问题、满足基本保健为目的,融预防、医疗、保健、康复、健康教育和计划生育技术服务为一体的有效、经济、方便、综合、连续的卫生服务。

(二) 社区卫生服务的特点

1. 广泛性 服务的对象是社区全体居民,不分性别、年龄和病种,包括了健康人群、亚健康人群、高危人群和患病人群等各类群体,重点是老年人、妇女、儿童、慢性病病人及残疾人等。

2. 综合性 社区服务涉及各类人群、各个层面,综合了预防、保健、医疗、康复、健康教育和计划生育技术等各项服务。

3. 连续性 服务覆盖了从生到死的生命全周期以及疾病发生、发展的全过程,提供针对性的服务,并不因健康问题的解决而结束。

4. 合作性 社区卫生服务机构的工作内容,如病人的访视、出诊、转诊、健康教育、健康咨询及社区内环境的综合治理等,必须与个人、各级医疗机构及政府相关部门密切合作,才能完成。

(三) 社区卫生服务的内容与方式

社区卫生服务有别于综合性医院、专科医院以及专业预防保健机构的基层卫生服务,内容主要有预防保健、诊疗康复、健康教育、计划生育等方面,它的特点是贴近居民、方便就医,防治结合、积极主动。

主要服务方式有:

1. 主动上门服务 在做好健康教育宣传的基础上,与居民订立健康保健合同;在社区卫生调查和社区诊断的基础上,对重点人群开展慢性病干预。对合同服务对象和慢性病干预对象定期上门巡诊,及时发现、处理健康问题,为其提供保健服务。

2. 家庭医生签约服务 根据居民的需求,选择适宜的病种,开设家庭病床,进行规范的管理和服务。

3. 方便就诊诊疗 为社区居民就近提供一般常见病、多发病的诊治服务。向社区居民提供联系电话,提供预约和家庭出诊服务,做到方便快捷。

4. 实施双向转诊 向社区居民提供就医指导,与综合性医院和专科医院建立合作关系,及时把重症、疑难杂症病人转到合适的医院诊治,同时接受综合性医院和专科医院转回的慢性病病人和康复期的病人,对他们进一步进行治疗和康复。

社区卫生服务机构应根据社区居民的需求变化,不断探索新的服务方式,以满足居民的卫生保健需要。

二、社区卫生服务伦理

社区卫生工作者不仅要遵守临床医疗和预防医学工作者的道德准则,还必须根据其职业岗位的特点遵循特定的伦理规范。

(一) 积极主动的工作态度

需要主动深入社区和基层,将健康知识的宣传、技术的指导、行为的养成,带给每一个社会成员,并有责任监督其选择有利于健康的生活方式。同时,还应积极监督政府、各级组织关注公众健康问题,并实施相关的政策措施,发现问题及时指出并督促改进。

(二) 精益求精的工作能力

社区医生作为全科医生,必须不断地了解医学新动态、新技术,学习医学新知识,适应社会和医学的发展,提高自己的业务水平,为社区居民的健康、医疗卫生事业的发展做出应有的贡献。

(三) 言传身教的工作方式

社区卫生服务的工作目标,是医疗卫生人员通过帮助居民主动选择健康的生活与行为方式、主动避免疾病的发生来实现的。在这一过程中,医卫人员的言传身教将极大地影响工作效果。因此,以身作则地选择健康的生活与行为方式,相信科学、践行科学,是社区卫生工作的基本要求。

(四) 关爱特殊人群

社区卫生的工作对象有相当一部分属于弱势群体,本身缺乏自我保护的意识和能力。如儿童往往因恐惧而不愿意实施预防接种,女性往往因害羞而不愿意做妇科检查,穷人、残疾人则害怕受歧视,慢性病病人则担心给他人增添麻烦等。在具体工作中,应给这类特殊人群以特殊的关爱,真正实践和谐社会的道德要求。

本章小结

把健康摆在优先发展的战略地位,立足国情,加快形成有利于健康的生活方式、生态环境和经济社会发展模式,实现健康与经济社会良性协调发展,是新时代公共卫生发展的新目标。本章重点阐述了公共卫生及其相关的生态环境、疾病防治、突发公共卫生事件、社区卫生服务中的伦理问题、伦理原则与伦理规范。理论联系实际,与时俱进,围绕人民日益增长的公共卫生需求和医疗卫生不平衡不充分的发展之间的矛盾,进行伦理审视,提出伦理准则,培养医学生的伦理素养和法律意识,适应"健康中国"建设的需要。

0705

案例讨论

案例讨论

我国西南某省一家大型化肥集团公司,在技术改造过程中,由于车间水解、解吸装置的两台给料泵发生故障,导致含高浓度氨氮的尿素工艺冷凝液排入沱江的支流毗河,导致该流域严重污染,造成沿岸流域的养殖业的鱼虾大量死亡,数百万群众生活饮用水被迫中断,直接经济损失超过2亿多元。据介绍,在2004年2月底3月初,当地区环保局副局长接到并听取了某污水处理厂关于污水中氨氮含量严重超标、下游出现死鱼的报告,对可能发生的污染事故和监测结果不闻不问,既不认真履行环境监测职责,又不及时向上级报告积极采取有效措施切断污染源,以至于发生某集团公司继续排污,导致沱江流域发生严重水污染事故,并造成特大财产损失。

（李 超）

思考题

1. 健康教育的任务是什么?
2. 公共卫生的伦理准则是什么?

第八章　卫生管理伦理

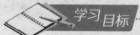

1. 掌握：卫生管理伦理原则；医疗改革与制定卫生政策的伦理原则；卫生资源配置的伦理原则；医院管理伦理原则。

2. 熟悉：卫生政策的伦理价值取向；医疗改革的目标。

3. 了解：卫生资源配置与使用中的问题。

4. 能根据医疗改革伦理原则理解国家卫生政策；能根据卫生管理伦理原则做好卫生资源配置和医院管理工作。

　　人民健康是民族昌盛和国家富强的重要标志。完善国民健康政策，为人民群众提供全方位全周期健康服务，是我国医疗卫生事业发展的目标。这一目标的实现，与卫生管理过程中的伦理道德建设有着直接的关系。加强卫生管理人员的伦理教育，提高其伦理素质，对深入医药卫生体制改革，全面建立中国特色基本医疗卫生制度、医疗保障制度和优质高效的医疗卫生服务体系，健全现代医院管理制度，推动医学科学发展具有重要意义。

第一节　卫生管理伦理概述

一、卫生管理的伦理原则

(一) 卫生管理的主要任务和内容

　　卫生管理(health management)是管理者运用现代管理理论和方法以及国家行政、经济和法律等手段，对卫生领域的人力、物力、财力、信息、时间等要素进行计划、组织、指挥、协调和控制的活动过程。其任务是：制定卫生工作路线、方针和政策，明确卫生工作目标；建立和完善卫生服务和管理体制，促进医疗卫生事业的发展；健全各项规章制度，规范卫生工作；合理分配卫生资源，提高卫生服务的质量和效能；加强组织机构和队伍建设，提高医务人员的积极性和创造性。

　　卫生管理的内容包括：卫生计划管理、卫生行政管理和卫生业务管理。计划管理是要制定卫生事业发展的各项计划，提出卫生工作的任务；行政管理是要制定卫生方针政策及发展战略，协调卫生系统内外部关系；业务管理是指医院管理、药政管理、预防管理、妇幼管理、医教管理、医学科技管理等。

(二) 卫生管理的伦理原则

　　1. 医患利益兼顾，病人利益居先　卫生管理是为医学目的服务的，为人民的健康利益服务是卫生管理的着眼点和落脚点。从根本上讲,人民群众的健康利益同医务人员及医院的利益是一致的。医务人员通过自己的劳动救死扶伤、防病治病,既可以减轻病人的痛苦,满足其医疗需要,又能赢得社会的肯定和承认,实现自身的价值,获得应有的报酬。因而卫生管理中应统筹考虑医患双方的利益,既要帮助医务人员树立"病人至上"的服务意识,真正体现一切为了病人的管理理念;又要提倡"以人为本"的管理意识,调动医务人员工作的积极性与创造性。卫生管理就是要达到医患利益的平衡和协调。当然,有时医患利益可能会发生冲突。此时,卫生管理应将病人的利益置于优先考虑的地位。

2. 经济效益和社会效益兼顾,社会效益居先 卫生事业具有产业性的基本属性。加强卫生服务过程中的经济管理和成本核算,合理筹集、分配与使用卫生资源,提高经济效益,是卫生管理的重要任务。同时,卫生事业又是体现一定福利政策的社会公益事业,公益性是其根本属性。因而不以盈利为目的,注重社会效益也是卫生管理的重要目标。兼顾并处理好这两者之间的关系,是衡量卫生管理工作成效的重要标准之一。一般情况下,经济效益与社会效益彼此联系并相互渗透,但当二者间发生矛盾并相互冲突时,优先考虑社会效益是合乎伦理的选择。

3. 公平与效率并重,效率居先 卫生管理的重要使命是维护医疗领域的公平与效率。公平指的是保障每一位公民平等的生命健康权利,实现人人享有健康的基本卫生保健目标。这就揭示了公平与效率密不可分的关系。公平包含了机会公平和分配公平。机会公平指的是每位公民都享有医疗的权利及机会;分配公平则指以需求为导向进行卫生资源的合理分配。而机会与分配公平的目的是追求更高的效率,即使病人、医疗单位及社会的利益均衡与协调发展。当这三者的利益均衡可持续发展时才能实现更大程度的公平。兼顾公平与效率是卫生管理目标能否实现的关键而又不好处理的问题。在某种程度上,效率比公平更为重要。没有效率的公平并不是真正的公平,因而注重效率才会有更高的公平。

4. 治疗和预防结合,预防居先 "预防为主,防治结合"一直以来是我国卫生工作的方针,也是卫生管理的基本原则。以预防为先导,控制和消灭可能致病的因素,就可从根本上减少疾病的发生,提高人民的健康水平。治疗可以在较短的时间内减轻病人的痛苦,提高人的生命质量和价值,是目前卫生工作的重要任务。长期以来,由于经济不够发达,我国把卫生工作的重点放在了治疗上,"重治轻防"的思想依然存在。但事实上,预防是最根本、最经济、受益面最大的维护健康的方式与手段。卫生管理者应该充分重视预防的重要性,在具体的管理过程中坚持防治结合、预防居先的工作原则。

5. 数量和质量并重,质量居先 在卫生管理中,平均寿命数、出生率、死亡率、医疗机构数、医师数、医疗机构床位数、入出院诊断符合率、个人卫生支出占卫生总费用的比率、人均基本公共卫生服务经费标准等都是衡量卫生事业发展的重要参数。同时,追求卫生服务的质量既是卫生事业管理的永恒主题,也是评价卫生管理的重要指标。这一质量直接关系到人民群众的健康利益,甚至生命安危。因而,卫生管理应树立"质量第一"的观念,加强质量教育,完善质控指标,健全质控机制,使得质量管理标准化、数据化、程序化和科学化。

二、卫生政策与医疗改革

(一) 医疗改革的目标和意义

健康是促进人的全面发展的必然要求,是经济社会发展的基础条件,是广大人民群众的共同追求。医疗卫生事业是关系亿万人民健康、千家万户幸福的重大民生问题。解决人民群众日益增长的医疗卫生需求与医疗卫生事业不平衡不充分发展之间的矛盾,不断提高人民群众健康素质是医疗改革的重要目标。因而,持续推进医疗改革是我国医疗卫生事业发展的促进者与保障者。

近年随着社会生产方式以及居民行为习惯与生活环境的快速变化,传统传染病与新发传染病、慢性非传染性疾病等并存,意外伤害、食品安全等各类危险因素交织,严重威胁着人民健康;居民健康需求呈现出多层次多元化的特点;卫生发展总体上仍然滞后于经济社会发展,医疗资源尤其是优质资源仍严重短缺。尽管我国出台的一系列医疗改革措施取得了良好效果,反映人民健康状况的主要指标得到改善,但城乡和区域卫生发展不平衡,公共卫生,特别是基层和农村卫生依然薄弱。因而,深化医疗改革势在必行。

我国目前医疗改革的总体目标是:建立覆盖城乡居民的基本医疗卫生制度,为群众提供安全、有效、方便、价廉的医疗卫生服务。其近期目标为：到 2020 年，覆盖城乡居民的基本医疗卫生制度基本建立；普遍建立比较完善的公共卫生服务体系和医疗服务体系、比较健全的医疗保障体系、比较规范的药品供应保障体系、比较科学的医疗卫生机构管理体制和运行机制，形成多元的办医格局，人人享有基本医疗卫生服务，基本适应人民群众多层次的医疗卫生需求，人民健康水平进一步提高。

深化医疗改革，可以提高医务人员和各级医疗机构的积极性，更好地体现其救死扶伤的人道主义精神；满足人民群众多样化的健康需求，不断提高其健康水平；提高卫生资源的配置效率，有利于节约卫生资源和有效遏制卫生费用的不合理上涨；树立窗口形象和端正行业作风，有助于社会主义精神文明建设，最终有效减轻居民的就医费用困难，切实解决"看病难、看病贵"状况；以增进人民群众健康为宗旨，加快卫生事业发展。

（二）卫生政策的伦理价值取向

医疗改革就其实质来讲，是对健康权益的再分配。这种分配最终必然通过卫生政策的形式加以实现。在一定的意义上，卫生政策是为医疗改革服务的；而医疗改革又是以改善不适应人民健康需要的卫生政策的方式达到其目的的。

从医学伦理学的角度看，卫生政策是一个国家对卫生资源的社会使用进行合理的控制，实现最优化的配置，从而使有限的卫生资源发挥其最大功用，以真正维护人类健康利益的一种战略政策。其出发点和归宿都直接指向人类的健康利益。

制定卫生政策的目的主要有：一是尽可能地合理分配已有的卫生资源；二是在应用新的医疗技术治疗病人时控制其所产生的对社会及经济的影响；三是利用医学知识来推进人类的集体利益或社会理想的实现。在这些目的中，蕴含着卫生政策的伦理价值取向，即为人民健康服务。这一价值取向规定了卫生政策的方向与评判标准。卫生政策制定的出发点和目标只能是人民的健康利益。同时，只有服务于人民健康利益的卫生政策才是合乎伦理的，才是被人民认可的正确的政策。

（三）医疗改革与制定卫生政策的伦理原则

我国医疗卫生事业的社会主义性质，决定了医疗改革及制定卫生政策时不仅要考虑经济效益和卫生事业自身发展的经济要求，而且应该坚持社会主义人道主义，坚持人民群众的健康利益至上的伦理原则。

1. 公益原则（the principle of public welfare）　我国卫生事业是实行一定福利政策的社会公益事业。公益性是我国卫生事业的本质属性。所谓公益，泛指公众、公共的利益，具有使公众受益的意思。卫生机构的设施与提供的服务是为了满足人们的共同需要，体现了发展卫生事业是广大人民和全社会的共同利益、共同需要、共同受益的本质特征；福利性是卫生事业的社会属性，体现着我国卫生事业承担着一定的社会分配职能的特性。福利不与劳动直接关联，是政府或社会团体除工资（初次分配）外，通过再分配的形式给劳动者或社会成员的一种物质帮助和照顾。在我国，这种卫生保健领域的福利分配是通过政府举办公立卫生机构并给予补贴、减免税收、卫生机构的非营利性和政府的服务价格政策等体现的。福利水平的高低取决于社会经济发展水平。我国正处于并将长期处于社会主义初级阶段，政府财力还不足以完全满足卫生事业发展的需要，所以国家对卫生事业只能实行一定程度的福利政策。但这并不能否认医疗改革与卫生政策的公益性要求，即：医疗改革与卫生政策的制定要立足社会公众利益和人类的长远利益；卫生资源的分配要使大多数人受益；正确处理公共卫生建设和医疗服务的关系，重视预防保健工作；区分并适应不同层次人民的健康需求，分类指导，提高全体人民的健康水平。

2. 公正原则（the principle of justice）　公正是指公平、正直，没有偏私。我国是社会主义国家，这一性质决定了卫生事业是全体人民的事业。在卫生领域，全体人民的健康利益高于一切。由于受计划经济体制及经济发展水平的影响，我国现阶段，城乡之间、地区之间的医疗卫生条件差异仍然较大，社会公正原则未能充分体现出来。因而，医疗改革与制定卫生政策必须遵循自身发展规律，以提高全体人民的健康水平为中心，体现社会公平，促进社会进步。这就要求：尽快建立公平的医疗保障制度，使每个公民都有均等的机会获得国家分配的卫生资源；改变以往卫生资源分布不均与不合理的状况，把卫生资源配置的重点转向农村和最广大人民群众的基本医疗卫生保障；重视每一个公民的健康权利，营造一视同仁、人人享有平等医疗权的社会就医氛围。

四大医疗保障制度典型模式比较

笔记

3. 效用原则(the principle of utility) 效用是指功效与作用。效用原则就是要考虑医疗改革和围绕改革制定的一系列卫生政策在实施和落实后所得到的效果和所起的作用。我国医疗卫生事业的公益性和福利性,决定了在进行医疗改革和制定卫生政策时,应以社会效益为目标,这一社会效益是指人民群众的根本健康利益。只有确实能使人民群众受益、能使病人生命质量和价值提高的医疗改革和卫生政策才是符合效用原则的。在现阶段,我们提倡进行医疗改革和制定卫生政策时要以社会效益为目标,以实际需要为原则,建立与商品经济相适应的公正观。反对以效用平等为内涵的公正要求,因为这种公正观会损害社会效益并抑制社会发展。

第二节 卫生资源配置和医院管理中的伦理

0802
国务院办公厅关于推进医疗联合体建设和发展的指导意见

一、卫生资源配置的伦理原则

(一) 卫生资源配置的含义

卫生资源是在一定社会经济条件下,国家、社会和个人对卫生部门综合投资的客观指标。一个国家或地区拥有的卫生机构、床位数、医务人员、卫生经费及其占国民经济总产值的百分比,是衡量该国家或地区经济实力、文化水平及卫生现状的重要指标。

卫生资源配置(allocation of health resources)是指政府或市场如何使卫生资源公平且有效率地在不同的领域、地区、部门、项目和人群中分配,从而实现卫生资源的社会效益和经济效益的最大化。卫生资源的配置有两种类型——宏观配置和微观配置。前者是指国家从国民生产总值中拿出一定比例的财力分配给卫生事业,经各级卫生行政部门将此经费分配给各级各类卫生机构及有关人群的卫生事业管理活动。后者是指由医务人员决定的具体卫生资源的分配,如床位、手术机会、稀有医疗资源等。宏观资源分配是微观资源分配的前提和基础。

(二) 在卫生资源配置过程中的问题

新一轮医药卫生体制改革实施以来,我国全民医保体系加快建立健全,基层医疗卫生机构服务条件显著改善,以全科医生为重点的基层人才队伍建设不断加强,基层服务长期薄弱的状况逐步改变,基本医疗卫生服务公平性和可及性明显提升。但仍要看到,我国优质医疗资源总量不足、结构不合理、分布不均衡,特别是仍面临基层人才缺乏的短板,已成为保障人民健康和深化医改的重要制约。

1. 卫生经费投入总量增加,政府卫生投入相对不足 卫生总费用是指一个国家在一定时期内全社会卫生资源消耗的货币表现。我国卫生总费用按当年价格计算,1978 年为 110 亿元,2000 年为 4764 亿元,2011 年为 24345.9 亿元,2016 年为 46344.9 亿元;这四个年份的人均卫生费用分别为 11 元、376 元、1807 元和 3351.7 元。可以看出,我国卫生资源总量在增加,资源配置进一步优化。特别是医疗改革以来,基本医疗保障初步实现了全覆盖。但也应该看到,我国政府卫生投入相对不足,卫生总费用占 GDP 的比重(2016 年 6.2%)低于巴西、南非、俄罗斯等金砖国家。2016 年卫生总费用中政府投入 30.0%,远低于发达国家(平均 75% 左右)和其他发展中国家水平(平均 55% 左右)。我国有 13 亿人口,占世界人口的 22%,但卫生总费用仅占到世界卫生总费用的 3%。这种状况远不能够满足广大人民群众的健康需要。

由于政府长时间对医疗卫生的投入不足,公立医院的公益性淡化,形成了"以药补医"的模式,导致医院和医务人员忽视基本药物和适宜技术的应用,倾向于开大处方,争相使用大型设备,致使医疗费用大幅攀升,严重损害了病人的健康利益。

2. 城乡结构不合理,卫生资源分布不均衡 我国卫生资源的 70% 分布在城市,其中高新技术及优秀卫生人才等优质资源集中在大城市的大型医疗机构,而据 2016 年统计数据显示,我国城镇人口占全国人口的 57%。一些大医院过度发展,而农村和城市社区等基层医疗卫生机构不仅设备和条件差,而且普遍缺乏合格的全科医师。尽管近几年我国加大了对农村、边远老山区的卫生投入,但在卫生资源的数量及质量上都远远落后于城市及沿海地区,低于全国水平。同时,基本卫生保健和特需医疗保健、高新技术设备和基本医疗条件在结构上仍然存在不合理现象。

笔记

3. 卫生资源利用效率较低,浪费严重 我国卫生资源的不合理配置,使得人人享有基本医疗保健服务的目标受到阻碍,社会成员在享受卫生资源时出现了权利与机会不均等、义务与责任不统一等现象,其结果是造成部分社会成员过度消费有限的卫生资源,而大量的人群特别是农村人口得不到基本的卫生保健服务,有限的卫生资源浪费严重,利用率低下。

（三）卫生资源配置的伦理原则

1. 公正原则 公正原则是卫生资源配置的基本伦理原则。所谓公正就是要公平地分配和使用卫生资源,给予每个人平等享有卫生资源的权利。当然,平等享有卫生资源并不等于平均分配卫生资源。对有相同医疗需要的病人要相同对待,对有不同需要的病人要区别对待。同时,政府对宏观医疗资源分配时应充分研究我国卫生经济实力及人民健康需求,公正合理地将有限的卫生资源分配于各种公益卫生事业。

2. 公益原则 公益性就是使卫生资源的分配更加合理,更符合大多数人的健康利益。坚持从社会和人类利益出发,公正合理地配置卫生资源和公正合理地解决医疗实践中出现的各种利益矛盾。将当代人及后代的健康利益、社会及医学科学的发展利益有机地结合起来,提高整个社会的医疗卫生水平。坚持公益原则,必须重视几个问题:设法满足农村、边远地区和经济贫困地区弱势人群的基本卫生保健需求;对社会某些特殊人群,如妇女、儿童、老人及某些传染病病人给予特殊照顾;坚持以患群公益为出发点,兼顾到医群公益、科研公益及社会公益;对后代负责,从人类的长远利益考虑卫生资源的分配与使用。

"健康中国2030"战略主题

3. 可及原则 可及性是指根据经济发展水平和卫生资源状况,制定分阶段的卫生资源配置具体目标和方案,扩大卫生资源的覆盖面,逐步实现所有人都享有应该享有的基本卫生资源。根据这一原则,我国现有条件下应确保:一是加大政府调控力度,依据卫生服务需求和卫生资源利用状况,变革卫生支出投放方向,有效分配卫生资源;让大医院参与竞争,提高资源使用效率;对承担基层卫生服务的小医院给予适当补贴;卫生支出的投放应由城市和大医院转向农村和基层卫生组织,重点支持乡村两级卫生机构。二是调整卫生机构的结构,加强现有资源的综合利用,提高使用效率。

4. 前瞻原则 卫生资源配置和使用中的一些重大决策,必须考虑到卫生事业的长远发展和社会贡献。要正确处理眼前利益和长远利益、近期目标和长远目标的关系,防止和避免短期行为。如果片面强调近期目标与眼前利益,急功近利,忽视对基础医疗与高精尖设备的研制,肯定有害无益。

5. 整体原则 坚持最有效、最合理地利用卫生资源,使卫生资源的利用出现最高限度的效率增长,减少或杜绝资源浪费。要做到两个正确处理:一是正确处理社会效益、环境效益与经济效益的关系。特别注意纠正重经济效益、轻社会效益、忽视环境效益的倾向;加强对现有卫生资源的科学管理与利用,并充分发掘其潜在效益。二是要正确处理卫生经费与人力资源分配的关系。卫生人力资源是卫生资源中起决定作用的因素,应充分调动他们的积极性和创造性,使人力、财力与物力共同发挥其效力,提高卫生资源使用的整体效率。

6. 人道原则 人道主义是医疗卫生事业的基本精神。卫生资源配置中的人道精神主要体现在两个方面:一是从生理、心理及社会三个方面关心病人的角度进行资源的配置;二是从关心全体社会成员的健康角度进行资源的配置。卫生资源的配置应不分地区、种族和人群,切实尊重并保障每个社会成员的健康权利。

二、医院管理中的伦理原则

（一）医院管理的伦理意义与作用

医院管理（hospital management）是遵照医院工作的客观规律,运用现代化管理科学理论和方法,对医院系统内部的各相关要素进行计划、组织、指挥、控制和协调,以保障完成医院的各项工作任务。我国医院是以救死扶伤、防病治病,保障人民群众的健康为宗旨的社会公益性事业单位,这就决定了医院管理的伦理意义与作用。

1. 提高医院管理工作质量 在医院管理决策中,影响决策方向的根本因素是医院管理者对医院管理目标伦理性质的把握。只有明确医院管理目标的伦理方向,才能确保医院管理决策的正确有效。我国医院管理的根本目标是通过资源的最佳配置和功效的最大化来实现医院的宗旨,即维护和保障人民的身心健康。因而,医院管理伦理就规定了医院政策的制定、机构设置、人事安排、资金投入、医疗技术应用与开发等都必须以人民健康利益为目标。医院管理者只有遵循良好的管理伦理要求,只有在此目标前提下的医院管理,才可能实现医院管理的最优化,也才可能提高医院管理的质量与水平。

2. 协调医疗人际关系　医疗人际关系包括围绕医疗活动发生的各种医际之间、医患之间的复杂关系,这些关系将直接影响到医疗卫生服务的质量。协调医务人员之间及医患之间的关系,是医院管理的重要任务之一。在医院管理中,通过医学伦理教育形成医务人员正确的伦理观念,进而在伦理规范调整下,才可能实现人际关系的和谐与协调。

3. 调动医务人员工作的积极性和主动性　医院管理的重要对象之一是有思想、有感情、有个性的活生生的人,医务人员的劳动在很大程度上是知识形态的脑力劳动,其劳动能力、水平、效率等指标很难被确切地量化,更多地取决于人的主观能动性,取决于劳动者的价值观、信念和自身的品德修养。因而在医院管理中,只有强化对人的伦理教育,提升医务人员的伦理素质,才能调动其工作的积极性和主动性,进而提高工作效率,满足人民群众的健康需要。特别是管理人员自身的伦理修养,将直接影响到医务人员是否服从管理,能否自觉地与医院的管理目标保持一致。

(二) 医院管理的伦理原则

1. 坚持依法管理,严格奖惩制度　改革开放以来,我国政府制定了一系列卫生法律法规和卫生政策。这些卫生法律制度不仅具有法律意义,而且具有明确的伦理意义。它们既是医学伦理原则规范的具体表现,也是对医学伦理原则规范的现实维护。在医院管理中,既要依法管理,又要建立起积极能动的激励机制,严格奖惩制度,不断提高医务人员的法律素质和伦理素质。

2. 重视以德治院,树立文明形象　医疗卫生工作关乎人的生命,医院的宗旨就是始终将人民群众的健康利益置于首位。因而在医院管理中,必须坚持以德治院的伦理原则,坚持医院的伦理化管理,即用伦理原则、规范规约医院的管理行为,并将伦理型医院作为医院管理的目标。只有这样,才可能最大限度地满足民众维护健康的需要,符合最大多数人的最大利益。也只有这样,医院才能成为人们心目中救死扶伤的圣地。

3. 统筹两个效益,强化服务意识　我国医疗卫生事业的职责在于救死扶伤,保障人民的健康利益,提高其生命质量。因此,医院管理必须把社会效益放到首位。同时,医院的运作需要经济成本,合理的经济效益是保障医院正常运营的必要条件。统筹兼顾这两者的利益,成为医院管理的重要任务和目标。在此前提下,强化服务意识,对提高工作效率及医疗质量、改进服务态度、树立良好的形象,都具有重要的意义。

4. 协调各种关系,均衡多方利益　医院管理应注意协调医院全局与各部门之间的关系,处理好预防与治疗、病人与社会、医疗与科研等关系,进而维护病人、社会、医务人员和医院等多方远期和近期利益。在医疗救治过程中,努力减少医源性疾病,防止院内交叉感染;降低医疗废弃物对环境的污染,真正做到对社会与病人负责,对眼前和长远利益负责;在推广新技术和使用大型仪器设备时,要充分考虑社会和病人的经济承受能力,合理进行诊疗活动。

5. 实行民主决策,注重内部监督　实行民主决策就是充分维护医院内部职工的民主权利,实行民主决策、民主管理、民主监督。建立有效的内部监督机制,发挥医院职工代表大会的作用,加强对领导干部、医院管理人员及管理工作的监督和评议。同时,增强全体医务人员的主人翁责任意识,真正实行民主管理和科学管理。

本章小结

围绕"人人享有健康"的卫生事业目标,医疗改革应根据国情,设定自己的总体目标。卫生政策是为医疗改革服务的,同时又是医疗改革的对象;为确保卫生事业发展方向的正确性,医疗改革与卫生政策的制定、卫生管理及医院管理都需要伦理原则的保障。

医疗改革的重中之重是进行卫生资源的合理配置。所谓合理配置就是要遵循公益、公正及效率原则,使有限的卫生资源能在最大限度上满足广大人民群众的健康需求。

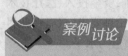

案例讨论

2015 年 9 月,国务院办公厅印发《关于推进分级诊疗制度建设的指导意见》(国办发〔2015〕70 号)(以下简称《意见》),部署加快推进分级诊疗制度建设,形成科学有序的就医格局,提高人民健康水平,进一步保障和改善民生。《意见》明确要求,要以强基层为重点完善分级诊疗服务体系。主要采取 6 项措施:一是明确城市二、三级医院、县级医院、基层医疗卫生机构以及慢性病医疗机构等各级各类医疗机构功能定位。二是加强基层医疗卫生人才队伍建设,实现城乡每万名居民有 2~3 名合格的全科医生,发挥全科医生的居民健康"守门人"作用。三是通过组建医疗联合体、对口支援、医师多点执业、鼓励开办个体诊所等多种形式,提升基层医疗卫生服务能力。四是全面提升县级公立医院综合能力,加强县级公立医院临床专科建设,县域内就诊率提高到 90% 左右,基本实现大病不出县。五是整合并开放二级以上医院检查检验等资源,推动区域资源共享。六是加快推进医疗卫生信息化建设,促进跨地域、跨机构就诊信息共享。

(许宗友)

思考题

1. 试述我国卫生政策的伦理价值取向。
2. 简述卫生资源配置应坚持的伦理原则。

第九章　医学科研伦理

学习目标

1. 掌握:医学科研伦理的内涵和意义;医学科研的基本伦理原则;人体实验的伦理原则。

2. 熟悉:人体实验的伦理矛盾;人体实验的伦理规范文件;动物实验的伦理要求;尸体解剖的伦理原则。

3. 了解:医学科研的含义和特点;人体实验概念、类型和伦理价值;动物实验的特点;尸体解剖的目的。

4. 能重视医学科研伦理的重要意义,具备医学科研伦理思维及伦理决策、评价能力,依据医学科研伦理原则开展医学科研活动;尊重和人性化对待实验动物;尊重器官捐献和解剖的尸体。

医学技术突飞猛进地发展,使生命科学面临着许多前所未有的新难题,科学创造性活动对传统的伦理道德观念提出了一系列新的挑战。医学科学研究有无禁区?科学的发展是否会导致人类最珍贵的传统道德丧失?不同争议的声音促进当代医学生和医学研究人员对医学科研伦理问题的理性反思,使其在医学科研活动中做出"求真务实"和"善"的决策,这对保障医学科研为人类健康服务的方向具有重要意义。

第一节　医学科研伦理概述

一、医学科研的含义和特点

医学科学研究旨在通过基础研究、动物实验、人体实验、尸体解剖等方法来揭示人体生命活动的本质和规律,探索人体疾病发生、发展的机理以及防治对策,以提高和维护人类的健康水平为目标的探索性实践活动。医学科研根据研究内容、目标和成果的不同分为医学基础性研究、医学应用基础性研究、医学应用性研究、医学发展性研究。

医学科研除了具有一般科研的探索性、创造性、继承性、连续性的共同特征以外,还具有自身的特点。

(一) 研究内容的广泛性

21世纪以来,医学卫生领域呈现出更为丰富的内涵和发展前景,研究内容从宏观和微观双向延伸,既包括家庭、社区、医院、社会、人类行为等宏观层面,又包括系统、器官、组织、细胞、分子等微观层面。自然科学、社会科学、人文科学等学科体系之间的相互交叉和相互整合,极大地拓展了医学科学研究的内容和方向,并关注更深层次、更广泛内涵的系统研究。

(二) 研究对象的特殊性

医学的科研对象是人,人的自然属性和社会属性决定了不能将人的生命现象等同于其他一般生命现象的本质和规律性,并且还应该强调人的生命现象的特殊机制和规律性。此外,在对人进行的生命、健康与疾病的研究中,由于人类个体在形态、生理、精神等方面差异较大,以及所处的环境和条件不同,导致机体变异程度也不相同,这样很难获取样本单位完全的一致性,那么医学科研的结果也必然存在着复杂、特殊的因果关系。因而研究中要求研究者关注整体的健康利益,确保医学科研的伦理价值。

(三) 研究过程的复杂性

医学科研是要对人的生命过程、对健康与疾病发生发展及相互转化规律进行研究的活动。而具体到每个个体的生命过程及其健康与疾病情况是极其复杂的,会受到许多难以确定因素的影响,从而表现出不确定性的特点。这就导致了医学科研过程的复杂性,表现为:在医学科研目的及方式的选择上、在科研设计的可控及不可控因素的确定上、在对科研过程风险的规避上、在对科研对象的生理与心理等方面的测定及定性与定量分析上、在对科研结果的验证与探究等方面都具有较大的难度和不可预测性。

(四) 研究方法的多样性

医学科学研究不同于其他科学研究之处在于,对人的生命健康和疾病规律研究不能单纯应用生物医学模式的规律和方式,还需要运用心理学、社会学、伦理学等人文社会科学的知识加以综合分析,采用临床观察法、临床评估法、流行病学调查、医学统计分析、动物实验和人体实验等研究,才能得出正确结论。

二、医学科研伦理内涵和意义

医学科研伦理的研究对象是医学科研道德,医学科研道德是医学科研工作者在医学科研活动中协调和处理研究人员和受试者之间、研究人员之间、研究人员与社会之间关系应遵循的道德原则和行为规范的总和。医学科研成果具有双面性,它可以造福人类,也可以给人类带来更多灾难,甚至是毁灭。因此,医学科学研究发展需要科研道德的约束和监督,为研究提供伦理评价和价值判断,为医学科学提供正确的价值取向和发展方向,最终使医学科研活动和伦理道德相互促进、协调发展。

(一) 医学科研道德能够促进医学科研的健康发展

医学研究是"求真"与"扬善"融为一体的科学实践,古今中外无数医学家为了医学事业的发展坚持追求真理,甚至奉献生命,用"求真务实"的科学研究助力医学事业蓬勃、健康的发展。但在医学科学技术快速发展、强大的今天,科学技术的负面效应日趋明显。现代医学的高技术化、服务的商品化、思维和伦理观念的多元化导致一部分医学科研工作者把拥有名利作为人生最大的追求,他们已经不再把病人的疾苦和利益放在心上。近年来,科学界频频出现科研道德失范问题,这种在利益驱使下进行的医学临床研究或药物实验,使公众和社会对科学界产生质疑,并给生命健康和社会和谐带来了极大危害。因此,为了确保医学科研的正确方向,医学科研工作者必须坚守医学科研道德,尊重伦理的基本价值,运用伦理原则和规范来评价决策,防止和减少负面效应,使医学科研工作沿着为人类造福的正确轨道健康有序地发展。

(二) 医学科研道德是培养医学研究人才的必然要求

"医乃仁术,大医精诚",自有医学活动之始,其目的就是为了维护和促进人类的健康和幸福。医学科研道德是培养医学科研人才的基本保障,也是将医务工作者培养成科研工作者的必然要求。高尚的医学科研道德能够促使医学科研工作者树立正确的研究目标和方向,激发其对事业的热爱和忠诚,激励他们不畏艰难险阻,不怕挫折与失败,坚守科学严谨和实事求是,勤于创新和探索,勇攀医学研究高峰的精神和品格,从而提高医学科研实践能力,成为促进医学和社会健康发展的合格医学研究人才。

三、医学科研的基本伦理原则

(一) 动机纯正,造福人类

造福人类是医学科研伦理的根本原则,是医学科学赖以发展和进步的永恒动力。医学科研的终极目的是探索防治疾病的规律及方法,维护并增进人类的健康,造福于全人类。医学科研工作者只有树立了正确的科研目的和动机,才能确保医学科研的发展方向,才能树立起造福人类的责任感和使命感,才会激发科研热情和动力,才会发扬拼搏精神并取得丰硕成果。任何出于个人目的、经济目的、政治目的或军事目的等非医学目的的医学科研都是违背医学科研伦理行为的。因此,始终本着造福人类的纯正目的从事医学科学研究是衡量一个医学科研工作者科研伦理的根本标准。

(二) 尊重科学,实事求是

科学的基本精神就是实事求是,它是医学科学研究必须遵循的底线准则。医学科研工作者要以严肃的科学态度、严谨的科学作风、严格的科学要求、严密的科学方法去探索、研究和追求医学科学的真理,反映客观事物的本质和内涵。任何有意无意地歪曲事实、凭主观臆断或为个人利益随意篡改,甚至伪造数据或捏造科研成果的行为,都可能严重损害人的健康,甚至危及人的生命。

对于医学科研,实事求是要求做到:①实验设计必须合理,并全部完成各项实验步骤;②在实验中必须进行客观的观察并如实记录,不能诱导实验对象提供实验者所期待的信息;③对实验结果的分析和评价要客观,在与假说相对照时应尊重实验结果,如发现实验失败或不符合要求时,必须重新做实验,而不能把失败或不规范的实验结果加以改动后作为依据;④课题完成之后,报告成果时应该实事求是,切忌浮夸;⑤应排除不利于研究的各种干扰,使研究只服从于实验事实,而不能屈从于某一权威的观点或某种政治、行政意图;⑥要坚持真理,修正错误。

(三) 团结协作,尊重同行

随着"生物 - 心理 - 社会"医学模式的提出,医学科学的研究领域也在不断地拓展,多学科的相互交叉、渗透和整合促使科研日益向纵深发展,特别是一些重大医学科研项目和高新技术在医学领域的应用研究,跨学科、跨专业、跨地区、全球性的合作趋势已经形成。因此,团队协作已经成为现代医学科学研究的突出特征和主导形式,它有利于发挥集体的智慧互补优势,产生更大的科研能力和效果,为医学科学的发展做出更大贡献。

团结协作的前提是尊重同行。这一素养集中体现在正确对待他人和尊重他人的劳动、正确评价自己和自己的成就、正确处理不同学科间的关系上。科研协作精神具体表现为:首先,协作者之间相互平等、相互尊重;其次,协作者之间资源共享、相互支持;再者,协作者之间信守诺言、履行协议;最后,成果分配实事求是、公平合理。

(四) 无私无畏,献身科学

医学科研在于揭示生命的奥秘,是一种艰苦的探索性活动,需要付出巨大的努力。许多医学科研成果都要经过反复的实验及实践证明,才可能被社会承认。因此,真正的医学科研需要有无私无畏的献身精神,它是道德的至高境界。献身精神的实质是医学科研工作者全身心地投入医学科研事业,具体表现在:①科学研究工作者为了国家和人民的利益,应该勇往直前地战胜一切艰难险阻,去攻克医学难题;②不为外界的褒贬毁誉和威胁利诱所动摇,无私无畏地追求科学真理;③不计个人得失,义无反顾地坚持和捍卫科学真理;④抛弃一己之利,无私地用医学成果为人类健康而服务。

古往今来,医学科研工作者不顾及自己的名利甚至生命,为医学科研事业奉献毕生精力,这种献身医学事业的纯洁性,鼓舞和激励着一代又一代的医学科研工作者,为人类健康事业而坚持不懈地探索。

(五) 勇于创新,勇攀高峰

科研创新是一个科研主体通过新的创新、新的构想、新的思想和行为方式、新的研究技术和手段,对原有不合理、不完善的理论观点、思想方法、技术手段等进行突破与超越的创造性活动。其表现形式既可以是创造性的,也可以是原有基础上的改进。党的十九大继续深入落实"创新驱动发展战略",强调创新驱动就是引领发展的第一动力,抓创新就是抓发展,谋创新就是谋未来。可见创新是科研的生命内在驱动力,也是科研活动中的一个突出特征。

图片：医学
科研的基本
伦理原则

创新精神和创造意识对医学科学发展具有重大的意义，医学科研只有不断创新发展才能持续推动医学事业的进步，助推医学科研工作者勇攀医学高峰。同时，科研机构应注重医学科研工作者的创新思维和创新能力的培养，接受临床医学研究、队列研究设计、科研创新思维、SCI论文写作等方面的技能培训，积极推动医学科研成果的转化。

第二节　人体实验伦理

一、人体实验概述

（一）人体实验概念和类型

1. 人体实验的概念　人体实验是指直接以人体作为受试对象，用科学的方法，有控制地对受试者进行观察和研究，以判断假说真理性的生物医学研究过程。人体实验通常也被称为涉及人的生物医学研究。

2. 人体实验的类型　从医学的角度，人体实验通常分为两种类型：一类是非治疗性人体实验，这种实验主要用于医学研究，目的在于积累医学知识，完善医学理论，探索医学规律，如基础研究和预防医学研究中的人体实验。另一类是治疗性人体实验，主要用于治疗疾病，目的在于应用医学理论知识治病救人，如药物临床实验、临床试验性治疗等。

从实验可控情况角度，人体实验分为两种类型：一是天然实验，它是指不对实验对象进行任何干涉，根据对象病情发生、发展和后果的自然演进来进行研究的实验。如在自然灾害或战争、瘟疫发生过程中进行的，实验的整个设计、过程、手段和后果都不是出自实验者的意愿，也不受实验者的干预和控制。二是人为实验，它是指按照随机的原则，对受试者进行有控制地观察和实验研究，以检验假说。这类实验多是前瞻性的，在对实验对象进行人为干涉下进行的研究和探索。

根据实验的性质，还可以进一步对人为实验进行划分：即自体实验、自愿实验、欺骗实验和强迫实验。自体实验是医学研究人员利用自己的身体进行实验研究，以获得相关研究信息的实验；自愿实验是指受试者本人在一定的社会目的、治疗目的或经济目的的支配下，在无任何外力强迫或诱惑下，经过深思熟虑的理性选择，自愿参加的实验；欺骗实验是指利用受试者的某种需要或欲望，编造谎言，进而诱惑或欺骗受试者所进行的人体实验；而强迫人体实验是指实验者在一定的武力、政治或组织压力下，强迫受试者参加的人体实验。

（二）人体实验的伦理价值

1. 人体实验是医学存在和发展的必要条件　人类早期医药活动是离不开人体实验的，如古书记载"以身试药""以身试针"，甚至"以身试病"，来体验和总结医药经验。特别是近代实验医学产生以后，科学的人体实验更成为医学科研的核心和医学发展的关键，大量的物理、化学、生物学技术在医学领域的应用更是以人体为实验对象，才促进了近现代医学的快速发展。如我国神农尝百草的故事、皇甫谧研究前人中医经验并在自身进行针灸体验，最终完成了《针灸甲乙经》专著等都说明人体实验自古有之。又如古罗马医生盖伦在解剖学及生理学方面的成就、英国医生哈维关于血液循环理论的发现、法国医生贝尔纳在实验医学方面的重要贡献及琴纳牛痘接种的发明，都证明人体实验是医学科学发展的必要条件。

2. 人体实验是医学科研成果转化为临床医学实践之前不可或缺的重要环节　在医学研究中，人体实验是医学新技术、新药物在基础理论研究和动物实验之后、常规临床应用之前的中间研究环节。由于人与动物的差异性，决定了任何一种医学新技术、新药物经过动物实验等研究环节后，必须通过人体实验，方可在临床大面积推广使用。更为重要的是，人有不同于动物的心理活动和社会特征，人所特有的某些疾病和健康问题根本不能用动物复制出模型，这类研究则更需要进行人体实验。如果取消合理的人体实验，把经过动物实验研究的药品或技术直接、广泛地应用于临床和预防保健，那么就等于盲目地用更多的人做人体实验，这是对人的生命和健康极端不负责任的行为，是极其不道德的。

笔记

二、人体实验的伦理矛盾

人体实验的价值是显而易见的,但人体实验的利弊二重性,凸显在以下几组矛盾中。

(一) 医学发展和受试者利益的矛盾

这是人体实验中最基本的矛盾。医学科学研究通过实验获取各种新的、有效的药物、技术和方法,以增进人类健康,维护人类生命,为人类谋福祉。从这个意义上来说,人体实验既有利于受试者个人健康利益,也有利于医学科学发展和社会的利益。然而,受试者的个体要承担人体实验失败带来的风险甚至是损伤,导致医学发展与受试者个体利益的矛盾冲突。尽管实验设计者可以想尽一切办法使受试者免受损害,但此类矛盾也不可能完全避免。

(二) 权利和义务的矛盾

一方面,每个人是否自愿参加人体实验,这是受试者的权利。而另一方面,每个人都有一定的支持医学科学发展的义务,这是道德义务,不是法律义务。在一个具体的人体实验中,受试者往往需要配合实验做出一些承诺,签署知情同意书,遵守实验的要求和纪律,积极主动配合实验的过程。在此过程中,人体实验容易发生受试者权利和义务的矛盾,例如受试者随时中途撤出会对实验进展造成一定的影响,而受试者的承诺往往从一定程度上影响到受试者权利的维护。

(三) 自愿和强迫的矛盾

自愿是人体实验道德正当性最基本的前提,体现了对受试者尊严和人格的尊重。人体实验的受试者都是自愿的,但这并不意味着完全消除了强迫的成分。如涉及未成年人的人体实验都是经监护人同意并签字才进行的,这是符合法律程序和国际公约的,但也很难断定参加实验是否符合未成年人本人的真正意愿,涉及弱势群体成员的人体实验也存在类似问题。此外,自愿试者有可能出于经济目的或其他目的参加实验,自愿参加中也会存在"无奈"的成分。

(四) 主动和被动的矛盾

在人体实验中,实验者作为整个实验计划的设计者和指挥者,完全明确实验的目的、要求、方法和程序,在一定程度上对实验过程和结果的受益与风险有预期的认识,且对可能出现的危害制定了相应的补救措施,处于主动的地位。而受试者不懂医学知识,只能从实验者那里了解实验信息,受试者在实验过程中处于被动和弱势地位,不得不服从实验者的安排和决定。这是主动和被动的矛盾,实验者主动,受试者被动。

(五) 继续与中止实验的矛盾

在受试者对人体实验知情同意的情况下,研究人员可以进行并继续实验,但如果实验过程中对受试者本人造成危险或损伤,不论受试者本身是否意识到,研究人员应立即中止实验。同时即使受试者自愿签署了人体实验知情同意书,但也有权在人体实验进行中退出实验,不需要任何理由。如果受试者的退出对研究课题造成了严重的影响和损失,研究人员也无权干涉和拒绝,都必须同意受试者中止实验。以上情况均面临继续实验与中止实验的矛盾,继续实验会使受试者面临危险,侵犯受试者的知情同意权,但终止实验会使实验者受到损失,实验不能如期进行,二者之间存在突出的利益矛盾。

三、人体实验的伦理原则

(一) 人体实验的伦理规范文件

国内外一系列重要文献使人体实验的伦理道德体系不断完善,通过伦理的制约和监督,促使人体实验更加有序、规范、合法地开展。

1.《纽伦堡法典》 1946 年在德国纽伦堡军事法庭对 23 名"二战"中的首要医学战犯进行了国际审判,他们曾经使用大批完全健康的成人甚至是儿童进行了残忍的人体实验。会后诞生了人类社会史上第一个人体实验的国际道德准则《纽伦堡法典》,它提出了人体实验的十条道德要求,其中包括"受试者的自愿同意绝对必要""对社会有利""立足动物实验""避免伤害""保护受试者""研究科学合格"等原则性规定,为以后人类能更好地规范人体实验奠定了基础。

2.《赫尔辛基宣言》 1964 年 6 月,第 18 届世界医学大会在芬兰赫尔辛基召开,制定并通过了《赫尔辛基宣言》,这是第一个由世界医学协会所采用的涉及人体医学研究道德原则的伦理文件。它肯定了人体实验在医学研究中的必要性和重要地位,规定在现行医学领域进行人体实验必须以普遍的科学原理和动物实验为前提,遵循自主原则、有利原则、无伤原则及知情同意原则,它被看作是临床研究伦理道德规范的基石。2008年10月,第59届世界医学大会通过《赫尔辛基宣言》修正案,这是宣言自发布以来的第6次修正。修正案扩展了宣言的适用对象,重申并进一步澄清了基本原则和内容,加强了对受试者的权利保护,并强化了对弱势群体的特殊保护,同时还增加了临床试验数据注册和使用人体组织时的同意等新内容,修正案提高了涉及人体医学研究的伦理标准。目前,《赫尔辛基宣言》全文被作为我国《药物临床试验质量管理规范》的附录,宣言在我国具有法律拘束力。

3.《药物临床试验质量管理规范》 为保证药物临床试验过程规范、结果科学可靠,保护受试者的权益并保障其安全,2003年国家食品药品监督管理局颁布了《药物临床试验质量管理规范》。该规范明确指出,所有以人为对象的研究必须符合世界医学大会《赫尔辛基宣言》,即公正、尊重人格、力求使受试者最大程度受益和尽可能避免伤害,尤其"伦理审查委员会"和"知情同意书"是保障受试者权益的主要措施,并对此进行详细规定。

4.《涉及人的生物医学研究伦理审查办法》 为保护人的生命和健康,维护人的尊严,尊重和保护受试者的合法权益,规范涉及人的生物医学研究伦理审查工作,国家卫生和计划生育委员会定于2016年12月1日起全国正式实施《涉及人的生物医学研究伦理审查办法》。此办法适用于开展涉及人的生物医学研究的各级各类医疗卫生机构,根据当前临床研究管理工作要求,统筹规划制度建设,进一步细化伦理审查、知情同意内容和规程,加强涉及人的生物医学研究伦理审查工作的法制化建设,提高伦理审查制度的法律层级,从而进一步明确法律责任,更好地保障受试者的合法权益。

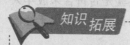

知识拓展

关于《涉及人的生物医学研究伦理审查办法》在内容方面创新的解读

在内容方面进一步明确了医疗卫生伦理委员会的职责和任务;补充了伦理审查的原则、规程、标准和跟踪审查的相关内容;进一步阐述了知情同意的基本内容和操作规程。关于伦理审查的研究活动范围,参照世界卫生组织《涉及人的生物医学研究国际伦理准则》和世界医学协会《赫尔辛基宣言》等文献,在《涉及人的生物医学研究伦理审查办法》(2007年)基础上补充了:采用流行病学、社会学、心理学等方法收集、记录、使用、报告或储存有关人的样本、医疗记录、行为等科学研究资料的活动。

(二)人体实验的伦理原则

1. 维护受试者利益的原则 人体实验必须以维护受试者利益为前提,始终将受试者的利益置于优先考虑的地位,这是人体实验中首要的、根本的伦理准则。该原则要求当受试者的健康利益与其他主体或社会利益之间发生矛盾时,应该遵循考虑维护受试者利益的原则,它是"有利"原则和"无伤"原则在实验研究中的贯彻和体现。

具体要求:①实验前要充分论证实验的科学性与可行性,预测实验的受益与风险,筛选并放弃弊大于利或将严重危害受试者利益的实验。②必须经过可靠的动物实验,并在获得充分的科学依据且确认对动物无明显毒害作用后,方可进行人体实验。③必须有严谨的实验方案,以确保受试者的安全及实验的效用。④实验过程要采取安全的保障措施,一旦实验出现严重危害受试者利益的情况,无论实验多么重要都须立即停止,并采取有效措施使受试者的身心伤害降低到最低限度。⑤实验要在具有相当水平和经验的医学研究专家或临床经验丰富的专家参与或指导下进行。⑥必须认识到某些特殊受试者的弱势群体地位,在实验设计和研究中更需要特别保护,如对犯人、儿童、精神障碍病人等。⑦保护受试者的个人信息和隐私,在研究过程中应有必要的心理与健康咨询。

2. 医学目的性原则 该原则要求实验研究的目的必须是为了研究人体的生理机制和疾病的原因、发病机制,通过促进医学科学的发展改善人类生存的环境,造福人类。只有符合医学目的的实验研究才是合乎伦理的,这是人体实验的最高宗旨和终极原则。医学目的原则是人体实验研究合乎伦理的必要条件,任何出于政治、军事、经济、个人成功等非医学目的的实验研究,要么已经被历史证明严重违背人类伦理，要么需要进行伦理评估，因为我们应当承认，医学科研人员追求自我价值的实现、医药企业追求经济利益也是合情合理的，但是一定建立在不忽视医学目的性原则、不损害受试者健康利益的基础之上，这可以得到伦理上的合理辩护。而那些单纯地追求个人自我价值实现和经济效益的行为是违背医学伦理学的。

3. 知情同意原则　它是人体实验必须遵守的重要伦理准则，该原则要求实验研究人员要尊重受试者的知情权和同意权。任何通过隐瞒、欺骗、诱惑或强迫手段取得的所谓同意，都是违背知情同意原则的。

具体要求：①必须保证受试者充分知晓实验的真实信息，即实验者应将实验目的、方法、预期好处及潜在的危险等信息如实告知受试者或其代理人，并确认其真实理解这些信息。②有绝对同意能力的受试者在完全知情的基础上自愿、自主同意参加并履行承诺手续后，方可进行人体实验。③对特殊群体的受试者，其不具备有知情同意的能力，需要由他人代理知情同意；在特殊情况下，可以免除知情同意。④当研究方案、研究条件等进行任何修改之后，应再次征求受试者的知情同意。⑤即使是正在进行中的人体实验，受试者随时都有权退出或中止实验；且病人退出实验，不得影响其正常治疗。

4. 科学性原则　该原则要求实验研究的设计、过程、报告和评价等必须符合普遍认可的科学原理，它是由医学实验是一种科学研究活动所决定的。

具体要求：①人体实验必须以动物实验为前提，这既是维护受试者利益的需要，也是科学性的要求。②必须有严密科学的实验设计和计划。③必须经过严格的审批程序；实验者应将拟进行的人体实验策划进行完整的报告，其中包括实验的目的、计划、现实意义、受试者的情况和安全保护措施等。在经专家审定、伦理委员会审查、上级部门批准后，才能进行人体实验。④实验中，正确设计对照组，做到分组随机化，保证实验组、对照组的齐同性、可比性和足够的样本数。实验对照可采用盲法，通常用安慰剂和有效药物做对照。安慰剂是为了保证实验的客观性并与有效药物做对照而使用的无副作用的中性药。盲法是为避免主观偏见而使用的，对实验者及受试者隐瞒实验目的等具体情况的人体实验方法。⑤人体实验结束后，必须作出科学的报告。报告中要尊重实验所得到的各种事实和数据，实事求是地报告科研成果。任何篡改数据、歪曲事实、主观臆断、捏造实验等学术不端行为都是有悖科学研究伦理的。

5. 公平公正原则　该原则要求人体实验应该公平合理地选择受试者，它是公正原则在涉及人的生物医学研究中的落实和体现。

具体要求：①受试者的纳入和排除必须是公平合理的，依据明确的医学标准（即适应证和禁忌证）确定受试者，不允许用非医学标准来选择或排除受试者。②选择弱势群体作为受试者，研究人员要充分考虑他们的收益和风险。③受试者参与研究有权利得到公平、合理、适当的补偿和回报。④受试者参加研究受到损害时，应当得到及时、免费的治疗，并依据法律法规及双方约定得到赔偿。

6. 伦理审查原则　伦理审查是保证人体实验符合伦理标准的不可缺少的程序。《药物临床试验管理规范》中明确规定，药物临床实验方案需经伦理审查委员会审议同意并签署批准意见后方可实施，医学伦理审查能力建设的强化是保障受试者权益和安全的最重要的措施之一。

涉及人的生物医学研究伦理审查要点包括实验方案的科学设计与实施、实验受益与风险、受试者的招募、知情同意权实施和知情同意的过程、受试者的医疗与保护、隐私与保密、涉及弱势群体的保护、初始审查、跟踪审查及复审等。研究者应把有关资助、赞助单位、研究机构的附属关系、其他潜在的利益冲突以及对受试者奖励办法提交给委员会审查。

图片：人体实验的伦理原则

第三节　动物实验和尸体解剖伦理

一、动物实验伦理

动物实验是人体实验的基础与前提。所谓动物实验是指为了获得有关生物学、医学等方面的新知识或解决具体临床问题而在实验室内使用实验动物的科学研究。

（一）动物实验的特点

动物实验以动物为实验对象，目的在于探求对人类健康有利的知识和技术。为避免人体实验给受试者带来的风险，动物实验成为医学科研中必不可少的重要手段和环节。在这里，动物仅为实验的手段，而不是实验目的，这使得动物实验中对实验动物生命权利的关注远低于对科研设备、信息和试剂的重视程度，这是不符合现代文明要求的，当然也违背了动物福利原则。

（二）动物实验的伦理原则

1959 年英国出版了《人道实验技术的原则》一书，提出了有关动物实验的 3Rs 原则，即替代（replace）、减少（reduction）、优化（refinement）原则。3Rs 原则的提出得到了全世界的普遍认同，该原则的制订为动物实验研究规定了三个目标：①以试管/试验法代替动物实验；②借助统计学方法减少实验动物的使用量；③优化实验室设施，减少动物痛苦。

所谓替代，就是在不使用活的脊椎动物进行实验和其他科学研究的条件下，采用替代的方法，达到某个确定的研究目的。常用的替代方法分为相对替代和绝对替代。相对替代是使用比较低等的动物或者动物的细胞、组织、器官替代动物；绝对替代就是不使用动物，而是使用数理化方法模拟动物进行研究和实验，其中最常见的是计算机模型。

所谓减少，就是尽量减少动物的使用量。具体的方法包括：①一体多用，用低等动物，以减少高等动物的使用量；②尽量使用高质量的动物，用质量换取数量；③使用正确的实验设计和统计学方法，减少动物的使用量。

所谓优化，就是通过改善动物的生存环境，精心地选择设计路线和实验手段，优化实验操作技术，尽量减少实验过程对动物机体和情感造成伤害，减轻动物遭受的痛苦和应激反应。

图片：动物实验的伦理原则

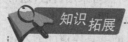
知识拓展

国际上公认的动物福利包括五个方面，又被称为动物享有的五大自由：①生理福利，即无饥渴之忧虑；②环境福利，也就是要让动物有适当的居所；③卫生福利，主要是减少动物的伤病；④行为福利，应保证动物表达天性的自由；⑤心理福利，即减少动物恐惧和焦虑的感受。

二、尸体解剖伦理

近代，尸体解剖已经成为一门人体解剖学，这不仅体现了医学科学的发展，而且也体现了社会文明和道德水平的提高。

（一）尸体解剖的目的

医学研究不能缺少尸体解剖，只有经过尸体解剖，才能比较有效地分析疾病产生的原因及产生的位置，对于医生正确诊断、治疗疾病以及医学的发展，发挥着十分重要的作用。随着医学科学研究的拓展和深入，尸体解剖的需求量也愈来愈大，要想达到顺利推动尸体解剖的目的，必须协调好研究者与死亡病人和家属之间的关系。

（二）尸体解剖的伦理原则

1. 目的明确，理由正当　不同类型的尸体解剖具有不同的解剖目的和解剖理由。只有出于医学需要、教学需要或司法需要的尸体解剖，方可获得伦理学辩护。也只有为发展医学科学、培养医学人才、进行器官移植、查明死亡原因为目的的尸体解剖，解剖理由才是正当的。其他任何既不符合医学目的，又不出于司法目的的尸体解剖都是不道德的行为。

2. 知情同意，手续合法　尸体解剖应充分尊重死者生前意愿和家属意愿，维护死者的尸体权，并经过有关部门批准方可进行。尸体解剖必须在指定的场所进行，或在解剖实验室，或在法医科，或在病理科。

3. 态度庄重，尊重尸体　尸体解剖时态度要庄重、严肃，切不可嬉笑、打闹，甚至拿尸体器官逗乐。特别是普通解剖中，死者或亲属能将尸体捐献出来，这一行为已令人肃然起敬，故而尊重尸体，蕴含着对死者的敬意以及对其家属的感谢。

笔记

4.严格操作规程,珍惜爱护尸体　作为一种特殊的实验或研究材料,尸体属于有限资源。即使是法医解剖尸体,该尸体也依然承载着家属及亲人的情感与不舍。因而在解剖尸体时一定要严格操作规程,爱惜尸体;尸解结束后要缝好洗净,尽可能恢复原貌或妥善处理尸体及其器官。

本章小结

　　医学研究是"求真"与"扬善"融为一体的科学实践,因此医学科学研究发展需要伦理的约束和监督,以确保医学科学研究的健康发展,培养合格的医学研究人才。医学科研工作中应遵循的基本伦理原则有:第一,动机要纯正,最终造福人类;第二,尊重科学,坚持实事求是;第三,懂得团结协作,尊重同行;第四,具备无私无畏的献身科学品质;第五,坚持勇于创新,勇攀医学高峰。

　　人体实验是医学科研中一个重要的不可或缺的环节,但人体实验具有二重性,主要矛盾体现在:医学发展和受试者利益的矛盾;权利和义务的矛盾;自愿和强迫的矛盾;主动和被动的矛盾;继续与中止实验的矛盾。化解这些矛盾应遵循的人体实验伦理原则包括:维护受试者利益的原则;医学目的性原则;知情同意原则;科学性原则;公平公正原则;伦理审查原则。

　　动物实验是人体实验的基础和前提,动物福利原则提出在实验中应善待动物,敬畏生命,应遵守动物实验的3Rs(替代、减少、优化)原则。尸体解剖是特殊的人体实验,也应在合乎伦理和法律的程序前提下进行。

案例讨论

　　2006 年,生活窘迫的湖南籍农民龚某,在"血头"的引荐下,来到了深圳某医院当起了"试药人"。医生经询问得知龚某平素健康,并未给其做任何体检。随后,识字不多的龚某就在医生拿出的纸张上指定的地方签上了名字,并不清楚签署的是试药《知情同意书》。在试验前,龚某因为恐慌,拒绝打针,想退出试验,后在医生劝阻和高额营养费的诱惑下进行试药。试药后龚某反应严重,感觉头皮、手脚发麻,想吐又吐不出来,浑身上下极不舒服,心里除了后悔还是后悔。但考虑到赚钱容易,龚某坚持完成整个试验过程,并拿到了薪酬。

案例讨论

(张　槊)

思考题

1. 医学科研工作者应具备哪些品格?
2. 人体实验中应遵循的伦理原则有哪些?
3. 涉及人的生物医学研究伦理审查的要点包括哪些?

第十章　生命控制与死亡伦理

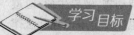

1. 掌握：脑死亡标准及其伦理意义；临终关怀的道德要求；安乐死的含义及伦理意义。
2. 熟悉：人工授精、体外受精技术的伦理问题。
3. 了解：生命伦理学、死亡伦理学的含义；人类辅助生殖技术的伦理规范。
4. 能真正领会生命伦理的内涵，进行科学生命观的宣传教育；能严格遵守人类辅助生殖技术的伦理规范；能对病人及家属做好临终关怀的相关工作。

　　生与死是人的生命两端，也是关乎人类生命诞生、生存、延续和转换的重大问题。由于生命科学和现代医学技术的介入，与之相关的生育控制、临终关怀和安乐死等伦理道德问题正受到人们的关注，需要认真思考和对待。

第一节　生命与死亡伦理概述

一、生命伦理

(一) 生命伦理学的含义

　　生命伦理学一词最早由美国威斯康星大学生物学家范伦·塞勒·波特(V.R.Potter)提出，他将生命伦理学定义为："生命伦理学是利用生命科学以改善人们生命质量的事业，同时有助于我们确立目标，更好地理解人和世界的本质，因此它是生存科学，有助于人们对幸福和创造性生命开出处方。"或者说，生命伦理学是根据道德价值和原则对生命科学和卫生保健领域内的人类和行为进行系统研究的科学。其研究内容主要是生物医学和行为研究中的道德问题、环境与人口中的道德问题、动物实验和植物保护中的道德问题，以及人类生殖、生育控制、遗传、优生、死亡、安乐死和器官移植等方面的道德问题。

(二) 生命伦理学的兴起和发展

　　生命伦理学兴起于 20 世纪 50~60 年代。它是在生命科学和医学科学技术迅猛发展的基础上产生的。基因重组技术、克隆技术、人体胚胎干细胞研究取得的突破性进展，医学技术上器官移植、试管婴儿获得的成功，脑死亡标准的制定等重大突破引发了诸多伦理难题乃至激烈的冲突。比如如何保护基因隐私，避免基因歧视？能不能克隆人？该如何对待胚胎和胚胎研究？移植器官从何而来，能不能商业化？如何看待生物学父母和社会学父母？怎样建立精子库、卵子库？能否对人的生殖权利进行控制？人有没有自主选择死亡方式的权利？"安乐死"究竟是人道还是犯罪？这一系列崭新又棘手的伦理问题,推动着生命伦理学的兴起和发展。

除了科学技术因素外,生命伦理学的产生还有着深刻的社会人文背景。第二次世界大战中德国法西斯借口"优生学",杀害了 600 万犹太人、众多罗姆人和残疾人的罪行,日本法西斯在我国研制生物化学、实施细菌战的罪行,还有原子弹的爆炸、战后的环境危害事件等,使人们认识到科学技术也可能有负面效应,要扬利抑弊、兴除除弊,使科学技术更好地为人类造福。

在科学技术和社会人文的推动下,20 世纪 50~60 年代生命伦理学首先在北美兴起,并迅速发展。在日本、欧美国家和中国,生命伦理学都已进入大学课堂,有了硕士、博士学位和专门的研究机构、刊物和学术会议。很多医院或研究中心建立了专门审查人体研究方案的机构审查委员会或伦理委员会。2000 年 8 月我国卫生部还成立了专门的"医学伦理学专家委员会",就重要医学伦理问题向卫生部提出咨询建议作为决策基础。

(三) 生命伦理的实质

生命伦理作为一种道德观念和道德规范,是一定社会经济关系的产物,具体表现为生命道德观念可以随着时代的变迁和人类利益关系的变化而变化。例如在人口稀少、医疗技术水平低下的古代社会,人们自然推崇生命神圣论;在人口激增、人均资源减少的现代社会,人们又提出生命质量论;在社会利益关系日益复杂化、多元化的当代社会,生命价值论又应运而生。同样,在古代科学技术不发达、生产力水平低下的情况下,人类匍匐在大自然的脚下,表现出对大自然和生命的敬畏;随着近代科学技术的发展,生产力水平大大提高,出现了人类中心主义;当生态环境恶化,需要重新调整生命利益关系时,又诞生了生态主义伦理观。因此,生命伦理的实质可以理解为是涉及生命问题的物质利益关系的反映。

二、死亡伦理

(一) 死亡的标准界定

死亡是人的本质特征的消失,是机体生命活动过程和新陈代谢的终止。死亡的实质是人的自我意识的消失,它是生命过程的一部分,也是一切生命的必然归宿。在走向死亡的过程中,我们都将会面对死亡以及死亡带来的各种伦理问题。但关键是以什么标准来界定死亡? 人们对这个问题的认识是随着医学科学的发展,以及人们对生命本质特征不断深化的认识而逐步深入的。

1. 传统的心肺死亡标准　在传统死亡标准中,人们一直把心肺功能作为判断生命存在最基本、最重要的特征,认为心跳、呼吸停止就意味着人的生命的终结。因此,传统的死亡概念是以心跳呼吸停止、反射消失作为标准的。

但随着现代医学科学技术的发展,心肺复苏术、体外循环机和器官移植手术越来越广泛地运用到临床工作实践中,使这数千年来被人们看作天经地义的死亡标准在实践中屡次遭到动摇。如一些大脑已经受到不可逆损伤的病人,因应用心脏起搏器、人工呼吸机而能够维持心跳和呼吸;一些心脏停止跳动的病人通过心脏移植而重新复活,这都说明心肺死亡标准具有显而易见的局限性,促使人们不得不重新去思考和探讨死亡的新概念和标准。由此人们提出了"脑死亡"的概念。

2. 现代的脑死亡标准　从现代医学研究积累的大量医学基础和临床的实验资料来看,死亡并不是瞬间来临的事件,而是一个连续进展的过程。生命的主导器官主宰整个有机体,例如对于呼吸衰竭者停止给予抢救,病人将会停止自主呼吸。但是倘若呼吸停止过长,就会造成脑组织缺氧,而脑组织对缺氧的耐受性又非常低,大脑皮质完全缺氧 6~8 分钟,就可以使脑皮质坏死到不可逆转的程度。广泛脑细胞坏死一经形成,自主呼吸就不能恢复,即使心跳、血压仍可维持,但病人实际已进入死亡状态。

现代病理生理学研究已经证明,大脑是人体生命不可置换的主宰器官,大脑功能不可逆地停止,也就意味着作为人的生命本质特征——自我意识不可逆地丧失。所以说,所谓脑死亡是指由于某种病理原因引起脑组织缺血、缺氧、坏死,致使脑组织功能和呼吸中枢功能达到不可逆转的消失阶段,最终导致病理死亡。据此,1968 年,美国哈佛大学医学院特设委员会提出了相应的脑死亡判定标准:①对外部刺激和身体内部需求毫无知觉和完全没有反应。②自主运动和自主呼吸消失。③诱导反射消失。④脑电波平直或等电位。排除体温低于 32℃ 及刚服用大量巴比妥类中枢神经系统抑制药物后,经过 24 小时连续监测无变化即可判定为脑死亡。同年,世界卫生组织也公布了类似的标准,强调死亡包括大脑、小脑和脑干在内的整个脑功能不可逆的丧失,即使此时心跳仍然存在或心肺功能在外界动力维持下存在,也可判定死亡。因此说,脑死亡标准是临床判断死亡的依据。

　　死亡是一个物质变化过程,同样也有其量变到质变的规律。从病理生理学角度讲,在脑死亡的过程中机体的新陈代谢分解要大于合成,组织细胞的破坏要大于修复,一旦脑死亡确定,那么人的机体便处于整体死亡阶段。这是因为:脑死亡的确决定了机体各种器官在不久的将来很快出现死亡,这种变化是不可逆转的;脑死亡后即使心跳仍在继续,但是人的意志、信念、态度、素质、知识等则完全消失。作为人的特征性的东西完全消失,那么这个人也就不复存在了。

(二) 脑死亡标准的伦理意义

　　1. 有利于对人的生存权利的维护　以脑死亡为人死亡的标准,有利于人们在病人的脑死亡阶段到来之前,竭尽全力地抢救病人;或是抢救无效,毫无遗憾地死去。如果确定脑死亡标准,那么在病人心脏停搏时,他人和医务工作者仍有抢救的义务,从而使某些心跳暂停者的复苏成为可能。

　　2. 有利于医药资源和人力资源的合理利用,减少不必要的医疗支出并减轻病人和家属的痛苦　对于确认已经脑死亡的病人,适时终止无效的医疗救治,既可以使医院的医疗资源得到有效合理的利用,也可以减轻病人家属的经济和精神负担。

　　3. 有利于人体器官移植,满足现代医学对某些活体的需要　在法律上承认脑死亡,还有助于推进器官移植医学发展,使成千上万器官终末期病人因此得到再生的机会。目前中国心、肝、肾等器官移植在临床上已达到相当的水平,但由于我国还没有进行脑死亡立法,器官供体质量不如国外,器官来源的正常程序受到影响和干扰。实施脑死亡标准,将使更多的病人受益。

　　目前,我国对脑死亡的定义及标准尚无法律规定。但长期以来,国内的医学专家学者一直在多方呼吁为脑死亡立法,以此来推动我国医学科学事业的发展。

第二节　人类辅助生殖技术伦理

一、人类辅助生殖技术概述

(一) 人类辅助生殖技术概况

　　人类辅助生殖技术是指运用现代医学科学技术和方法对人的卵子、精子、受精卵或胚胎进行人工操作,来代替自然生殖过程的某一环节或全部环节,以达到受孕目的的技术。人类的自然生殖方式属于有性生殖,而人类辅助生殖技术似乎表明婴儿是可以制造的,生殖过程与性爱、婚姻、家庭、人伦等似乎也是可以分离的。因此,人类辅助生殖技术在广泛应用与解决不孕症夫妇的生育问题的同时,也引发了一系列的伦理之争。最基本的辅助生殖技术有三种:人工授精、体外受精 – 胚胎移植技术、无性生殖等各种衍生技术。

　　人工体内授精是由美国医生 R.L.Dulensen 于 1890 年成功应用于临床的,但是由于受到当时传统道德观念的束缚,直到 20 世纪 60 年代以后此项技术才得以普遍开展。80 年代以后,精子库在一些国家相继建立,这为人工体内授精的开展创造了良好的条件。据统计,全世界经人工体内授精诞生的子女已达 100 万人以上。人工体外受精和胚胎移植技术于 1978 年 7 月在英国获得成功,并且诞生了世界上第一位 "试管婴儿",此后该项技术在全世界范围内获得展开。我国大陆首例试管婴儿在 1988 年 3 月 10 日诞生,并随后进行技术创新,目前我国辅助生殖中心已发展近 200 余家。

(二) 人类辅助生殖技术伦理原则

　　为安全、有效、合理地实施人类辅助生殖技术,保障个人、家庭以及后代的健康和利益,维护社会公益,我国目前的相关规范为原卫生部 2001 年发布的《人类辅助生殖技术管理办法》《人类精子库管理办法》及 2003 年修订的《人类辅助生殖技术规范》《人类精子库基本标准和技术规范》《人类辅助生殖技术和人类精子库伦理原则》,这成为指导我国相关辅助生殖技术的主要依据。实施人类辅助生殖技术应遵循如下伦理原则。

1. 维护社会公益的原则　人类辅助生殖技术的应用,不仅是为当事人及其家庭造福,而且应该利国利民,体现社会公益效应。坚持为计划生育和优生工作服务,这是实施人类辅助生殖技术的宗旨。

2. 知情同意的原则　知情同意是医学伦理学的重要原则,也是生命伦理学的根本原则之一。人类辅助生殖技术必须在夫妇双方自愿同意并签署书面知情同意书后方可实施。医务人员对符合人类辅助生殖技术适应证的夫妇,必须使其了解:实施该技术的必要性、实施程序、可能承受的风险以及为降低这些风险所采取的措施、该机构稳定的成功率、每周期大致的总费用及进口、国产药物选择等与病人做出合理决定相关的实质性信息;接受人类辅助生殖技术的夫妇在任何时候都有权终止该技术的实施,并且不会影响对其今后的治疗;医务人员必须告知接受人类辅助生殖技术的夫妇及其已出生的孩子随访的必要性;医务人员有义务告知捐赠者对其进行健康检查的必要性,并获取书面知情同意书。

3. 保密的原则　人类辅助生殖技术有着特殊的敏感性,关系到当事人和相应后代的隐私,为了维护双方当事人的正当权益,除了加强道德宣传,还必须坚持保密原则、互盲原则:一是为受者保密,永不向他人透露他们的隐私;二是为供者保守秘密,永不透露他们的姓名,为防止泄密,做手术记录时不记供者姓名,用代号代替之;三是采取"互盲法",凡是利用捐赠精子、卵子、胚胎实施的辅助生殖技术,受者和供者保持互盲,手术者和供者保持互盲,供者与出生的后代保持互盲。

4. 防止商业化的原则　胚胎应视为人还是物?原卫生部修订的《人类辅助生殖技术规范》中规定:"配子和胚胎在未征得其知情同意情况下,不得进行任何处理,更不得进行买卖。"此外,"医务人员不得进行各种违反伦理、道德原则的配子和胚胎实验研究及临床工作"。要求医疗机构和医务人员不能受经济利益驱动而滥用人类辅助生殖技术;供精、供卵、供胚胎应以捐赠助人为目的,禁止买卖,但是可以给予捐赠者必要的补助;对实施辅助生殖术后剩余的胚胎,由胚胎所有者决定如何处理,但禁止买卖。

二、人工授精的伦理原则

(一) 人工授精

人工授精是指用人工技术将男性的精子注入排卵期女性的子宫内,促使精子与卵子结合以达到受孕目的的生殖技术。这一技术实际上是代替自然生殖过程中性交这一环节,主要用于解决由于男性精子质量差而导致的不育症。

人工授精按精子来源不同可分为夫精人工授精(也称同源人工授精)和供精人工授精(也称异源人工授精)两类。前者选用的是丈夫的精液,后者选用的是他人(捐精者)的精液。夫精人工授精主要适用于男性少精、弱精、精子液化异常、性功能障碍、生殖器畸形等不育;女性宫颈黏液分泌异常、生殖道畸形,以及心理因素导致不能性交等不育;免疫排斥反应不育等。供精人工授精主要适用于男性无精、严重少精、弱精和畸精等症,输精管绝育术后期望生育而复通失败以及射精障碍等;男方有不适宜严重的遗传病或遗传病家族史等。

同源人工授精的精子来源于丈夫,符合传统的性道德观念,人们对此没有太多的争议。主要的道德争论集中于异源人工授精。主要是:异源人工授精的精子来自于丈夫以外的第三人,切断了婚姻与生育的必然联系会不会破坏婚姻;异源人工授精会造成许多同父异母的后代,孩子自己并不知情是否会增加近亲婚配的危险性;非婚妇女能否通过人工授精而获得做母亲的权利等。

(二) 人工授精的伦理原则

针对以上问题,在人工授精技术的应用上,应遵循相应的伦理道德规范。

1. 遵循知情同意的原则　在确认丈夫的精子有问题或者患有严重的遗传性疾病,或是遗传病基因的携带者,并在夫妻双方一致的前提下方可申请获得他人的精子。

2. 做好检查,确保精子的质量　做好捐赠者精子的检查、筛查和保存,避免在供精者中有肝炎、性病、艾滋病毒感染者。同时,还要严格控制向同一捐赠者的供精次数,避免发生后代血亲通婚的可能。

3. 加强统一管理,规范精子库　应设立正规合法的精子库,并严格按精子库管理的程序操作,杜绝捐赠者在不同地点重复供精。

4. 坚持保密和互盲原则　在捐赠者与医生、捐赠者与受精者、捐赠者与人工授精后代之间保持互盲,维护供受双方及后代的正当权益。

5. 坚持维护社会公益的原则　医务人员不得对单身妇女实施人工授精,不得实施非医学需要的性别选择。一个供精者的精子最多只能供给五名妇女受孕。

三、体外受精与代孕的伦理问题

(一) 体外受精

体外受精也称试管婴儿，它是用人工技术分别提取精子和卵子，在试管中使二者结合并将受精卵培育成胚胎，再将胚胎植入子宫，让其在子宫内继续发育的医学生殖技术。它代替了自然生殖过程中的性交、输卵管和自然植入子宫等过程。主要用于解决输卵管堵塞或异常导致的不孕、排卵障碍、子宫内膜异位症、女性免疫性不育等。1978年，"试管婴儿之父"罗伯特·爱德华兹博士(Robert G.Edwards)完成了第一个成功的体外受精(IVF)过程，在人体外让卵子受精。

(二) 体外受精的伦理问题

体外受精带来的伦理问题主要集中在：丈夫的精子与第三者的卵子结合、妻子的卵子与第三者的精子结合以及代孕的问题上。对于由丈夫的精子与第三者的卵子结合，或妻子的卵子与第三者的精子结合后再将胚胎植入妻子的子宫，由妻子完成孕育和分娩过程的体外受精，则遵循与异源人工授精相同的伦理原则。

(三) 代孕的伦理问题

代孕可能引起的伦理问题则包括：为了获利而出租子宫导致生育商业化；代孕母亲与自己十月怀胎生育的孩子产生感情，决意自己抚养而导致的纠纷；选择自己的近亲包括母亲、姐妹作为代孕母亲而引起的人伦关系上的混乱等。

在我国，已出现了代孕母亲的问题。对此，我国原卫生部2001年2月20日发布并于2001年8月1日起施行的《人类辅助生殖技术管理办法》明确规定：医疗机构和医务人员不得实施任何形式的代孕技术，即一切代孕技术在我国目前均属违法行为。在西方，当前已开展辅助生殖技术的国家基本认可借腹代孕的合法性，但对商业代孕及借腹借卵代孕态度不一。

第三节　临终关怀与安乐死伦理

一、临终关怀的伦理问题

(一) 临终关怀的含义与历史发展

1. 临终关怀的含义　临终关怀(hospice)是指现代医学对治愈无望的病人在临终阶段提供缓解极端痛苦、维护生命尊严、帮助临终者安宁走完生命最后历程，对于临终者家属提供包括居丧在内的生理和心理关怀的一系列立体化社会卫生保健服务。它所倡导的是一种人性化的关怀理念，通过提供临终关怀，帮助临终病人对生命、对死亡及生活价值的认识，协助他们在生命最后阶段得到支持、安慰及鼓励。因此，临终关怀是为临终病人及其家属提供医疗、护理、心理、伦理和社会全面的支持和照护的医疗保健服务。

提供临终关怀的宗旨有三个方面：照顾为主、尊重病人的权利与尊严、重视病人的生命质量。在临终病人生命的最后阶段，对病人着重于减轻痛苦，满足其生理、心理、社会文化及感情精神等多方面的照护，尊重人格的尊严及价值，根据病人的意愿，提供与其适合的安全、舒适的护理照护。

2. 临终关怀的历史发展　临终关怀作为医疗卫生领域的深层次服务项目，兴起于20世纪60年代。1967年，英国的桑德斯博士在伦敦创立了第一个临终关怀医院"圣克里斯多弗临终关怀医院"，"点燃了临终关怀运动的灯塔"。随后，世界上许多国家或地区相继开展了临终关怀服务实践和理论研究，80年代后期被引入各国。

我国临终关怀的研究及实践始于20世纪80年代末。1988年7月天津医院创立了我国第一个临终关怀机构——天津医学院临终关怀研究中心，它的建立标志着我国已跻身世界临终关怀研究与实践的行列。现在，世界上已有近百个国家和地区建立了临终关怀科研和服务机构，成立了数个临终关怀医师学会及临终关怀学术组织，有多种临终关怀杂志出版发行，大量临终关怀学术专著出版。临终关怀在世界范围已发展成为一个新的相对独立的学科。

（二）临终关怀伦理

1. 临终关怀的伦理原则

（1）照护为主的原则：对于处于多重痛苦折磨下的临终病人，转移原有的治疗目标是很有必要的。医生的积极性应当放在援助、照料上，应当把医疗从"治愈病人"转向"安慰和关心照料病人"，增加临终病人的舒适感和快乐，目的在于提高临终病人在临终阶段的生命质量，维护病人死亡的尊严。

（2）适度治疗的原则：临终病人（尤其是晚期癌症病人）的躯体症状中，最难以忍受的是疼痛。病程越长，痛苦越大。因此，临终关怀应该以控制病人的症状、减轻他们的痛苦为重点，强调适当的治疗，而不是不惜代价的抢救。如对晚期癌症病人进行不间断的放疗或化疗、多余的检查等，都可能造成病人的痛苦。

（3）满足心理需要的原则：临终病人的心情是复杂的，一般来说都会经历否认、愤怒、协议、郁闷和接受五个心理阶段。加强对病人的心理治疗和护理，满足其心理需要，帮助病人尽快从否认期过渡到接受期，是减轻其精神痛苦的必要过程。

（4）人道主义的原则：临终病人是一个特殊的人群，与普通病人相比，他们需要得到更多的同情、关心和理解。人道地对待临终病人，要求医务人员必须有更多的爱心、同情心和耐心，能够理解病人和家属的身心痛苦，给予他们全面的照护和帮助，始终维护病人临终期的生命价值与尊严。

2. 临终关怀的伦理意义

（1）临终关怀是人道主义在医学领域中的集中体现：人道主义精神在生命问题上，不仅表现在人们肉体痛苦的解除和物质生活的改善，而且还应该充分体现在精神危机的解除和对死亡的尊重上。临终关怀满足了临终病人解除肉体的痛苦和面对死亡的精神恐惧的需求，体现了对临终病人的尊重、同情和关怀，符合医学人道主义的要求。

（2）临终关怀体现了生命神圣、质量和价值的统一：每个人为自身、为他人、为社会、为后代创造奋斗了一生，在其生命的最终阶段理应受到关心和照顾，体现了生命的神圣；通过临终关怀使病人在无痛苦和安然、舒适的环境中度过人生的最后阶段，提高了生命的质量；病人安详、坦然地告别人世，维护了其生命的尊严，提高了生命的价值。这就达到了生命神圣、生命质量和生命价值的统一。

（3）临终关怀是人类文明进步的一个标志：临终关怀是一种全面整体的医疗服务，它既包括对临终病人的医疗照顾、心理支持，也包括了对家属的同情关心和居丧照护，体现了关心人、尊重人、注重人的全面发展"以人为本"的科学发展观，有利于医患关系的和谐，是社会文明进步的标志。

（4）临终关怀有利于我国计划生育工作的开展：20世纪70年代后期我国开始实行计划生育措施以来出生的独生子女，现在已经进入成家立业的阶段，四位老人、父母双亲和一个孩子的"四二一"家庭将会越来越多。现在社会的竞争越来越激烈，两个年轻人照护四个老人还加上孩子，无论精力上还是经济上的负担都会让他们难以承受。临终关怀的服务可以为他们解决照护老人的问题，从而减轻他们的负担。因此，临终关怀符合人口老龄化的国情，有利于计划生育工作的展开。

二、安乐死的伦理问题

（一）安乐死的含义

安乐死一词源于希腊文 euthanasia，原意为"无痛苦的幸福死亡"。从医学伦理的角度，安乐死可以定义为：身患不治之症的病人在危重濒死状态时，由于精神和躯体的极端痛苦，在病人及其家属的合理要求下，经医生鉴定认可，用人道的医学方法使病人在无痛苦状态中结束生命的全过程。其目的在于使病人避免死亡时的痛苦折磨，代之以相对舒适和安然的感觉，以改善病人濒死时的自我感觉状态，维护其死亡的尊严。

（二）安乐死的分类

1. 按照安乐死的执行方式分类 可分为主动安乐死和被动安乐死。主动安乐死是指通过医生或他人之手，运用药物或其他办法，主动结束病人生命，让其安然舒适的死去的措施，也称为"仁慈致死"。被动安乐死是指终止维持病人生命的一切治疗和抢救措施，如体外循环装置、人工呼吸机和必需的治疗措施，任其自行死亡。

2. 按照病人同意的方式分类 可分为自愿安乐死和非自愿安乐死。自愿安乐死是指病人本人明确表示过要求安乐死的愿望,主要是针对那些无行为能力的病人(如婴儿、昏迷不醒的病人,严重精神病病人和认知能力严重低下者等)实施安乐死。这些病人无法表达自己的要求和愿望,根据病人家属的意见,由医生根据实际情况实施安乐死。

(三) 安乐死的伦理争议与评价

安乐死观念的提出和实施,冲击了传统的伦理道德观念,使伦理和法律面临了新的问题,引起的争论也十分激烈。人们争论的焦点在于是否符合道德,争论的双方都不同程度地将人道主义、功利主义作为自己的伦理根据。国内外对安乐死的争论主要有两种不同的观点:

1. 支持安乐死的观点

(1)人有生的权力也有选择死亡的权利。

(2)追求高质量的生命和美好的生活是人类共同的愿望,但处于濒死状态的病人病情已不可逆转,且处于不可救治的痛苦之中,与其花费高昂的代价让其痛苦地活着,不如让其舒适、安然、有尊严地死亡,对病人本人是人道主义的体现。

(3)主动结束必然要结束的生命,不仅可以免除病人死亡前的痛苦,也能减轻亲属精神和经济上的负担,还可以避免社会卫生资源的不必要的消费。

2. 反对安乐死的观点

(1)医生的崇高职责是救死扶伤,医务人员对病人实施安乐死无异于变相杀人。

(2)生命是神圣的,人有生的权利,任何情况下都不能主动促使其死亡,否则就是不人道的。

(3)安乐死可能导致错过三个机会,即病人病情自然改善的机会,继续治疗渴望恢复的机会和可能发现某种新技术新方法而使该病得到治疗的机会。

(4)导致医生"道德滑坡":"道德滑坡"是反对安乐死的一个主要观点。从医生在安乐死中所扮演的角色考虑,这种观点普遍担心如果安乐死合法化,就会破坏医患之间传统的信任关系;削弱对临终病人的同情和关怀;面对痛苦不堪的病人,医生会觉得实施安乐死更容易有效,久而久之会改变医生对医学目的的理解。如果允许或鼓励医生实施安乐死这样的仁慈方法来结束病人的生命,就会导致医生在人道主义的意义上"滑坡"。

我国在20世纪80年代初期开始有介绍安乐死的文章出现。1986年,陕西汉中发生了我国首例安乐死诉讼事件,历时6年才判决。此案件引起了社会各界的强烈反应,我国医学界、法学界、哲学界、伦理学界以此为契机,掀起了关于安乐死讨论研究的热潮。由于安乐死关乎人的生命,而生命对于任何人来说都只有一次,因此在这个问题上应当格外慎重。对于安乐死的问题我们不能持绝对肯定或绝对否定的态度,必须用科学的立场,以人道主义的道德观,按医学伦理学的原则来研究和探讨。安乐死的实施,除了有必要的伦理学依据和医学技术保证外,还有赖于社会大众死亡观念的转变,尤其是相关法律制度的建立。

知识拓展

脑死亡与植物人

对于普通大众而言,"植物人"和"脑死亡"确实是一对容易被混淆的概念。植物人与脑死亡病人的关键区别在于,植物人的脑干是活着的,因此通常不需要呼吸机的维持,家属可以把病人带回家自行照顾。而脑死亡病人却只能靠呼吸机来维持"活着"的假象。为了维持这种假象,脑死亡病人需要每天花掉几千元的医疗费。而植物人因为处于类似冬眠的特殊生理状态,新陈代谢功能极低,因此他们的生活成本也很低,甚至每天只需要一点米汤、牛奶就可以维持。另外,植物人即使在床上一躺几年甚至十几年,但他仍存在着醒来的可能。但实际上,脑死亡病人的呼吸,只是连上呼吸机后所产生的一种机械性的被动呼吸动作,而不是自主行为——就像电风扇只有在通了电的情况下才能转动,拔除电源后,电风扇就不能自己转动。而且由于脑死亡病人的生命"中枢司令部"已经完全罢工,即使有各种医疗器械的保驾护航,通常也并不能维持多久的心跳。所以说,脑死亡是一个不可逆的过程,即使给予再多的医疗救治,病人也不会恢复。

本章小结

生命伦理学的相关问题在当今已成为人类最关注的哲学主题。人不仅要活着,更重要的是要使每个人的生命有价值、有意义,这就需要人类树立科学正确的生命观和死亡观,遵守生命伦理学的道德规范和道德原则,提高生命质量。人类生殖是生命延续的手段,是社会发展的基础。生育权是人类的基本人权,人类应遵循辅助生殖技术的伦理准则,发展生命科技的同时,更要尊重人类生命、提高民族素质;在人类进化的过程中,个体生命从出生开始注定要走向死亡。同样人类应该正确理解脑死亡和安乐死的伦理意义,做好临终关怀,维护人类死亡的尊严。

案例讨论

中国"安乐死"第一案:1986 年 6 月 23 日,病人夏某因肝硬化晚期腹胀伴严重腹水,被送进陕西汉中市某医院。看着母亲痛苦不堪的惨状,病人儿子王某和妹妹觉得母亲既然痛苦得生不如死,那么就要求医生对其母亲实施安乐死。在王某等一再的央求下,医生蒲某开了一张 100ml 复方冬眠灵的处方,并注明是"家属要求安乐死",王某在上面签了字。当天中午至下午,蔡某和值班护士分两次给病人夏某注射冬眠灵。同年 9 月,检察院以故意杀人罪将蒲某和王某批准逮捕,并于 1988 年 2 月向法院提起公诉。1991 年汉中人民法院做出一审判决:"被告人王某在母亲夏某病危难愈的情况下,再三要求主治医生蒲某为其母注射药物,让其无痛苦地死去,其行为显属剥夺其母生命权利的故意行为,但情节显著轻微,危害不大,不构成犯罪。被告人蒲某在王某再三要求下,同其他医生商量后向危重病人夏某注射促进死亡的药物,对夏的死亡起了一定的促进作用,其行为已属剥夺公民生命权利的故意行为。但情节显著轻微,危害不大,不构成犯罪"。事隔近 18 年后,2004 年 5 月,当初要求为母亲实施"安乐死"的王某患胃癌并转移,向医院提出安乐死,被医院拒绝。2004 年 8 月 3 日,王某病逝。

案例讨论

(赵丽娜)

思考题

1. 简述人类辅助生殖技术的伦理原则。
2. 试对安乐死进行伦理分析。
3. 简述临终关怀的伦理原则和伦理意义。

第十一章　现代生命医学科学发展中的伦理问题

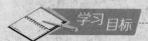

1. 掌握：基因诊断及治疗的伦理原则；器官移植应遵循的伦理原则；人体干细胞研究的伦理规范。
2. 熟悉：人类基因组计划；克隆技术与人类生活。
3. 了解：现代生命医学科学发展带来的各种伦理难题。
4. 能运用正确的伦理规范指导人类的生活，进行有效地宣传教育；能严格遵守基因诊断治疗、器官移植、人体干细胞研究的伦理原则和道德规范；能全面了解医学发展中的各种伦理问题，能用正确的思维分析和解决问题，寻求正确的答案。

科学技术的快速发展促进了医学技术的进步。但在生命面前，科技必须符合人类的长远利益。作为生命科学中的前沿技术如基因工程、器官移植、克隆技术、人类干细胞技术等，要符合医学伦理学的基本规范和国家的法律、法规，这样才能更好地促进生命科学的健康发展。

第一节　基因工程中的伦理道德

一、人类基因组计划

(一) 人类基因组计划概述

从 1985 年美国科学家提出的人类基因组计划 (HGP) 开始，基因医学技术的研究成果层出不穷，人类生命的蓝图——基因组序列"工作框架图"已绘制完成，世界各国科学家正在就基因的结构、功能和在细胞内表达进行更深入地研究，未来人们可以通过检查而获悉自己的基因型，基因筛查、基因诊断和基因治疗也将越来越广泛地开展起来。基因的研究与应用蕴涵着巨大的价值，同时也给人类带来了一些新的伦理问题。

人类基因组计划 (human genome project, HGP) 是由美国科学家于 1985 年率先提出，并于 1990 年正式启动的。美国、英国、法国、德国、日本和我国科学家共同参与了这一价值达 30 亿美元的人类基因组计划。这一计划旨在为 30 多亿个碱基对构成的人类基因组精确测序，发现所有人类基因并搞清其在染色体上的位置，破译人类全部遗传信息。与曼哈顿原子弹计划和阿波罗登月计划并称为"三大科学计划"。

(二) 人类基因组计划的价值

1. 鉴定人类全部基因，揭开人类生命的奥秘　基因组学是从整体上研究一个物种的所有基因结构和功能的新科学,它将从整体上揭示生物活动规律的奥秘。人类基因组 DNA 序列共有 30 亿个碱基对,但控制人类性状的基因仅占全序列的 3%~5%(约 6 万 ~10 万个基因),科学家们在碱基测序的基础上,致力于开展对碱基如何组成基因和人类全部基因的位置、结构和功能的研究。这项工程最终可以解读人类 DNA 的全部核苷酸,建立人类遗传物质的一整套信息数据库,并逐步掌握生物种群所具有的全部遗传信息。

2. 将把人类带入基因医学的新时代　人类基因组计划最初是作为一项治疗肿瘤等疾病的突破性计划提出的。因此,该计划一直将疾病基因的定位、克隆、鉴定作为研究核心,形成了疾病基因组学。其主要目标之一是使现代医学从基因入手治疗各种与基因异常相关的疾病,并开展以基因为基础的新药研制。

3. 人类基因组"工作框架图"的建立推动了模式生物基因组研究　模式生物在功能基因组研究中发挥着越来越重要的作用。例如建立人类遗传病的小鼠动物模型既可利用小鼠基因剔除技术作为研究人类致病基因的定位和克隆,又可以通过建立转基因小鼠分析人类致病基因的功能。

4. 人类基因组计划将带动生物制药产业、相关生物技术产业的迅速发展　目前,人们所关注的转基因动植物(包括转基因食品)、高等动物的整体克隆、"人工器官"的活体培养、人类疾病的基因诊断和基因治疗等新技术已经对人类健康及其赖以生存的环境产生了深刻的影响。

二、基因诊断与治疗中的伦理问题

(一) 基因诊断与基因治疗

基因诊断是临床医学领域中一种全新的诊断方法,它是通过制备特异 DNA 或 RNA,探针或寡核苷酸引物,直接探查某种基因的存在或缺陷,从而对人体健康状况和疾病作出判断。它不同于以往传统的物理诊断或生化诊断方法。传统的诊断方法是以疾病的临床表现为主,结合实验室的理化检查手段,对疾病作出判断。由于临床表现或理化改变出现较晚,所以这种诊断方法容易延误病情。而基因诊断的优势在于它不仅能对某些疾病作出确切的诊断,更重要的是能确定和疾病相关联的状态,如疾病的易感性、发病类型和阶段、抗药性等,它帮助我们对疾病有了更多前瞻性的把握。

基因治疗从广义上讲,是通过对病人的基因进行治疗以达到治愈疾病的目的。即将正常的基因直接导入病人体内或先导入细胞,而后再输入人体,纠正或取代有缺陷的基因,使基因在体内表达,最终达到治疗某种疾病的目的。如基因矫正或置换治疗、基因增补方案等。目前对一些单基因遗传病、自身免疫疾病的基因治疗取得了一定的疗效,而面向未来,基因治疗将成为包括病毒性感染、肿瘤、糖尿病在内的各种感染性疾病、遗传疾病和具有遗传倾向疾病的最主要和最有效的治疗手段。

(二) 基因诊断与治疗中的伦理问题

基因诊断与治疗所涉及的伦理学问题有以下几个方面:

1. 基因治疗的必要性　反对者认为基因治疗人为地改变了人类的遗传信息,从遗传学角度看,贸然改变经亿万年进化所形成的遗传组成,如同诱发基因突变,可能会产生遗传上的不平衡,对人类的进化产生不利的影响。长此以往,人类适应环境的能力将会大大下降,一旦人类的多样性降低到危险境地,那么人类这个物种本身的生存就有很大的不确定性。那么基因治疗是一种违背自然规律的做法,其必要性是值得商榷的。

2. 基因治疗的公平性　目前基因治疗的费用是一般公众根本无法承受的。那么,有限的医疗资源应该如何分配则成为十分敏感的社会伦理学问题。医学服务的最根本特点就在于它是一种社会公益性的福利事业,其基本目的是治病救人,增进人类健康。可就实际情况来看,只有少数人能享受昂贵的基因治疗,而一般公众则望尘莫及,这无不违背了作为"仁术"的医学之初衷,这给国家公正分配医疗资源提出了难题。

3. 基因治疗的安全性　基因治疗不安全因素主要来源于技术方面。在基因治疗的过程中最终按人们的需要表达的基因成功率还很低,并且基因治疗获得性疾病时还有产生新病毒的可能,被处理过的病毒与未经确定的病毒发生重组而具有感染力,如果没能很好地控制,有可能会威胁人类社会,因此基因治疗必须慎重。

4. 维护人类尊严的问题 生殖性的基因治疗有根除疾病的垂直传播或遗传的可能，但也会改变人类生命的多样性，甚至会导致非人类的性状特征出现，这是我们所不能接受的，在世界范围包括我国已普遍叫停。基因治疗的开展除了医学目的之外，还有可能会导致非医学目的的出现，对基因治疗技术滥用倾向导致遗传决定论或反人类的优生学。

（三）基因诊断与治疗的伦理原则

1. 尊重病人的原则 在人类基因重组的计划完成之后，我们可以根据个人基因谱检测出每个人的基因状况，而且从一个人一出生就可以检测出来。这意味着人们一出生就可以预测将来的疾病倾向、发育状况。面对有缺陷基因或疾病基因的人，人们该如何对待呢？基因诊断带来了伦理的思考。通过基因诊断发现有基因缺陷的病人，医务人员应该从病人的生命健康角度出发，更好地维护病人的利益，尊重其人格和权利，不得歧视病人。未经本人同意不得将检测结果披露给第三方，更不能在某种利益或压力的驱动下损害病人的利益。

2. 知情同意的原则 基因诊断是一项全新的科学技术，目前还处于试验阶段。在探索的过程中，临床应用前，应详细告知受试者、病人或其家属其应用的利弊、风险、效益等信息，使其认识到即将进行的方案对本人有何影响，然后做出是否接受基因诊断的决定。如果在病人或其家属不知情、未同意的情况下进行，是不合乎道德要求的。

3. 保密的原则 基因信息作为一个人的遗传信息，是其生命的全部秘密，当属个人隐私范畴，每个人都有对自己的基因信息保密的权利，拥有为防止因基因特征而受到歧视或其他不公平待遇而自我保护的权利。为接受基因诊断的病人保守秘密，是医务人员的道德义务。基因诊断时如发现基因缺陷，应早期预防以获得最大限度的康复。为研究或其他任何目的而获得的个人基因信息，未经当事人许可，不得擅自公开。

4. 有益于病人的原则 基因治疗时必须保证病人不会受到伤害并对其有利，方可进行基因治疗。基因治疗虽具独特的优势，但技术上的难度、复杂性与不确定性是普遍的。因此，基因治疗应坚持最后选择，即对某种疾病在所有疗法都无效时，才考虑使用基因治疗。目前基因治疗的主要病种有恶性肿瘤、神经系统疾病、遗传病、感染性疾病（如艾滋病）和心血管疾病。

第二节　器官移植的伦理道德

器官移植从 20 世纪 50 年代开始，经过多年的发展已经成为临床上挽救重危病人生命的有效手段。我国器官移植近年来发展较快，先后开展了心、肝、肾等多种器官移植手术，已经达到了世界先进水平。但这一技术涉及病人之外的他人器官，自诞生之日起就带来了相应的伦理争议，在进行人体器官移植时应遵循相应的伦理原则。

一、器官移植技术概述

器官移植是指用健康的器官置换功能衰竭或丧失的器官，以挽救病人生命的一项高新医学技术。目前，器官移植是治疗某些疾病的一种有效方法，如尿毒症、白血病、肝癌等。

广义的器官移植包括细胞移植和组织移植。在组织移植方面，除皮膜之外，其余移植均属非活性移植。在同种异体组织的移植中，所用组织通常要通过灭活处理，因此不包括细胞，自然也就不会产生免疫排斥反应。所以说，非活性移植只要手术成功，效果通常都比较好。角膜移植就是典型的非活性移植，它的成功率可达 95% 以上。医学界在移植肾、心脏和肝脏方面也积累了丰富的经验。有的接受肾移植的病人存活时间已超过 15 年并且已生儿育女。这些事实充分表明器官移植已给许多病人带来了福音。

根据移植对象的不同，可分为自体移植和异体移植。若献出器官的供者和接受器官的受者是同一个人，则这种移植称为自体移植；供者与受者虽非同一人，但供受者（即同卵双生子）有着完全相同的遗传素质，这种移植叫做同质移植。人与人之间的移植称为同种（异体）移植；不同物种的动物间的移植(如将黑猩猩的心移植给人),属于异种移植。

根据移植位置的不同,器官移植又可以分为原位移植与异位移植。所谓原位移植是指切除有病的器官而将移植物植入原来的部位,而异位移植则是指将移植物植入其他别的部位。

二、器官移植的伦理与法律问题

世界各国器官移植供体的来源有两类:一种是从活人身上摘取的健康器官;另一种是从尸体上获得的健康器官。无论哪种来源都存在着伦理道德。活体器官移植,无论是对受体还是对供体都存在着一定的风险,救治病人与维护其他健康人的利益存在着矛盾,因此应该先考虑有遗传关系的亲属之间的相互移植。我国《人体器官移植条例》明确规定活体器官的接受人限于活体器官捐献人的配偶、直系血亲或者三代以内的旁系血亲,或者有证据证明与活体器官捐献人存在因帮扶等形成亲情关系的人员。

尸体器官捐献与活体器官捐献相比较,它不存在对供体的生命与健康威胁,易于被人接受,从伦理角度来说,应该成为移植器官的主要来源。但尸体器官捐献存在的伦理问题主要是安慰死者家属与救治移植病人生命的矛盾。在死者家属处于极度悲伤的情况下,医务人员提出摘取器官的要求不符合情理,易伤害死者家属的感情。如果等家属情绪好转再商量,则摘取的器官过了最佳时间,很难移植成功。《人体器官移植条例》规定:"公民生前表示不同意捐献人体器官的,任何组织或个人不得捐献、摘取该公民的人体器官;公民生前未表示不同意捐献其人体器官的,该公民死亡后,其配偶、成年子女、父母可以书面形式共同表示同意捐献该公民的人体器官的意愿。"

1984年9月,美国政府通过了《全国器官移植法》,使买卖器官成为非法。我国《人体器官移植条例》也明确规定,任何组织或者个人不得以任何形式买卖人体器官,不得从事与买卖人体器官有关的活动。

三、器官移植的伦理原则

随着器官移植在临床的广泛应用,人们对器官移植中的伦理道德问题越来越关注。医务人员从事人体器官移植,应当遵循伦理道德原则和人体器官移植技术管理规范,并应承担相应的道德责任。

(一) 坚持病人健康利益至上原则

该原则要求在人体器官移植技术的应用中,必须把是否符合病人利益作为医生行为合乎伦理的第一评判标准。

(二) 坚持自愿无偿原则

器官移植时医务人员首先要考虑的是病人的生命健康需求,只能把恢复病人的健康作为器官移植的首要动机。人体器官捐献应当遵循自愿、无偿原则。公民享有捐献或拒绝捐献的权利。任何人不得利诱、欺骗、强迫他人捐献器官。

(三) 坚持知情同意原则

在器官移植的过程中,应尽最大可能保护活体供者的健康利益,慎重选择活体供者。对所有捐献者都应告知实情,做到知情、自愿、同意。医务人员应向活体器官捐献人说明器官摘取手术的风险、术后注意事项、可能发生的并发症及其预期措施等,并与其签署知情同意书。

(四) 坚持保密原则

该原则要求从事人体器官移植的医务人员应当对人体器官捐献者、接受者和申请人体器官移植手术的病人的个人信息保密。

(五) 坚持公正、公平的分配原则

由于供体短缺,医务人员在器官移植时应坚持公平、公正、公开的原则。在器官分配时病人的排序应当符合医疗需要,遵循公平、公正、公开的原则。医务人员应审慎地选择每一个受体,使有限的器官资源得到最佳利用。

(六) 坚持非商业化原则

医务人员在器官移植的过程中要坚决反对器官买卖行为,尊重生命的价值,不得参加有商业化行

为的器官移植活动。医生应本着对供者、受者和社会负责的态度，切实履行自己的道德责任，努力减少因器官移植而引发的道德冲突和医疗纠纷。

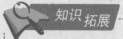

人体器官移植条例（选录）

第二条　在中华人民共和国境内从事人体器官移植，适用本条例；从事人体细胞和角膜、骨髓等人体组织移植，不适用本条例。

本条例所称人体器官移植，是指摘取人体器官捐献人具有特定功能的心脏、肺脏、肝脏、肾脏或者胰腺等器官的全部或者部分，将其植入接受人身体以代替其病损器官的过程。

第三条　任何组织或者个人不得以任何形式买卖人体器官，不得从事与买卖人体器官有关的活动。

第七条　人体器官捐献应当遵循自愿、无偿的原则。

公民享有捐献或者不捐献其人体器官的权利；任何组织或者个人不得强迫、欺骗或者利诱他人捐献人体器官。

第九条　任何组织或者个人不得摘取未满18周岁公民的活体器官用于移植。

第十条　活体器官的接受人限于活体器官捐献人的配偶、直系血亲或者三代以内旁系血亲，或者有证据证明与活体器官捐献人存在因帮扶等形成亲情关系的人员。

第三节　克隆技术的发展及其伦理道德

当苏格兰罗斯林研究所的伊恩·维尔穆特向人们宣布，他们成功地克隆出世界上第一头小羊多利时，全世界为之惊叹，人类取得了生物技术上的重大突破，打破了生物学中历来认为的高等动物不可能无性生殖的理论禁区。高度分化的体细胞成功克隆给人类带来了无限的设想，也引起了全世界的关注并引发了伦理争议。

一、克隆技术与人类生活

所谓克隆技术是指生物体通过无性繁殖方式产生与自己有相同遗传性状的后代，也简称为复制。20世纪中期以来，克隆技术有了突飞猛进的发展，从微生物克隆到动植物的克隆经历了一个不断向前发展的过程。科学家又逐渐将这一技术应用于细胞生物学、动物学和医学等。今天，克隆技术对医学发展、生命科学和农业产生着越来越重要的影响，应用前景十分广阔。如科学家正在利用克隆技术进行植物杂交，创造植物新品种，这个伟大的成就打破了物种不变的传统。克隆技术在医学中的应用也越来越广泛，科学家从动物克隆开始，已经取得了个体细胞克隆的成功，这为克隆技术在医学中的应用提供了广泛的前景，也为人类健康开辟了一条新路。

科学家利用克隆技术建立与人类基因型完全一致的动物模型，探索人类疾病发生的机制并进行发育生物学的深入研究。各国科学家正积极探索怎么使成人体细胞恢复全能性，并进一步揭示基因诊断和基因治疗，开辟医学科学的新动向。科学家又将治疗疾病所需的蛋白质相应基因导入动物细胞中，克隆出转基因动物，生产出大量的有治疗作用的物质，如治疗糖尿病所需的胰岛素等和一些新的生物制品，创造出医学发展的广阔前景。但是，任何科学的发展与社会经济、文化、伦理的发展都是密切相关、互相制约的，克隆技术运用于植物和动物，运用于人体局部器官生产的合理性已经得到了人们的认同，但当克隆技术即将进展到"克隆人"的研究阶段时，便引起了社会伦理争论。

二、克隆技术的伦理问题

"多利羊"的诞生标志着克隆技术在动物的无性繁殖上取得了成功，这也为人们带来了伦理的争议。如人们担心克隆技术广泛应用是否会构成对生物体多样性的威胁；科学家会不会大量克隆人体胚胎制造人体器官的工厂；会不会在实验室任意克隆出生命。由于克隆人涉及技术、伦理和道德等复杂问题,涉及人类自身发展的根本利益,世界各国对克隆技术引发的伦理问题十分关注。

由于医学的全人类性,世界各国科学家在使用克隆技术进行科学医学研究时应遵守国际的道德原则。1997年联合国教科文组织通过了《世界人类基因组与人权宣言》规定,"基于相互尊重人的尊严、平等这一民主原则,不允许进行与人类尊严相违背的做法,比如生殖性克隆,即通常所说的克隆人。"国际人类基因组组织《关于遗传研究正当行为的生命》及其伦理委员会定制的《关于克隆声明》都给克隆技术的应用以道德的指导。关于是否克隆人的问题上,世界多数国家表示反对克隆人,并通过法律禁止克隆人的行为。欧洲多国签署了一项严格禁止克隆人的协议。我国也明确表态,对任何人以任何方式开展克隆人的研究,不赞成,不支持,不允许,不接受。克隆技术运用于人类身上的伦理问题主要体现在:

(一)克隆人不利于人类基因的多样化发展

人类后代形成生命时,其遗传因子一半来自父亲,一半来自母亲,父母双方的遗传物质增强了受精卵的酶的活性,创造出独特的基因型和顽强的生命力,发展成独一无二的生命个体。而克隆人来自于单一的遗传性,是一个人的生物复制品,它丧失了基因自由组合的多样化,不利于人类的进化,也违背了生命自然发展规律。

(二)克隆人会冲击传统的家庭人伦关系

克隆人的产生会带来家庭伦理关系的错位,人类社会发展的现状无法给克隆出的人以适当的家庭和法律关系的伦理定位。在克隆过程中出现的体细胞提供者、卵细胞提供者和用子宫完成孕育者,这三方女性均可承担,男性在人类繁衍中的作用会受到冲击,导致现今社会发展中的性、婚姻和家庭伦理都会受到冲击。

(三)克隆人违背了人道主义原则

克隆人的安全性备受质疑,如出现有先天性生理缺陷或遗传缺陷的克隆人会给个人和社会带来不可估量的伤害和痛苦,无益于人类的安全。如把克隆人当做器官移植的供体,也就是仅仅把克隆人当作为他人服务的工具和手段,克隆人作为人的权利和意志已完全被剥夺,违背了人道主义的原则。

第四节　人体干细胞研究的伦理道德

人体干细胞是人体形成时起主干作用的细胞,它具有多向分化潜能和自我复制功能,人类胚胎早期的干细胞可分化为人体的多种细胞类型。人类胚胎干细胞的研究有可能再造人体的各种组织和器官,使人类的病变组织和器官得到修复或代替,以达到治疗癌症、心肌梗死、自身免疫疾病等疑难疾病的目的,它的研究和应用对于器官移植是很有前途的。但由于这项研究关系到人体胚胎的使用,因而涉及到生物学、科学和伦理等不同领域,从而成为国际医学科学关注的热点,也引发了伦理道德问题的大讨论。

一、人体干细胞的研究综述

人体干细胞是在生命的生长发育中起"主干"作用的原始细胞,它的神奇之处就是这些原始细胞具有自我更新、无限增殖扩容及多向分化的潜能。

干细胞按它的分化潜能大小可分为:全能干细胞、多能干细胞和专能干细胞三类。全能干细胞是指人类精子与卵子结合形成受精卵,这就是初始的全能干细胞,受精卵继续分化为许多全能干细胞(又称胚胎干细胞),这些全能干细胞可以分化成人体200多种细胞类型,能形成机体的任何细胞和器官,取其一个全能干细胞植入子宫,就可生长发育成一个完整的个体。多能干细胞是由胚胎干细胞进一步分化形成的。受精卵分裂的早期,会形成多个细胞组成的囊胚结构,在囊胚内部有胚胎干细胞集群,它具有分化为各细胞组织的潜能,如发育成骨髓造血干细胞、神经干细胞等,但它失去了发育成完整个体的能力。专能干细胞是由多能干细胞进一步分化而来的,它的功能只能向一种类型细胞或两种相关类型细胞分化,例如造血干细胞可化分成红细胞、白细胞等。

干细胞按其来源可分为胚胎干细胞和组织干细胞两大类。胚胎干细胞是指胚胎发育早期即受精卵发育分化初始阶段的一组细胞,它是全能干细胞的主要来源,其最大特点是具有发育的全能性和通用性,并能参与整个机体的发育。胚胎干细胞是当前干细胞研究的重点与难点,科学家在人类胚胎干细胞的研究方面由于受伦理道德与法律的约束,进展十分缓慢。组织干细胞是指机体某种组织的专能干细胞,随着细胞生物学的发展,科学家发现在人体的各种组织和器官中仍然存在着生长发育早期保留下来的未分化细胞,这些细胞就是存在着一些发育潜能的组织干细胞,它不但能再生某些组织,而且还可以衍生成为与其来源不同的细胞类型。

因此,人类干细胞的这些神奇功能和新特点,对人类健康有着巨大的潜在价值和促进意义。一方面随着克隆技术的发展,人类胚胎可经体细胞克隆产生,使人类胚胎干细胞的获得更为容易;另一方面是研究者发现了人类干细胞的许多新特点,不仅可以使体外培养不断扩容,而且经诱导分化可以定向培育成神经细胞、血液细胞、心肌细胞等,这就可以为人类疾病的细胞治疗、器官移植提供基础条件,以及组织干细胞具有再生功能的新发现和可能带给人类疾病治疗的新方法、新思路,使医学领域产生革命性的变革,掀起了世界范围内人类干细胞的研究热潮。

二、人体干细胞研究的伦理问题

在人体干细胞研究的过程中,由于从成年人的组织中获得的干细胞可塑性低,从胚胎中获得的干细胞潜能大,具有更大的研究价值,所以科研人员在研究中自然要进行胚胎实验或损害胚胎,这必然引起了伦理争议。

一种观点认为,人体干细胞研究有助于战胜现代医学中的许多疑难杂症,是一种挽救生命的人道行为,是医学进步的表现。特别是一些科学家,他们深知人类胚胎干细胞的研究价值。认为只要研究人员坚持尊重生命的道德原则,并在严格的管理条件下可利用胚胎进行治疗研究。

另一种观点则认为,进行胚胎干细胞研究自然要破坏胚胎,而胚胎是人在子宫内的生命形式,因此反对利用人类胚胎进行干细胞研究和应用,并坚持胚胎就是生命,用其研究和应用都是对生命尊严的侮辱和践踏,支持胚胎干细胞研究,就等于是怂恿他人"扼杀生命",如果大家支持利用克隆人的胚胎进行研究,那么迟早会导致克隆人的现象发生,这是违反伦理的。

三、人体干细胞研究的伦理道德规范

(一) 遵循国家伦理指导原则

我国于 2003 年 10 月颁布了《人类干细胞研究伦理指导原则》,因此在人类胚胎干细胞的研究和应用中,应遵循国家伦理指导原则。如原则明确规定:禁止进行生殖性克隆的任何研究,允许进行人类胚胎干细胞的研究。为规范并促进我国干细胞临床研究,2015 年 3 月原国家卫生计生委和国家食品药品监督管理总局联合发布了《关于征求干细胞临床研究管理办法(试行)意见》,规定干细胞临床研究必须遵循科学、规范、公开、符合伦理、充分保护受试者权益的原则,并对干细胞临床研究的概念及范围予以明确。

(二) 尊重胚胎和捐献者

胚胎干细胞研究对于治疗人类多种疾病具有潜在价值,我国允许和支持利用胚胎进行干细胞研究,但在研究中应贯彻尊重的原则。研究者应尊重胚胎和捐赠者,因为胚胎是人类的生物学生命,没有胚胎便没有人的生命,任何人都不能随意操纵和毁掉胚胎。

(三) 知情同意

胚胎干细胞研究应认真贯彻知情同意与知情选择原则,保护受试者的隐私。研究人员应在试验前,用准确、清晰、通俗的语言向受试者如实告知有关试验的预期目的和可能产生的后果、风险等相关研究的信息,得到他们的同意,签署知情同意书并给予保密。

(四) 安全有效

在使用人类胚胎干细胞进行研究和治疗疾病时,必须先经动物实验验证是安全有效的,并设法避免给病人带来伤害;如果出现了意外,应立即停止实验;同时研究者有着不可推卸的社会责任,决不能为了个人利益和兴趣而把一些不成熟的技术应用于人类。

（五）防止商品化

为搞好人类胚胎干细胞研究,应大力提倡捐赠人类胚胎干细胞研究所需的组织和细胞,严禁商业行为。一切形式的贩卖胚胎和胎儿组织的行为都是不道德的。

本章小结

人类基因诊断治疗技术、器官移植、克隆技术以及人体干细胞技术等都是当前医学发展中人们关注的焦点,因为这些技术的发展对于临床医学的突破具有重要意义,但这些技术由于涉及人类的尊严、人类的隐私等敏感问题,因此也引起了社会和学术界的广泛关注。赞同者和反对者的争论与讨论反映了人类理性的成熟,表明在医学技术发展过程中,社会已经开始从更深层次去思考,并试图在人类伦理法规的框架内审视新的技术发展可能给我们带来的后果。人类只要运用科学正确的伦理道德规范加以有效地引导,积极探索相应的立法,这些技术完全能够为造福人类作出应有的贡献。

案例讨论

某医院接到河南某县农村一位小学教师的来信,他提出愿意将自己的角膜献出,以换取一定的报酬用于办学。他的理由:1.当地经济状况极差,政府虽多方筹资,但仍有数百名适龄儿童无法入学。2.他本人年近46岁,在40岁时全身浮肿,确诊为慢性肾炎、肾功能不全。目前虽能坚持工作,自感生命有限,愿将其角膜献出,为改善本乡办学条件做点贡献。

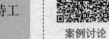

案例讨论

（赵丽娜）

思考题

1. 人体器官移植应该遵循什么伦理原则?
2. 请问是否可以用克隆技术解决不育夫妇的繁衍后代问题?
3. 人体干细胞研究引发了哪些伦理问题?

第十二章　医学伦理的教育、修养、评价与监督

12章课件

学习目标

1. 掌握：医学伦理教育的意义、过程、原则和方法；医学伦理修养的意义和方法；医学伦理评价的标准、依据和方式。
2. 熟悉：医学伦理修养的含义和境界。
3. 了解：医学伦理教育的含义；医学伦理监督的作用、方式和原则。
4. 培养医务人员对医学行为中美丑、善恶、是非等的判断能力，不断提高医德修养的自觉性。

　　医学伦理的教育、修养、评价和监督是医学伦理实践的范畴，是医学伦理学的重要组成部分。医学伦理学的基本原则和规范要转化为医务工作者的医德品行，医学伦理的教育、修养、评价和监督是必要途径，它对于医务工作者树立良好的医德医风、更好地履行医德义务具有十分重要的意义。

第一节　医学伦理的教育与修养

一、医学伦理的教育

（一）医学伦理教育的含义

　　医学伦理教育，是指医学院校和医疗卫生单位为了使医学生和医务人员更好地履行医德义务，而有组织、有计划、有目的地对其进行系统的医学伦理基础理论和基本知识的教育，并施加优良医德医风的影响，使医学伦理的基本原则和规范内化为医学生和医务人员的医德品质的过程。

（二）医学伦理教育的意义

　　医学伦理教育是培养德才兼备的医务人员的重要基础，医务人员的培养和成才主要取决于医学技术和医学道德两个方面，这两个方面之间是紧密联系、相辅相成的。

　　1. 加强医德教育，有利于医务工作者正确认识医疗卫生事业的重要意义　目前，中国特色社会主义进入了新时代，确定了决胜全面建成小康社会，为实现中华民族伟大复兴的中国梦不懈奋斗。我国正处在全面建设小康社会、实现"中国梦"的关键时期，这一伟大事业要求医务工作者不仅要有精湛的医术水平，还要有全心全意为人民健康服务的理想和追求。加强医德教育，有利于医务工作者正确认识医疗卫生事业的意义，树立正确的人生观、价值观，形成全心全意为人民健康服务的优秀职业品质。

　　2. 医学伦理教育是形成良好医德医风的重要环节　医德医风是一种无形的力量，它的好与坏，直

笔记

接关系到医疗工作水平和服务质量。坚持不懈地进行医学伦理教育有助于使医德基本原则和规范转化为医务工作者的个人品质,增强医务工作者的道德意识,激发医务工作者的道德情感,从而提高医疗质量,改善医患关系,在整个医疗工作中形成一种良好的医德风尚。

3. 医学伦理教育是促进医学科学健康发展的重要措施　现在,人类生存环境日益恶化,癌症、烈性传染病、艾滋病、心血管疾病和糖尿病等逐年增加,每年造成千百万人失去生命。医务工作者要攻克这些难题,需要有以人为本、全心全意为人类健康服务的献身精神,不畏困难、顽强拼搏的毅力以及团结合作的团队意识。加强医学伦理教育有助于推动医学科学沿着有利于整个人类生存和发展的方向前进。

4. 医学伦理教育是塑造医务人员人文精神的重要途径　医学伦理教育的目的不仅在于提高医务人员的认知能力、判断能力和选择能力,更重要的是要塑造医务人员的医学人文精神和人文关怀能力。人文素养的培养和积淀,对于医务人员把"以救死扶伤为天职"的精神落到工作实处,有不可估量的作用和意义。

(三) 医学伦理教育的过程

构成医德品质的基本要素是医德认识、医德情感、医德信念、医德行为和医德习惯五个方面,由此决定了医德教育一般来说要经过五个环节,即从提高医德认识开始,进而培养医德情感,锻炼医德意志,树立医德信念,最终养成良好的医德行为和习惯。

1. 提高医德认识　医德认识是指医务人员对医德伦理、原则和规范的感知、理解和掌握。认识是行动的先导,有了正确的认识,才可能逐步形成良好的医德行为和习惯。通过各种途径和方式帮助医务人员提高医德认识水平,是医德教育的首要环节。

2. 陶冶医德情感　医德情感,是指医务人员心理上对自己所承担的医德义务所产生的爱憎、好恶态度。一个医务工作者对自己的工作是否热爱,有没有感情,直接关系到对病人采取什么样的态度和行为。培养医务人员的医德情感,是提高医德水平的重要内容。

3. 锻炼医德意志　医德意志,是指医务人员为了履行医德义务而克服内心障碍和外部困难的毅力和能力。医务人员在工作中会遇到很多意想不到的困难和阻碍。意志坚强的医务工作者,能够排除各种阻力和困难。反之,意志薄弱的人,在医疗实践中遇到危险和艰难常常就会畏缩不前,优柔寡断,动摇医德信念。锻炼医德意志是关系到医务人员能否达到一定医德水平的重要条件。

4. 树立医德信念　医德信念,是指医务人员在医德活动中所建立起来的对医德义务发自内心的真诚信仰和强烈责任感。医德品质中,医德信念居于主导地位,它是帮助医务人员产生良好医德行为的动力,是促使医德认识转化为医德行为不可或缺的重要因素。医务人员一旦树立起坚定的医德信念,就会自觉地依照自己的信念选择自己的医德行为,会在困难面前坚忍不拔、百折不挠,顽强地履行自己的医德义务。所以,着力于医务人员医德信念的树立是医德教育的中心环节。

5. 养成良好的医德行为和习惯　医德行为是指医务人员在医德认识、情感和信念的支配下所采取的行动,养成良好的医德行为和习惯是医德教育的最终目的,它是衡量医务人员医德水平高低、医德水平好坏的客观标志。医德习惯是一种无需施加任何意志力和外界监督的经常化行为。从医德认识到医德行为再到医德习惯,医德品质的形成才能达到比较完善的地步。因此,医务人员良好的医德行为和习惯是医学道德教育的最终环节。

从医德教育的整个过程看,构成医德品质的各基本要素虽然有自己独立的教育环节,但它们又是在统一的过程中实现的。各要素之间是相互促进、相辅相成的。医德教育必须做到晓之以理、动之以情、导之以行、持之以恒,才能达到培养和提高医务人员良好医德品质的目的。

(四) 医学伦理教育的原则

医学伦理教育的原则是医学伦理教育实践经验的总结,是组织实施医学伦理教育的基本要求和重要依据,所以,它应该贯穿于医学伦理教育的始终。

1. 目的性原则　医德教育必须有明确的目的性,否则就会迷失方向。医德教育的目的是培养具有高尚医德、全心全意为人民身心健康服务的医务工作者。不论采取何种形式的医学伦理教育,都要做到有利于培养医务人员良好的医德品质、有利于加强医德医风建设、有利于维护人民群众的身心健康。

2. **实践性原则** 也叫知行统一原则或言行一致原则。理论是行动的先导,向医务人员传授医德理论、原则和规范,对其形成良好的医德品质有很大的积极意义。在具体操作过程中,一定要把医德理论和医德实践紧密结合起来。只有这样,才能深化和巩固医德认识,真正实现医德教育的目的。

3. **主体性原则** 对医务人员进行医德原则和医德规范认知教育是医德教育不可缺少的内容,但这些教育不是被动的灌输,而是受教育者在正确认识和接受的基础上对道德行为的主动选择。因此,我们必须重视教育对象的主体性,尽力调动医务人员在教育过程中的积极性、主动性和参与性,激发其自我学习、自我教育、自我选择、自我反思和自我完善的主观能动性,使医德原则和医德规范转化为医德行为和习惯,形成高尚的医德品质。

4. **正面疏导原则** 正面疏导原则是指在医德教育中,教育者从提高受教育者的医德认识入手,摆事实,讲道理,对受教育者进行正面引导,为其医德品质的形成指明方向。在具体操作过程中,首先必须尊重和信任受教育者,其次要坚持正面教育。对医务人员错误的医德认识和行为,不能采取压制的办法,而应该采取正面疏导的方法,要善于查找问题,讲清道理,指明方向,耐心说服,循循善诱,以情动人,以理服人,帮助受教育者提高认识,克服消极因素,较好地做到医德思想和医德行为的转化。

5. **因人施教原则** 因人施教原则是指在医德教育过程中,要坚持实事求是,具体问题具体分析。受教育者的年龄大小、文化层次、性格特点、工作内容等都不尽相同,所以医德教育必须做到因人施教,有的放矢,不能千篇一律,搞"一刀切"。否则,就会有事倍功半的效果。

(五) 医学伦理教育的方法

医德教育的方法是人们在医德教育实践中不断摸索总结出来的。遵循医德教育的原则,运用多种有效形式,选择符合时代特点、灵动、有趣的方法,这对医德教育目的的实现有重要作用。

1. **理论教育与实践活动相结合** 通过课堂讲授、专题讲座、多媒体教学、案例分析、参观访问等形式,进行医德基本原则和医德规范的理论讲解,使受教育者获取医德知识,提高医德认识,增强其道德判断能力;通过实践锻炼,帮助医务人员更牢固地掌握医德知识,在实际医疗活动中培养其良好的医德行为和习惯。

2. **榜样示范与舆论扬抑相结合** 利用人们对榜样的仰慕崇拜心理和模仿天性来进行医德教育,这是一种很有效的方法。不同时代不同时期所涌现出的一批批医务先进人物,他们的感人事迹和模范行为给人们树立了光辉榜样,这是对医务人员进行医德教育最有说服力、最具感染力的教材。

3. **集体影响与自我教育相结合** 受教育者都生活在一定的集体环境中,大家相互影响,相互仿效。教育者要努力创建优秀集体,充分利用集体的力量,发挥其积极影响作用。同时还要充分调动受教育者的主观能动性,鼓励他们通过自我反省、自我学习、自我改造等方式提高自己的医德认识和医德觉悟。

二、医学伦理的修养

医学伦理修养,是指医务人员为实现一定的医德理想而在医德意识和医德行为方面所进行的自我锻炼、自我改变、自我提高的行为活动以及经过这种努力所形成的相应的医德情操和达到的医德境界。医德修养是一种重要的医德活动形式,它不仅对个人的医德品质的形成具有重要意义,而且对整个行业的医德医风建设起着关键性的作用。

医学伦理教育与医学伦理修养是医学道德活动的两种重要形式,二者既有联系又有区别。医学伦理教育强调群体的外部施教、塑造过程,强调医务人员道德品质的形成和提高靠外部因素的启发和影响。医学伦理修养则强调个体的自我反省、自我教育、自我塑造的过程,强调医务人员道德品质的形成和提高是个体的内部因素和自觉行为。同时,两者又是不可分割的。一方面,医学伦理教育是医学伦理修养的条件,科学的医学伦理教育,可以正确引导医务人员进行医学伦理修养,增加医学伦理修养的自觉性;另一方面,医学伦理修养是医学伦理教育的基础,提高医学伦理修养的自觉性,有利于推动医学伦理教育的深入进行。医务人员高尚的道德品质的形成,既离不开外部的教育启迪,也离不开自身的修养磨砺,二者是相辅相成的。

(一) 医学伦理修养的含义

医学伦理修养又叫医德修养,是指医务人员在医学伦理方面所进行的自我教育、自我陶冶、自我锻炼以及在此基础上所达到的医德境界。"修",是整治、提高、完善的意思;"养",是养成、培育的意思。医学伦理修养的含义包括两个方面:一是指医务人员在医德意识方面进行的自我教育和自我改造的过程;二是指医务人员在医德实践中经过长期努力和锻炼所达到的医德境界和医德水平。

(二) 医学伦理修养的内容

医学伦理修养的内容即医德规范体系的内容,具体体现为医德原则、医德规范所提出的要求。在医疗实践中,通过对医学伦理理论的学习和把握,培养医务人员恪守职业道德规范的自觉性和坚定性,并使之做到自检自律。医学伦理修养的内容主要有以下几方面:

1. 医学伦理理论修养　医学伦理理论既是对医疗实践中伦理经验的概括和总结,又是医务人员医德行为的指南。医务人员只有对医学伦理理论和原则有较好地把握、理解、认同,并内化为道德信念,才能在医疗实践中明辨是非,行善施乐。

2. 医学道德意识修养　医务人员根据医学道德原则和规范的要求,对自己的思想和行为进行自查和反省,及时去除不良意识和观念,形成正确的医学道德意识,做到见贤思齐。

3. 医学道德情感修养　医学道德情感修养是在医学伦理修养的基础上,由医务人员的同情心、责任心和事业心等积淀而成,集中体现为医务人员实现医学专业精神的情感意志和能力。医务人员对病人的同情和尊重,热情和关注,医务人员的反躬自省和人格完善等,都会使道德情感渐趋稳定和深沉。

4. 医学道德行为修养　医学道德的理论修养、意识修养和情感修养最终体现在医务人员的医疗行为上。由医学道德意识到行为习惯的养成,情感和意志起有关键作用。

5. 医学伦理智慧修养　医学伦理智慧修养是一种相对完善的对医学伦理的认知和把握能力,是一种在道德困境和冲突中,仍能把握不易觉察的隐藏在深处最为关键的伦理问题的能力。伦理智慧是由丰富的知识、高尚的情感、坚定的信念以及医疗实践道德经验的不断积累而形成的。

(三) 医学伦理修养的境界

医学伦理修养的境界是指医务人员经过医学伦理修养达到的程度。目前,我国医务人员的道德境界主要有四种。

1. 极端自私的道德境界　这种境界的少数医务人员把医疗职业作为获得个人私利的手段和谋取个人私利的资本,对病人的态度完全取决于自己获得利益的多少。这种医务人员尽管是极少数,但危害很大,影响极坏,必须重点加以教育,促其转变。

2. 先私后公的道德境界　这种境界的人往往把个人利益看得很重,服务态度不稳定,责任心和服务质量时好时坏。当集体利益和个人利益一致时,尚能考虑到集体利益和病人利益;当集体利益和个人利益发生矛盾时,常常要求前者服从后者。这类人在我国现阶段医务人员中占有一定比例,直接影响医疗服务质量,如果不及时进行医学伦理教育和引导,极易滑向极端自私的境界中。

3. 先公后私的道德境界　具有这种医德境界的人是多数,也是我国现阶段绝大多数医务人员所要达到的境界。他们能够正确处理个人、集体和他人三者利益。他们也关心自己利益,但能够做到以集体利益和他人利益为重,做到先集体、先他人、后个人。这种道德境界的医务人员,经过医德学习、教育和修养,可以向高层次的道德境界转化。

4. 大公无私的道德境界　处于这种医德境界的医务人员虽然是少数,但是代表了医德修养的发展方向,是医德境界的最高层次,具有榜样的示范和导向作用。他们对病人极端热忱,对工作极端负责,对技术精益求精,工作中全心全意为人民的健康服务,甚至为了病人、集体、国家的利益,毫不犹豫地做出牺牲,其高尚的道德行为具有自觉性、坚定性和一贯性,达到了"慎独"境界。

以上四种不同的医德修养境界不是一成不变的,经过不断的教育和修养,医务人员的医德修养境界可以由较低层次上升到较高层次。相反,放松教育和要求,则必然导致医德境界的下滑。

(四) 医学伦理修养的意义

1. 有利于提高医务人员的医德素质　提高医务人员的医德素质,既要靠外在的医德教育,也离不开医务人员自身的自我教育。加强医德修养,有助于促进医务人员主动将医德原则和规范转化为内心信念,将他律转化为自律,加强自身的学习、锻炼、反省和改造,从而不断提高自己的医德评价和选择能力。

2. 有利于形成良好的医德医风　医德教育具有强烈的感染性和从众性。医疗卫生单位是一个多部门、多科室、多联系的集体。医务人员加强了自身的医德修养,必然会对其他科室、其他部门、其他医务人员产生一定程度的影响,进而对整个单位良好的医德医风的形成起到积极作用。

3. 有利于提高医务人员的医德评价能力　医学伦理修养和医德评价的关系十分密切,医德评价能力是医德修养中的重要因素。如果医务人员认为用个人的医术来谋取私利是不道德的,在医疗实践中就会检点行为,拒收"红包",这就是通过对某一种不道德行为进行的正确评价,进而选择了道德行为。因此,医德修养是通过自我评价的方式来实现的。医德修养的结果直接表现为医务人员自我评价能力的提高,它是推动医务人员实现更高医德境界的动力。

4. 有利于促进整个社会的精神文明建设　医疗卫生工作关系到人们的生老病死,联系到社会的千家万户,是社会系统中的一个重要组成部分。医务人员医德修养水平的高低、表现好坏,对社会其他成员的道德认识有极大影响。提高医务人员医德修养,对于推动各行各业职业道德建设、促进社会风气的良性循环、加强社会主义精神文明建设有着重要的意义。

(五)医学伦理修养的途径和方法

医学伦理修养的提高不是自发产生的,而要经过后天的教育培养才能逐步形成。加强医学伦理修养的途径和方法主要有以下八个方面:

1. 掌握理论　医务人员进行医学伦理修养,必须要积极学习医学伦理知识,掌握基本的医德规范要求,了解社会发展和医学进步对医德建设提出的新要求。只有这样,才能为医学实践提供正确的医学伦理指导,帮助医务人员明辨是非善恶,懂得如何取舍,不断提高自己的医学伦理修养境界。

2. 躬亲实践　参加社会实践,是医学伦理修养的主要方法,也是培养医务人员良好的医德品质,达到高层次的医德境界的根本途径。医疗实践是产生高尚医德的基础,是推动医德修养发展的动力,是检验医德修养效果的标准,是进行医德修养的目的和归宿。医德修养的目的就是通过掌握医德原则和规范,更好地指导医疗实践。只说不做或言行不一,不是一个医务工作者应具备的医德修养水平,这样也难以培养自己高尚的医德水平。

3. 榜样示范　利用人们对心中道德楷模的仰视崇拜心理,来影响和引导医务人员向榜样学习,达到感染和激励的效果。在运用榜样示范时,应注意用现实生活中的典型案例进行引导,使受教育者既感到亲切,又乐于接受。

4. 学思结合　医德修养是一个不断反思、不断总结与提高的过程。在这一过程中,医务工作者要经常地、自觉地对照医德理论和医德规范要求,反思自己在医德行为中的得失,并勇于克服自己的不足。只有这样,才能不断调整和提高自己的医德水平。

5. 舆论扬抑　通过社会、集体舆论的力量,扬善抑恶,形成医务人员鲜明的是非、善恶观念,使其达到控制和调节自己医德行为的目的。

6. 重在自觉　医学伦理修养是一个自我解剖、自我斗争、自我改造、自我提高的过程。在这一过程中,外部的条件和影响虽然起到一定的作用,但关键还在于个人有没有高度的自觉性。医务工作者要在同病人、同行、社会的职业实践和接触过程中,自觉地以社会主义医德原则和规范为标准,对自己的医疗作风、态度等方面进行自我反省、自我解剖,对符合医德原则和规范的,自我肯定,自我慰藉;对违背医德原则和规范的,及时进行良心谴责和忏悔,进而纠正错误,增强医德意识,提高医德水平。

7. 持之以恒　高尚的医德品质的形成,既非一蹴而就,也不能一劳永逸。特别是在履行医德义务遇到这样那样的困难和阻力、经过各种各样的诱惑时,更需要医务人员具有坚强的意志、毅力和勇气。

8. 力求"慎独"　医德中的"慎独",是指医务人员在单独工作,无人监督时,仍能坚持医德信念履行医德原则和规范。"慎独"既是一种医德修养方法,也是一种高尚的医德境界。医疗卫生工作直接关系到人的生命,而医务人员的工作常常是在独立操作的情况下进行的,而且专业性强,业务人员很难进行监督,因此很大程度上需要依靠医务人员的自觉性和责任感。"慎独"在医德修养中有着极为重要的作用。

医务人员要自觉地把"慎独"作为一项重要的医德要求,作为保障自己正确履行医德规范的一个重要手段,要培养自己的"慎独"精神,首先,要提高认识,自觉重视"慎独"的重要性,只有认识到这一点,并且自觉自愿提高修养,才能逐步达到"慎独"的境界。其次,要从小处着手,要在"隐"处下功夫。

从大处着眼，小处着手，防微杜渐，集小善成大德；同时还要敢于承担风险，不仅在无人监督的情况下不做坏事，而且在抢救危重病人却又无人讨论、商量时，要积极主动，勇于负责，敢于承担风险，切不可患得患失，犹豫不决，贻误病人的治疗时机。第三，要坚持不懈，持之以恒。"慎独"作为医德修养中一种自我教育的方法和要达到的高尚境界，决非一日之功，要经过长期艰苦的努力才能达到。

知识拓展

何为"慎独"？

"慎独"是我国古代儒家创造出来的自我修身方法。最先见于《礼记·大学》。《大学》是一篇儒家伦理政治学作品，突出强调了个人修养在社会生活和伦理政治中的地位。关于"慎独"，《大学》原文是："所谓诚其意者，毋自欺也。如恶恶臭，如好好色，此之谓自谦。故君子必慎其独也。"

"慎独"首先针对的是道德修养过程中"自欺欺人"这一问题。为政者的德行与百姓生活息息相关，所以他们必须清正廉洁，以德行政。"慎独"针对的第二个问题是"闲居为不善"。人们在无人监督，无社会舆论压力的情形下，常常会放松对自己思想行为的约束，以致影响了人修身的成效，甚至对外界造成了不良及有害的后果，这都是因为在修身过程中极大缺乏自律意识的缘故。而"慎独"思想恰恰有利于提高人们修身的自觉性，要做到"慎独"就必须在幽隐细微处严格要求自己。

第二节　医学伦理的评价与监督

一、医学伦理的评价

医学伦理评价是医德实践活动的重要形式，它把医德理论、医德规范和医德实践三者有机地联系起来。正确开展医学伦理评价，对树立良好的医德医风，促进医德水平的提高，推进社会主义精神文明建设，具有十分重要的意义。

(一) 医学伦理评价的含义

医学伦理评价是人们依据一定的医德标准，对医务工作者和医疗卫生单位的职业行为和活动作出道德与不道德的评判。医学伦理评价有两种类型，一种是社会评价，另一种是自我评价。

(二) 医学伦理评价的作用

1. 裁决作用　依据医学伦理原则和规范，对医务工作者的行为进行善恶、荣辱的评价和裁决，促使医务工作者自觉地从善避恶。

2. 调节作用　当自己的医学伦理行为受到社会舆论或自我良心的肯定或否定时，医务人员就会产生不同的心理感受。每一次心理上的荣幸、痛苦或不安，都将对医务人员以后的医德行为产生调节作用。

3. 教育作用　医学伦理评价活动是一种生动、具体的医德教育活动。通过医学伦理评价，不仅能够使医务人员了解和认识到什么行为是善、什么行为是恶，而且能使他们进一步懂得为什么有的行为是善、有的行为是恶，从而使医务人员自觉选择符合医学伦理行为的做法。

4. 促进作用　医学伦理评价是一个扬善抑恶的过程，它有利于促进良好医风的形成。同时在医学科技的发展过程中，常常会遇到一些和传统伦理观念相矛盾的难题。通过医学伦理评价，可以帮助人们正确判断新技术研究和使用中的伦理价值，解决其中的伦理矛盾，统一道德认识，促进医学科学和医疗卫生事业的不断发展。

(三) 医学伦理评价的标准

目前我国医学伦理学界一般认为，医学伦理评价的客观标准主要有以下三条：

1. 疗效标准　即医疗行为是否有利于病人疾病的缓解、痊愈。这是评价和衡量医务人员医疗行为是否符合道德以及道德水平高低的根本标准。衡量一个医务工作者医德水平的高低，不是听他的自我表白，而是看他在医疗实践中的行为以及这种行为所带来的实际效果。

2. 科学标准 即医疗行为是否有利于医学科学的发展和进步。医学的目的是维护人的生命和增进人类健康,这就需要积极地开展科学研究。医务人员在试行、推广某些新技术时,如果对挽救病人的生命、提高人类素质、发展医学科学有价值,就应当认为是道德的,应当受到社会舆论的支持和国家法律的保护。

3. 社会标准 即医疗行为是否有利于人群的健康和可持续发展,是否有利于人类生存环境的保护和改善。随着社会的进步、医学科学的提升以及医疗卫生事业的发展,人们对医学的需求越来越高,这就要求医务工作者不仅要重视对疾病的诊疗和预防,而且要重视对人类生存环境的保护和改善。

以上三条标准是密切相连、不可分割的有机整体,其实质是维护病人身心健康利益,在根本上是一致的。其中第二条标准考虑到医学的发展,反映了广大病人的长远利益,是病人利益在时间上的延伸,体现了当下利益和久远利益的结合。第三条标准把病人个体利益和社会的整体利益相结合,在考虑病人个体利益的同时顾及到社会的整体利益,是病人利益在空间上的拓展。只有坚持按上述三条标准对医务人员的医疗行为进行医学伦理评价,我们才能做出比较公正的善恶评判。

(四)医学伦理评价的依据

医务人员的行为总是在一定的动机和目的的支配下采取相应手段进行,并产生一定效果。医学伦理学把医务工作者在医学行为中的动机和效果、目的与手段的统一作为医学伦理评价的依据。

1. 动机与效果的统一 动机是指行为前的主观愿望或意向,效果是人的行为产生的后果。一般情况下,动机和效果是一致的。好的动机带来好的效果,坏的动机带来坏的效果,这种情形下容易对医德做出判断。但由于多种因素的影响和制约,动机和效果也会出现不一致的情况。好的动机可能达不到好的效果,而违背道德的动机却可能产生较好的医疗效果。有时还会出现相同的医学动机产生不同的效果,或相同的效果却可能由不同的动机所产生。这种复杂情况下进行医德评价,我们一方面既要看动机,又要看效果,从动机上看待效果,从效果上检验动机,坚持动机与效果的统一,反对唯动机论或唯效果论;另一方面,在坚持动机和效果辩证统一的前提下,根据医疗实践中的具体情况,应区别对待,有所侧重。一般来说在医疗行为的动机与效果十分明确时,应侧重考查动机;而在二者情况都不明确时,应侧重考查效果。另外,对于不同场合下的医学行为,也应区别对待。如对于临床急症病人,评价医学行为时一般应偏重效果;对医学科研中的医学行为,多偏重动机。

2. 目的与手段的统一 医学目的是指医务人员期望达到的一定目标。医学活动的目的可分为道德的目的和不道德的目的。医学手段是指医务人员为达到某种目的所采取的各种办法。

目的和手段是相互联系、相互依存的。目的决定手段,手段为目的服务。我们在评价医务人员的行为是否符合医德要求时,要从目的和手段相统一的观点出发,不但要看医务人员是否有正确的医学目的,还要看其是否选择了恰当的医学手段来实现预期的医学目的。从医学道德要求出发,依据医学目的选择医学手段,应遵循以下六个原则:

(1)一致原则:即治疗手段与病情程度发展相一致。坚持实事求是、对症下药,任何大病小治或小病大治行为都是违背医德原则的。

(2)有效原则:即选用的医学手段,应是经过医学实践证明是有效的。

(3)知情同意原则:为了达到治疗目的,医务人员应把将要采取的治疗方案包括治疗的手段、各种措施和预后的工作等都如实告诉病人或家属,并征得其同意。

(4)最佳原则:其一,手段最佳,即在当时当地技术水平和条件下是最佳的;其二,安全可靠,毒副作用和损伤最小;其三,痛苦最少;其四,耗费最少。

(5)社会原则:即治疗手段的选择要考虑社会效果,应符合社会和公众利益。

(6)伦理原则:医疗行为的选择,应达到技术性和伦理性的统一。

(五)医学伦理评价的方式

进行医学伦理评价行动,不仅要掌握正确的医德评价标准和依据,还需要借助于一定的载体,运用一定的方式、方法。医德评价方式主要有四种。

1. 社会舆论 是指公众对某种社会现象、事件或行为的看法和态度。社会舆论可分为两类,一类是有组织的正式舆论,它通过各种宣传工具,广泛宣传某种思想和行为,是自觉形成的,具有权威性强、覆盖面广等特点。另一类是非正式舆论,是人们根据传统习俗和经验自发形成的,是社会人群对周围的人或事发表的言论,具有分散性和随意性特点,传播的范围有限。

社会舆论是医德评价的主要方式,在医德评价中起主要作用。但是,社会舆论并不都是正确的,特别是非正式舆论,由于受旧思想、旧观念的影响,有许多不符合现代社会道德要求的内容,因此在运用时要能够识别正误,区别对待,做到具体情况具体分析。

2. 传统习俗　指人们在长期的社会生活过程中逐渐形成和沿袭下来的一种稳定的、习以为常的行为倾向。它具有普遍性、稳定性和悠久性等特点,对医务人员的医疗行为具有重要影响。传统习俗也存在着积极和消极两方面的作用,因此要注意区别对待,取其精华去其糟粕。同时还应大力提倡新的风俗习惯,以促进社会主义医德发展。

3. 政府监督　指政府卫生主管部门及统计、监察等职能部门按照统一制定的要求及评价指标体系,定期对相关医疗单位进行考核评价,并将考核结果内部发文通报或公开见报。把医院社会满意程度调查结果作为确定"诚信医院""文明单位"等的重要依据,以此推动和促进医德医风建设。

4. 内心信念　医务人员的内心信念是指医务人员发自内心地对医德原则、规范和医德理想的正确性和崇高性的笃信,以及由此产生实现相应医德义务的强烈责任感。在医疗实践中,并不是医务人员的所有医疗行为都能得到病人和社会的监督,也不是每一种行为都能受到社会的公正评价。一个具有强烈内心信念的医务工作者,是能够自觉按照医德要求对自己的医德行为进行自我评价、自我调整和自我完善,在今后的工作中坚持道德行为,改正和避免不道德行为。内心信念是医务工作者进行自我调整的巨大精神力量。

在医学伦理评价中,社会舆论、传统习俗、政府监督和内心信念几种方式是密切联系、相互补充和相互促进的,它们是医学伦理评价的有机整体。医学伦理评价的正确与否、执行的好坏、评价的深度和广度,直接影响着医务人员医德品质的形成和完善,影响着医学科学的发展,对社会医德风尚的形成有不可低估的作用。

(六) 医学伦理评价的方法

医学伦理评价的方法,是指在进行医德评价时所采取的操作步骤和方法。一般有定性评价和定量评价两种。

1. 医德的定性评价　是指在一定范围、环境、条件或时限内,通过社会评价、组织评价、病人评价、同行评价、自我评价等多种形式,对医务人员的医德行为给予定性的评价。

对获得的定性评价信息,可以按照"很满意、满意、比较满意、不满意、未表态"和"高尚、良好、一般、不良、低劣"两种形式,经过统计分析,作出评价处理。

(1) 听取病人反映是最直接、最具体、最普遍和最有效的一种方法:病人亲身感受医疗单位或医务人员的医德服务,是医德最具权威的评价者。也可能少数病人的评价会有片面性,会因医疗机构条件、医务人员的技术水平以及病人要求未能得到满足而评价失实。正确的方法是广泛听取意见,排除偶然的失实,对各种反映进行客观综合全面地分析,得出准确的评价结果。

(2) 听取同行反映也是定性评价的好办法:同行之间可以利用相同的工作、相同的专业和相同的工作环境,较为真实准确地反映出医德状况,彼此能从专业的角度具体分析医疗行为是否符合医德要求。使用这一评价方法需要注意上级与下级、老年与青年同行群体之间的差异,以防评价中伴有个人成见,避免片面性。

(3) 自我评价是实施医德评价的重要方法:自我评价就是将医德标准具体化,对照自身进行反省和剖析,以使医务人员能按照医德标准思想和工作。

2. 医德的定量评价　是指把医德所包含的具体内容加以量化,经过系统分析得出较为客观的评价结论。医德定量评价方法实用性较强,能对具体问题具体分析,克服定性评价中易出现的主观性和不确定性等不足,可操作性强。

医德定量评价方法主要有四要素评价法、百分制评分法和综合指数法三种。

(1) 四要素评价法:通过判定"德、能、勤、绩"四种要素进行的定量评价。

(2) 百分制评分法:即采用日常工作中常见的、最简单的、最容易操作的一种 100 分制评价的考核方法对医德进行评价。

(3) 综合指数法:就是将评价对象的各项指标和分值按照时序通过图表组合起来,反映其医德量化后的结果。它通过综合多个指标的信息定量地反映出不同指标综合变化的过程,这是一种综合考评的方法,也叫综合指数法。其过程是:首先,依据医德的构成要素和评价需要,确定评价指标;其次,计算医德各指标的综合平均变动程度;第三,依据综合指数进行等级评价或指数顺位评价。

二、医学伦理的监督

医务人员高尚医德品质的形成,离不开一定的约束和监督。在加强社会主义医德医风建设中,医德监督是不可缺少的重要因素。

（一）医学伦理监督的含义

医德监督是指通过各种有效的途径和方法,去检查、评估医疗机构及医务人员的医疗卫生行为是否符合医德原则和行为规范,从而监督其树立良好医德医风的活动。

（二）医学伦理监督的作用

在医疗卫生部门广泛持久地开展医学伦理监督活动,具有重要的意义和作用。

1. 医学伦理监督是搞好医德医风建设的重要保证 开展医学伦理监督是纠正医疗行业不正之风、提高医学伦理教育效果的一种有力手段。通过各种有效途径和方法对医务人员的行为进行检查和督改,有利于在医务人员中形成遵守医德光荣、违反医德可耻的风尚,营造一种良好的医德氛围和集体舆论环境,有利于促进良好医德医风的形成。

2. 医学伦理监督是培养医务人员良好医德品质的重要条件 医务工作者医德品质的形成是一个由他律向自律的转化,是由外化向内化演进的过程。实现这个转化和演进,需要一定的主客观条件。主观条件是医务人员进行医德修养的自觉性,客观条件则是对医务人员进行医德教育和医德监督。医务人员要培养良好的医德品质,必须在一定的约束和监督下,通过不断学习、体会,用医学伦理规范时时对照督促自己,才有可能完成。医学伦理监督是培养医务人员良好医德品质不可缺少的重要条件。

（三）医学伦理监督的方式

1. 舆论监督 是一种直接、快捷、震慑力大、影响面广的医德监督实施方式。在我国有组织、有领导、有目的地形成舆论监督,是构成医德监督的主要组成部分,对医务人员的行为起着积极的导向作用。人们自发形成的舆论监督经常成为医德监督的必要补充,并受其支配、影响和制约,同样对医务人员的医德发展起约束和导向作用。在多元化价值观念并存的现代社会,加强舆论监督与引导对促进社会主义医德医风建设,有着越来越重要的作用。

2. 制度监督 依据医德原则和规范,建立健全有关医德医风建设的规章制度,使医务人员的行为有章可循,违章必究,奖惩有据,奖罚分明,这是强化约束机制,规范行业行为,加强医德监督的重要措施。目前,不少医院及上级行政领导部门都建立了一系列具体的规章制度,如医疗质量评估考核制度、医德医风考评制度等。这些制度反映了医德建设的要求,为医务人员提供了正确的行为导向,有利于医务人员在规章制度的正确导向和有效约束下,强化医德观念,履行医德义务。

3. 社会监督 又称群众监督。动员广大人民群众直接参与医学伦理监督,这是近年来医疗卫生部门实施医学伦理监督改革的重要举措。建立完善的监督机制以强化社会监督,是当前搞好医德医风建设的一个重要渠道。各级医疗卫生机构应增加管理的透明度,推行挂牌服务等公开服务承诺制度,建立投诉制度,成立社会监督员等监督组织,建立与社会监督相配套的约束机制,完善社会监督的各项制度。

4. 自我监督 是医务人员以医德原则和规范为标准,自我检查、自我约束、自我改造的过程。在医疗实践中,医务人员的许多工作是在没有他人监督下进行的,社会舆论、规章制度等监督手段是很难直接发生作用的。在这种环境下工作的医务人员主要靠自己的职业良心,靠自己的自控、自律能力来处理各种医德行为。自我监督是医德监督的一个重要方面,是医务人员发挥主观能动性、加强自身修养的重要方式。

（四）医学伦理监督的原则

1. 综合监督原则 即舆论监督、制度监督、社会监督和自我监督相结合的原则。其中,自我监督属于内部监督,其他三种形式属于外部监督。医学伦理监督与一般意义上的各种监督活动相比较,要重要得多和复杂得多,只有坚持以自我监督为主,兼顾综合监督的原则,才能取得满意的监督成效。

2. 坚持标准原则 医学伦理监督的标准就是人民群众的健康利益,即医疗标准、科学标准和社会标准。只有坚持标准原则,才能避免犯主观主义,取得良好效果。

3. 民主监督原则 医学伦理监督必须注重发扬民主,动员人民群众和社会各界广泛参与,对涉及医务人员违反医学伦理规范的群众来信来访和新闻媒体批评,要妥善处理。否则,医学伦理监督就难以真正落实和推进。

4. 教育原则 医学伦理监督的目的归根到底是为了使医务人员树立正确的医德观念。对医务人员的医学伦理过失不能简单地惩处了事,最重要的是要从积极方面给予疏导、教育和引导,使之从过失中吸取教训,积极遵守医学伦理规范。在医学伦理监督中既要坚持教育原则,又要严格要求,不姑息迁就,正确引导,这是取得良好监督成效的重要保证。

本章小结

医学伦理学的基本原则和规范,要转化为医务人员的医德行为和高尚的医德品质,需要通过医学伦理的理论教育、修养和评价来完成。医学伦理的教育、修养、评价和监督是构成医德品质的基本形式。经常开展上述实践活动,有助于医务人员对医学行为中的美与丑、善与恶、是与非做出正确判断,从而提高医德修养的自觉性。它对树立医务人员良好的医德医风,加强社会主义精神文明建设,全面建设小康社会,实现"中国梦"具有十分重要的意义。

案例讨论

某医院儿科收治一名高热患儿,经医生初诊"发热待查,不排除脑炎"。急诊值班护士凭多年经验,对患儿仔细观察,发现精神越来越差,末梢循环不好,伴有谵语,但患儿颈部不强直。于是,护士又详细询问家长,怀疑是中毒性菌痢。经肛门指诊大便化验,证实为菌痢,值班护士便及时报告给医生。经医护密切配合抢救,患儿得救。

案例讨论

(夏曼 刘洋)

思考题

1. 简述医学伦理教育的意义。
2. 医学伦理教育的过程、原则和方法有哪些?
3. 医学伦理修养的意义、途径和方法是什么?
4. 什么是医学伦理评价? 评价的标准和方式有哪些?

附录一——希波克拉底誓言

仰赖医神阿波罗·埃斯克雷波斯及天地诸神为证,鄙人敬谨宣誓,愿以自身能力及判断力所及,遵守此约。凡授我艺者,敬之如父母,作为终身同业伴侣,彼有急需,我接济之。视彼儿女,犹我兄弟,如欲受业,当免费并无条件传授之。凡我所知,无论口授书传,俱传之吾与吾师之子及发誓遵守此约之生徒,此外不传与他人。

我愿尽余之能力与判断力所及,遵守为病家谋利益之信条,并检束一切堕落和害人行为,我不得将危害药品给予他人,并不作该项之指导,虽有人请求亦必不与之。尤不为妇人施堕胎手术。我愿以此纯洁与神圣之精神,终身执行我职务。凡患结石者,我不施手术,此则有待于专家为之。

无论至于何处,遇男或女,贵人及奴婢,我之唯一目的,为病家谋幸福,并检点吾身,不作各种害人及恶劣行为,尤不作诱奸之事。凡我所见所闻,无论有无业务关系,我认为应守秘密者,我愿保守秘密。尚使我严守上述誓言时,请求神祇让我生命与医术能得无上光荣,我苟违誓,天地鬼神实共殛之。

附录二——医学伦理学日内瓦协议法

我庄严地宣誓把我的一生献给为人道主义服务。

我给我的老师们以尊敬和感谢。这些都是他们应该赢得的。

我凭着良心和尊严行使我的职业。

我首先考虑的是我的病人的健康。

凡是信托于我的秘密我均予以尊重。

我将尽我的一切维护医务职业的荣誉和崇高传统。

我的同行均是我的兄弟。

在我的职责和我的病人之间不允许把对宗教、国籍、种族、政党和社会党派的考虑掺进去。

即使受到威胁,我也将以最大的努力尊重从胎儿开始的人的生命,决不利用我的医学知识违背人道法规。

我庄严地、自主地并以我的名誉作出上述保证。

附录三——纽伦堡法典

《纽伦堡法典》于1946年公布于世。

1. 受试者的自愿同意绝对必要。这意味着接受实验的人有同意的合法权利,应该处于有选择自由的地位,不受任何势力的干涉、欺瞒、蒙蔽、挟持,哄骗或者其他某种隐蔽形式的压制或强迫;对于实验的项目有充分的知识和理解,足以作出肯定决定之前,必须让他知道实验的性质、期限和目的,实验方法及采取的手段,可以预料得到的不便和危险,对其健康或可能参与实验的人的影响。确保同意的质量的义务和责任,落在每个发起、指导和从事这个实验的个人身上。这只是一种个人的义务和责任,并不是代表别人,自己却可以逍遥法外。

2. 实验应该收到对社会有利的富有成效的结果,用其他研究方法或手段是无法达到的,在性质上不是轻率和不必要的。

3. 实验应该立足于动物实验取得的结果,对疾病的自然历史和别的问题有所了解的基础上,经过研究,参加实验的结果将证实原来的实验是正确的。

4. 实验进行必须力求避免在肉体上和精神上的痛苦和创伤。

5. 事先就有理由相信会发生死亡或残疾的实验一律不得进行,除了实验的医生自己也成为受试者的实验不在此限。

6. 实验的危险性不能超过实验所解决问题的人道主义的重要性。

7. 必须做好充分准备和有足够能力保护受试者排除哪怕是微之又微的创伤、残疾和死亡的可能性。

8. 实验只能由科学上合格的人进行。进行实验的人员,在实验的每一阶段都需要有极高的技术和管理。

9. 当受试者在实验过程中,已经到达这样的肉体与精神状态,即继续进行已经不可能的时候,完全有停止实验的自由。

10. 在实验过程中,主持实验的科学工作者,如果他有充分的理由相信即使操作是诚心诚意的,技术也是高超的,判断是审慎的,但是实验继续进行,受试者照样还要出现创伤、残疾和死亡的时候,必须随时中断实验。

附录四——世界医学协会赫尔辛基宣言

赫尔辛基宣言在第 18 届世界医学协会联合大会(赫尔辛基,芬兰,1964 年 6 月)采用,并在下列联合大会中进行了修订:

第 29 届世界医学协会联合大会,东京,日本,1975 年 10 月
第 35 届世界医学协会联合大会,威尼斯,意大利,1983 年 10 月
第 41 届世界医学协会联合大会,香港,中国,1989 年 9 月
第 48 届世界医学协会联合大会,希萨默塞特(Somerset West),南非,1996 年 10 月
第 52 届世界医学协会联合大会,爱丁堡,苏格兰,2000 年 10 月
第 53 届世界医学协会联合大会,华盛顿,美国,2002 年 10 月
第 55 届世界医学协会联合大会,东京,日本,2004 年 10 月
第 59 届世界医学协会联合大会,首尔,韩国,2008 年 10 月
第 64 届世界医学协会联合大会,福塔莱萨,巴西,2013 年 10 月

(一) 前言

世界医学会制订了《赫尔辛基宣言》,作为涉及人类受试者的医学研究的伦理原则。涉及人类受试者的医学研究包括利用可鉴定身份的人体材料和数据所进行的研究:

1.《赫尔辛基宣言》应作整体解读,它的每一个组成段落都不应该在不考虑其他相关段落的情况下使用。

2. 虽然宣言主要以医生为对象,但世界医学会鼓励参与涉及人类受试者的医学研究的其他人遵守这些原则。

3. 促进和维护病人,包括那些参与医学研究的人的健康也是医生的义务。医生应奉献其知识和良知以履行这一义务。

4. 医学的进步是以研究为基础的,这些研究最终必须包括涉及人类受试者的研究。那些在医学研究中没有充分代表的人群也应该获得适当参与研究的机会。

5. 在涉及人类受试者的医学研究中,个体研究受试者的安康必须优于其他所有利益。

6. 涉及人类受试者的医学研究的主要目的是了解疾病的原因、发展和结果,改进预防、诊断和治疗的干预措施(方法、程序和处理)。即使是当前最佳的预防、诊断和治疗措施也必须通过研究继续评估它们的安全性、有效性、效能、可达性和质量。

7. 在医学实践和医学研究中,大多数预防、诊断和治疗措施都包含风险和负担。

8. 医学研究必须遵守的伦理标准是:促进对人类受试者的尊重并保护他们的健康和权利。有些研究人群尤其脆弱,需要特别的保护。这些脆弱人群包括那些自己不能作出同意或不同意的人群,以及那些容易受到胁迫或受到不正当影响的人群。

9. 医生既应当考虑自己国家关于涉及人类受试者研究的伦理、法律与管理规范和标准,也应当考虑相应的国际规范和标准。任何国家性的或国际性的伦理、法律或管理规定,都不得削弱或取消本宣言提出的对人类受试者的任何保护。

（二）医学研究的基本原则

1. 在医学研究中，医生有责任保护研究受试者的生命、健康、尊严、完整性、自我决定权、隐私权，以及为研究受试者的个人信息保密。

2. 涉及人类受试者的医学研究必须遵循普遍接受的科学原则，必须建立在对科学文献和其他相关信息的全面了解的基础上，必须以充分的实验室实验和恰当的动物实验为基础，必须尊重研究中所使用的动物的福利。

3. 在进行有可能危害环境的医学研究的过程中，必须谨慎从事。

4. 涉及人类受试者的每一项研究的设计和实施必须在研究方案中予以清晰的说明。方案应该包含一项关于伦理考虑的说明，应该指出本宣言所阐述的原则如何贯彻执行。方案应该包括下列信息：研究的资金来源、资助者、所属单位、其他潜在的利益冲突、对受试者的激励，以及对那些由于参加研究而遭受伤害的受试者提供的治疗和（或）补偿。方案应该说明，在研究结束后如何为研究受试者提供本研究确定为有益的干预措施或其他相应的治疗受益。

5. 在研究开始前，研究方案必须提交给研究伦理委员会进行考虑、评论、指导和批准。该委员会必须独立于研究者、资助者，也不应受到其他不当的影响。该委员会必须考虑进行研究的所在国的法律和条例，以及相应的国际准则或标准，但不可允许这些削弱或取消本宣言所提出的对研究受试者的保护。该委员会必须拥有监测正在进行的研究的权利。研究者必须向该委员会提供监测信息，尤其是有关任何严重不良事件的信息。如果没有委员会的考虑和批准，研究方案不可更改。

6. 只有受过恰当的科学训练并合格的人员才可以进行涉及人类受试者的医学研究。在病人或健康志愿者身上进行的研究要求接受有资格且有能力的医生或其他医疗卫生专业人员的监督。保护研究受试者的责任必须始终由医生和其他医疗卫生专业人员承担，而绝不是由研究受试者承担，即使他们给予了同意。

7. 仅当医学研究为了弱势或脆弱人群或社区的健康需要和优先事项，且该人群或社区有合理的可能从研究结果中获益时，涉及这些人群或社区人群的医学研究才是正当的。

8. 每一项涉及人类受试者的医学研究开始前，都必须仔细评估对参与研究的个人和社区带来的可预测的风险和负担，并将其与给受试者以及受所研究疾病影响的其他个人和社区带来的可预见受益进行比较。

9. 在招募第一个受试者之前，每一项临床试验都必须在公开可及的数据库中注册。

10. 除非医生确信参与研究的风险已得到充分评估且能得到满意的处理，医生不可进行涉及人类受试者的研究。当医生发现风险超过了潜在的受益，或已经得到阳性和有利结果的结论性证据时，医生必须立即停止研究。

11. 只有当研究目的的重要性超过给研究受试者带来的风险和负担时，涉及人类受试者的医学研究才可进行。

12. 有行为能力的人作为受试者参加医学研究必须是自愿的。虽然征询家庭成员或社区领导人的意见可能是合适的，但除非有行为能力的受试本人自由同意，否则他（她）不可以被征召参加医学研究。

13. 必须采取各种预防措施以保护研究受试者的隐私，必须对他们的个人信息给予保密，以及必须将研究对他们身体、精神和社会完整性的影响最小化。

14. 在涉及有行为能力的受试者的医学研究中，每个潜在的受试者都必须被充分告知研究目的、方法、资金来源、任何可能的利益冲突、研究者所属单位、研究的预期受益和潜在风险、研究可能引起的不适以及任何其他相关方面。必须告知潜在的受试者，他们有权拒绝参加研究，或有权在任何时候撤回参与研究的同意而不受报复。应该特别注意个体的潜在的受试者的特殊信息要求和传递信息所用方法。在确保潜在的受试者理解信息之后，医生或另一个具备合适资质的人必须获得潜在的受试者自由给出的知情同意，最好是书面同意。如果不能用书面表达同意，那么非书面同意必须正式记录在案，并有证人作证。

15. 对于使用可识别身份的人体材料或数据进行的医学研究，医生必须按正规程序征得受试者对于采集、分析、储存和（或）再使用材料和数据的同意。在获取参与这类研究的同意不可能或不现实，或会给研究的有效性带来威胁的情况，只有经过研究伦理委员会的考虑和批准后，研究才可进行。

16. 在征得参与研究的知情同意时，如果潜在的受试者与医生有依赖关系，或者可能在胁迫下同意，则医生应该特别谨慎。在这种情形下，应该由一位完全独立于这种关系的具有合适资质的人员去征得知情同意。

17. 对于一个无行为能力的潜在受试者，医生必须从合法授权的代表那里征得知情同意。不可将这些人包括在对他们不可能受益的研究内,除非这项研究意在促进这些潜在受试者所代表的人群的健康;该研究不能在有行为能力的人身上进行;以及该研究只包含最低程度的风险和最低程度的负担。

18. 当一个无行为能力的潜在受试者能够赞同参与研究的决定时,除了获得合法授权代表的同意外,医生必须获得这种赞同,潜在的受试者的同意。潜在受试者的不同意应该得到尊重。

19. 受试者在身体或精神上不能给予同意,例如无意识的病人,那么仅当使这些受试者不能给出知情同意的身体或精神上的病情是研究人群必须具备的特征时,涉及这类受试者的研究才可进行。在这种情况下,医生应该从法律授权代表那里征得知情同意。如果没有这样的代表,并且该研究不能被推迟,那么这项研究可以在没有知情同意的情况下进行,如果在研究方案中已经说明为什么要那些具有使他们不能给予知情同意的病情的受试者参与研究的特殊理由,且该研究已经被研究伦理委员会批准。应尽快从受试者或其法律授权代表那里征得继续参与这项研究的同意。

20. 作者、编辑和出版者在发表研究结果的时候都有伦理义务。作者有义务使他们在人类受试者身上进行的研究结果公开可得,对他们报告的结果的完整性和准确性负责。他们应该坚持公认的合乎伦理的报告原则。阴性结果、不能给出明确结论的结果和阳性结果均应发表或使其能公开可得。资金来源、所属单位和利益冲突都应该在发表的时候说明。不符合本宣言原则的研究报告不应该被接受和发表。

(三) 研究应遵循的附加原则

1. 医生只有在以下条件下可以把医学研究和医疗结合起来:研究的潜在预防、诊断或治疗的价值可证明此研究正当,而且医生有很好的理由相信,参加这项研究不会给作为研究受试的病人的健康带来不良影响。

2. 对新的干预措施的受益、风险、负担和有效性的检验必须与当前经过证明的最佳干预措施相比较,但以下情况可以例外:当不存在当前经过证明的干预措施时,安慰剂或不治疗是可以接受的;或由于令人信服的或科学上有根据的方法学理由,有必要使用安慰剂来确定一项干预措施的疗效或安全性,而且接受安慰剂或无治疗的病人不会遭受任何严重的或不可逆的伤害的风险。必须给予特别的关怀以避免造成这种选项的滥用。

3. 研究结束时,参加研究的病人应被告知研究的结果,分享由此获得的任何受益,例如获得本次研究确定的有益干预措施或其他相应的治疗或受益。

4. 医生必须充分告知病人医疗中的哪些方面与研究有关。医生绝不能因为病人拒绝参与研究或决定退出研究而影响医患关系。

5. 在治疗病人的过程中,当不存在经过证明的干预措施或这些干预措施无效时,如果根据医生的判断,一项未经证明的干预措施有挽救生命、恢复健康或减轻痛苦的希望,医生在取得专家的建议后,获得病人或其合法授权代表的知情同意,可以使用这种未经证明的干预。可能时,应该对该项干预进行研究,旨在评价其安全性和有效性。在任何情况下,新的信息都应该被记录下来,并且在适当时候使其公开可及。

附录五——关于建立医务人员医德考评制度的指导意见(试行)(节选)

(中华人民共和国卫生部 2007年12月7日)

为加强医德医风建设,提高医务人员职业道德素质和医疗服务水平,建立对医务人员规范有效的激励和约束机制,依据有关法律、法规和规章的规定,制定本指导意见。

一、指导思想

以邓小平理论和"三个代表"重要思想为指导,贯彻落实科学发展观,以树立社会主义荣辱观、加强医德医风建设、提高医务人员职业道德素质为目标,以考核记录医务人员的医德医风状况为内容,以规范医疗服务行为、提高医疗服务质量、改善医疗服务态度、优化医疗环境为重点,强化教育,完善制度,加强监督,严肃纪律,树立行业新风,构建和谐的医患关系,更好地为广大人民群众的健康服务。

二、考评范围

全国各级各类医疗机构中的医师、护士及其他卫生专业技术人员(以下统称医务人员)。

三、考评的主要内容

(一) 救死扶伤,全心全意为人民服务。

1. 加强政治理论和职业道德学习,树立救死扶伤、以病人为中心、全心全意为人民服务的宗旨意识和服务意识,大力弘扬白求恩精神。

2. 增强工作责任心,热爱本职工作,坚守岗位,尽职尽责。

(二) 尊重病人的权利,为病人保守医疗秘密。

1. 对病人不分民族、性别、职业、地位、贫富都平等对待,不得歧视。

2. 维护病人的合法权益,尊重病人的知情权、选择权和隐私权,为病人保守医疗秘密。

3. 在开展临床药物或医疗器械试验、应用新技术和有创诊疗活动中,遵守医学伦理道德,尊重病人的知情同意权。

(三) 文明礼貌,优质服务,构建和谐的医患关系。

1. 关心、体贴病人,做到热心、耐心、爱心、细心。

2. 着装整齐,举止端庄,服务用语文明规范,服务态度好,无"生、冷、硬、顶、推、拖"现象。

3. 认真践行医疗服务承诺,加强与病人的交流和沟通,自觉接受监督,构建和谐的医患关系。

(四) 遵纪守法,廉洁行医。

1. 严格遵守卫生法律法规、卫生行政规章制度和医学伦理道德,严格执行各项医疗护理工作制度,坚持依法执业,廉洁行医,保证医疗质量和安全。

2. 在医疗服务活动中,不收受、不索要病人及其亲友的财物。

3. 不利用工作之便谋取私利,不收受药品、医用设备、医用耗材等生产、经营企业或经销人员给予的财物、回扣以及其他不正当利益,不以介绍病人到其他单位检查、治疗和购买药品、医疗器械等为由,从中牟取不正当利益。

4. 不开具虚假医学证明,不参与虚假医疗广告宣传和药品医疗器械促销,不隐匿、伪造或违反规定涂改、销毁医学文书及有关资料。

5. 不违反规定外出行医,不违反规定鉴定胎儿性别。

(五) 因病施治,规范医疗服务行为。

1. 严格执行诊疗规范和用药指南,坚持合理检查、合理治疗、合理用药。

2. 认真落实有关控制医药费用的制度和措施。

3. 严格执行医疗服务和药品价格政策,不多收、乱收和私自收取费用。

(六) 顾全大局,团结协作,和谐共事。

1. 积极参加上级安排的指令性医疗任务和社会公益性的扶贫、义诊、助残、支农、援外等医疗活动。

2. 正确处理同行、同事间的关系,互相尊重,互相配合,取长补短,共同进步。

(七) 严谨求实,努力提高专业技术水平。

1. 积极参加在职培训,刻苦钻研业务技术,努力学习新知识、新技术,提高专业技术水平。

2. 增强责任意识,防范医疗差错、医疗事故的发生。

四、考评的主要方法

医德考评要坚持实事求是、客观公正的原则,坚持定性考评与量化考核相结合,与医务人员的年度考核、定期考核等工作相结合,纳入医院管理体系,每年进行一次。各医疗机构要为每位医务人员建立医德档案,考评结果要记入医务人员的医德档案。考评工作分为三个步骤:

(一) 自我评价。医务人员各自根据医德考评的内容和标准,结合自己的实际工作表现,实事求是地进行自我评价。

(二) 科室评价。在医务人员自我评价的基础上,以科室为单位,由科室考评小组根据每个人日常的医德行为进行评价。

(三) 单位评价。由医疗机构的医德考评机构组织实施,根据自我评价和科室评价的结果,将日常检查、问卷调查、病人反映、投诉举报、表扬奖励等记录反映出来的具体情况作为重要参考依据,对每个医务人员进行评价,作出医德考评结论并填写综合评语。

五、医德考评结果及其应用

医德考评结果分为四个等级:优秀、良好、一般、较差。

医德考评要严格坚持标准,被确定为优秀等次的人数,一般占本单位考评总人数的百分之十,最多不超过百分之十五。

医务人员在考评周期内有下列情形之一的,医德考评结果应当认定为较差:

(一)在医疗服务活动中索要病人及其亲友财物或者牟取其他不正当利益的;

(二)在临床诊疗活动中,收受药品、医用设备、医用耗材等生产、经营企业或经销人员以各种名义给予的财物或提成的;

(三)违反医疗服务和药品价格政策,多记费、多收费或者私自收取费用,情节严重的;

(四)隐匿、伪造或擅自销毁医学文书及有关资料的;

(五)不认真履行职责,导致发生医疗事故或严重医疗差错的;

(六)出具虚假医学证明文件或参与虚假医疗广告宣传和药品医疗器械促销的;

(七)医疗服务态度恶劣,造成恶劣影响或者严重后果的;

(八)其他严重违反职业道德和医学伦理道德的情形。考评结果要在本单位内进行公示,并与医务人员的晋职晋级、岗位聘用、评先评优、绩效工资、定期考核等直接挂钩。

医疗机构对本单位的医务人员进行年度考核时,职业道德考评应作为一项重要内容,医德考评结果为优秀或良好的,年度考核方有资格评选优秀;医德考评结果为较差的,年度考核为不称职或不合格。

医务人员定期考核中的职业道德评定,以医德考评结果为依据。考核周期内,有一次以上医德考评结果为较差的,认定为考核不合格,按照有关法律、法规和规章的规定处理。

执业医师的医德考评结果,医疗机构应当按照《医师定期考核管理办法》的规定报送执业医师定期考核机构,同时报送医师执业注册的卫生行政部门。

附录六——医学教育临床实践管理暂行规定

(卫生部、教育部 2008 年 8 月 18 日联合印发)

第一条:为规范医学教育临床实践活动的管理,保护病人、教师和学生的合法权益,保证医学教育的教学质量,依据《中华人民共和国执业医师法》、《中华人民共和国高等教育法》制定本规定。

第二条:本规定适用于经教育行政主管部门批准设置的各级各类院校的医学生和《执业医师法》规定的试用期医学毕业生(以下简称试用期医学毕业生)的医学教育临床实践活动。

第三条:本规定所称医学教育临床实践包括医学生的临床见习、临床实习、毕业实习等临床教学实践活动和试用期医学毕业生的临床实践活动。

医学生是指具有注册学籍的在校医学类专业学生。医学生的临床教学实践活动在临床教学基地进行,在临床带教教师指导下参与临床诊疗活动,实现学习目的。

试用期医学毕业生是指被相关医疗机构录用并尚未取得执业医师资格的医学毕业生。试用期医学毕业生的临床实践活动在相关医疗机构进行,在指导医师指导下从事临床诊疗活动,在实践中提高临床服务能力。

第四条:临床教学基地是指院校的附属医院以及与举办医学教育的院校建立教学合作关系、承担教学任务的医疗机构,包括教学医院、实习医院和社区卫生服务机构等。

临床教学基地的设置必须符合教育、卫生行政部门的有关规定,必须有足够数量的具有执业医师资格的临床带教教师。

第五条:临床教学基地负责组织医学生的临床教学实践活动,为实施临床教学实践活动和完成教学任务提供必要的条件,维护临床教学实践过程中相关参与者的合法权益。

第六条:相关医疗机构是指承担试用期医学毕业生临床实践任务的医疗机构。相关医疗机构负责安排试用期医学毕业生的临床实践活动,确定执业医师作为指导医师,对试用期医学毕业生进行指导。

第七条:临床教学基地及相关医疗机构应采取有效措施保护医学教育临床教学实践活动中病人的知情同意权、隐私权和其他相关权益。

临床教学基地和相关医疗机构有责任保证医学教育临床实践过程中病人的医疗安全及医疗质量,并通过多种形式告知相关病人以配合临床实践活动。

第八条:临床教学基地和相关医疗机构应加强对医学生和试用期医学毕业生的医德医风及职业素质教育。

第九条:临床带教教师是指经临床教学基地和相关院校核准,承担临床教学和人才培养任务的执业医师。指导医师是指经相关医疗机构核准,承担试用期医学毕业生指导任务的执业医师。

第十条:临床带教教师和指导医师负责指导医学生和试用期医学毕业生的医学教育临床实践活动,确定从事医学教育临床实践活动的具体内容,审签医学生和试用期医学毕业生书写的医疗文件。

第十一条:临床带教教师和指导医师应牢固确立教学意识,增强医患沟通观念,积极说服相关病人配合医学教育临床实践活动;在安排和指导临床实践活动之前,应尽到告知义务并得到相关病人的同意。在教学实践中要保证病人的医疗安全和合法权益。

第十二条:医学生在临床带教教师的监督、指导下,可以接触观察病人、询问病人病史、检查病人体征、查阅病人有关资料、参与分析讨论病人病情、书写病历及住院病人病程记录、填写各类检查和处置单、医嘱和处方,对病人实施有关诊疗操作、参加有关的手术。

第十三条:试用期医学毕业生在指导医师的监督、指导下,可以为病人提供相应的临床诊疗服务。

第十四条:医学生和试用期医学毕业生参与医学教育临床诊疗活动必须由临床带教教师或指导医师监督、指导,不得独自为病人提供临床诊疗服务。临床实践过程中产生的有关诊疗的文字材料必须经临床带教教师或指导医师审核签名后才能作为正式的医疗文件。

第十五条:医学生和试用期医学毕业生在医学教育临床实践活动中应当尊重病人的知情同意权和隐私权,不得损害病人的合法权益。

第十六条:在医学教育临床实践过程中发生的医疗事故或医疗纠纷,经鉴定,属于医方原因造成的,由临床教学基地和相关医疗机构承担责任。

因临床带教教师和指导医师指导不当而导致的医疗事故或医疗纠纷,临床带教教师或指导医师承担相应责任。

第十七条:医学生和试用期医学毕业生在临床带教教师和指导医师指导下参与医学教育临床实践活动,不承担医疗事故或医疗纠纷责任。

医学生和试用期医学毕业生未经临床带教教师或指导医师同意,擅自开展临床诊疗活动的,承担相应的责任。

第十八条:护理、药学及其他医学相关类专业的医学教育临床实践活动参照本规定执行。

第十九条:本规定自 2009 年 1 月 1 日起实行。

附录七——中华人民共和国侵权责任法(节选)

(2009 年 12 月 26 日第十一届全国人民代表大会常务委员会第十二次会议通过)

第七章　医疗损害责任

第五十四条:患者在诊疗活动中受到损害,医疗机构及其医务人员有过错的,由医疗机构承担赔偿责任。

第五十五条:医务人员在诊疗活动中应当向患者说明病情和医疗措施。需要实施手术、特殊检查、特殊治疗的,医务人员应当及时向患者说明医疗风险、替代医疗方案等情况,并取得其书面同意;不宜向患者说明的,应当向患者的近亲属说明,并取得其书面同意。

医务人员未尽到前款义务,造成患者损害的,医疗机构应当承担赔偿责任。

第五十六条:因抢救生命垂危的患者等紧急情况,不能取得患者或者其近亲属意见的,经医疗机构负责人或者授权的负责人批准,可以立即实施相应的医疗措施。

第五十七条:医务人员在诊疗活动中未尽到与当时的医疗水平相应的诊疗义务,造成患者损害的,医疗机构应当承担赔偿责任。

第五十八条:患者有损害,因下列情形之一的,推定医疗机构有过错:

(一)违反法律、行政法规、规章以及其他有关诊疗规范的规定;

(二)隐匿或者拒绝提供与纠纷有关的病历资料;

(三)伪造、篡改或者销毁病历资料。

第五十九条:因药品、消毒药剂、医疗器械的缺陷,或者输入不合格的血液造成患者损害的,患者可以向生产者或者血液提供机构请求赔偿,也可以向医疗机构请求赔偿。患者向医疗机构请求赔偿的,医疗机构赔偿后,有权向负有责任的生产者或者血液提供机构追偿。

第六十条:患者有损害,因下列情形之一的,医疗机构不承担赔偿责任:

(一)患者或者其近亲属不配合医疗机构进行符合诊疗规范的诊疗;

(二)医务人员在抢救生命垂危的患者等紧急情况下已经尽到合理诊疗义务;

(三)限于当时的医疗水平难以诊疗。

前款第一项情形中,医疗机构及其医务人员也有过错的,应当承担相应的赔偿责任。

第六十一条:医疗机构及其医务人员应当按照规定填写并妥善保管住院志、医嘱单、检验报告、手术及麻醉记录、病理资料、护理记录、医疗费用等病历资料。

患者要求查阅、复制前款规定的病历资料的,医疗机构应当提供。

第六十二条:医疗机构及其医务人员应当对患者的隐私保密。泄露患者隐私或者未经患者同意公开其病历资料,造成患者损害的,应当承担侵权责任。

第六十三条:医疗机构及其医务人员不得违反诊疗规范实施不必要的检查。

第六十四条:医疗机构及其医务人员的合法权益受法律保护。干扰医疗秩序,妨害医务人员工作、生活的,应当依法承担法律责任。

中英文名词对照索引

参考文献

1. 丘祥兴 . 医学伦理学 . 北京：人民卫生出版社，2000.
2. 陈亚新，王大建等 . 当代医学伦理学 . 北京：科学出版社，2002.
3. 李润华，刘耀光 . 医学伦理学 . 长沙：中南大学出版社，2003.
4. 王彩霞，张君，张希晨 . 医学伦理学教程 . 北京：人民卫生出版社，2005.
5. 袁俊平 . 医学伦理学 . 北京：科学出版社，2007.
6. 赵增福 . 医学伦理学 . 北京：高等教育出版社，2007.
7. 杨建兵 . 王传中 . 生物医学伦理学导论 . 武汉：武汉大学出版社，2007.
8. 杨金运 . 医学伦理学 . 郑州：郑州大学出版社，2008.
9. 丘祥兴，孙福川 . 医学伦理学 . 第 3 版 . 北京：人民卫生出版社，2008.
10. 奚红 . 医学伦理学 . 北京：中国中医药出版社，2008.
11. 孙慕义 . 医学伦理学 . 北京：高等教育出版社，2008.
12. 张树峰 . 医学伦理学 . 北京：人民军医出版社，2009.
13. 樊民胜 . 张金钟 . 医学伦理学 . 北京：中国中医药出版社，2009.
14. 王明旭 . 医学伦理学 . 北京：人民卫生出版社，2010.
15. 伍天章 . 医学伦理学 . 北京：高等教育出版社，2010.
16. 秦敬民 . 医学伦理学 . 北京：人民卫生出版社，2010.
17. 吴移谋，苏玲 . 医学伦理学 . 北京：人民卫生出版社，2010.
18. 李勇，陈亚新，王大建 . 北京：科学出版社，2010.
19. 李本富 . 医学伦理学 . 北京：北京大学医学出版社，2010
20. 七个怎么看 . 理论热点面对面 . 北京：学习出版社，人民出版社 .2010.
21. 尹梅 . 医学沟通学 . 北京：人民卫生出版社，2011.
22. 秦红兵，李燕 . 护理伦理与法规 . 北京：中国科学技术出版社，2011.
23. 曾繁荣 . 医学伦理学 . 第 2 版 . 北京：人民卫生出版社，2011.
24. 颜景霞 . 医学伦理学 . 南京：江苏科学技术出版社，2012.
25. 张忠元 . 医学伦理学 . 北京：人民卫生出版社，2012.
26. 曹永福 . "柳叶刀"的伦理 . 南京：东南大学出版社，2012.
27. 丘祥兴，孙福川 . 医学伦理学 . 第 4 版 . 北京：人民卫生出版社，2013.
28. 孙福川，王明旭 . 医学伦理学 . 第 4 版 . 北京：人民卫生出版社，2013.
29. 王柳行，颜景霞 . 医学伦理学 . 第 2 版 . 北京：人民卫生出版社，2014.
30. 中共中央，国务院 . "健康中国 2030" 规划纲要 . 北京：人民出版社，2016.